懸吐校勘 朝本黃帝內經素問

全國韓醫科大學 原典學敎室 編

懸吐校勘 朝本黃帝內經素問

This Edition was published by Jipmoondang Publishing Co. in 2013, Seoul, Korea.

懸吐校勘 朝本黃帝內經素問

全國韓醫科大學 原典學敎室 編

集文堂

금경수(원광대학교 한의과대학 교수)
김기왕(부산대학교 한의학전문대학원 교수)
김기욱(동국대학교 한의과대학 교수)
김도훈(가천대학교 한의과대학 교수)
김동률(세명대학교 한의과대학 교수)
김용진(대전대학교 한의과대학 교수)
김은하(대구한의대학교 한의과대학 교수)
김종현(가천대학교 한의과대학 교수)
김중한(前 동의대학교 한의과대학 교수)
류정아(부산대학교 한의학전문대학원 교수)
박 경(前 원광대학교 한의과대학 교수)
박현국(前 동국대학교 한의과대학 교수)
방정균(상지대학교 한의과대학 교수)
백유상(경희대학교 한의과대학 교수)
백진웅(부산대학교 한의학전문대학원 교수)
송지청(대구한의대학교 한의과대학 교수)
신영일(前 동신대학교 한의과대학 교수)
엄동명(원광대학교 한의과대학 교수)
오재근(대전대학교 한의과대학 교수)
육상원(우석대학교 한의과대학 교수)
윤창열(대전대학교 한의과대학 교수)
은석민(우석대학교 한의과대학 교수)
이남구(동신대학교 한의과대학 교수)
이병욱(동국대학교 한의과대학 교수)
이상협(동의대학교 한의과대학 교수)
이용범(상지대학교 한의과대학 교수)
장우창(경희대학교 한의과대학 교수)
정지훈(상지대학교 한의과대학 교수)
정창현(경희대학교 한의과대학 교수)
정헌영(원광대학교 한의과대학 교수)
조학준(세명대학교 한의과대학 교수)

懸吐校勘 朝本黃帝內經素問

2013년 3월 5일 1판 1쇄
2018년 9월 5일 1판 2쇄

편저자 | 全國韓醫科大學 原典學教室
발행인 | 임동규
발행처 | **집문당**
등 록 | 1971. 3. 23. 제300-2012-69호
주 소 | 03134 서울시 종로구 돈화문로 82 집문당빌딩 5층
영업부 | (02)743-3192~3 팩스(02)742-4657
sale@jipmoon.co.kr
편집부 | (02)743-3096~7 팩스(02)743-0227
edit@jipmoon.co.kr
홈페이지 | www.jipmoon.co.kr

편 집 | 남시중
디자인 | 임용우

ISBN 978-89-303-1591-3 93510

가격 40,000원

이 도서의 국립중앙도서관 출판시도서목록(CIP)은 e-CIP홈페이지(http://www.nl.go.kr/ecip)와
국가자료공동목록시스템(http://www.nl.go.kr/kolisnet)에서 이용하실 수 있습니다.
(CIP제어번호: CIP2013001110)

『懸吐校勘 朝本黃帝內經素問』의 발간을 축하하며

금번 대한한의학원전학회의 『懸吐校勘 朝本黃帝內經素問』 발간을 매우 기쁘게 생각합니다. 이번 사업은 이남구 전임 회장님 때부터 추진된 것으로, 2009년부터 국내외 여러 朝鮮本 『黃帝內經』을 수집하는 과정에서 그 필요성이 제기되어 시작하였습니다. 그러나 그 이전에 이미 故 洪元植 교수님의 『精校黃帝內經』과 은퇴하신 朴炅 교수님의 『素問研究集成』과 『靈樞研究集成』의 중요한 선행 연구가 있었고, 이 두 분의 훌륭한 연구업적을 계승 발전시켜야 한다는 후학의 학문적 부담도 더 이상 이 일을 미룰 수 없는 중요한 요인이 되었습니다.

특히 최근 일본에서, 1615년 朝鮮 內醫院에서 간행된 『黃帝內經素問』의 朝本보다 약 60년이 앞선 乙亥字本 『黃帝內經素問』의 원문을 입수하게 되어, 이 일에 박차를 가하게 되었습니다.

대한한의학원전학회의 연구 분야가 매우 다양하나 그 중심에는 항상 『黃帝內經』이 자리 잡고 있으며, 『黃帝內經』이 모든 한의학 기초이론 연구에 가장 중요한 문헌이라는 점은 주지의 사실입니다. 그동안 『黃帝內經』의 연구에 출발점이 되는 판본 연구와 교감 작업은 다소 부족한 점이 있었으나, 이번 발간을 계기로 기초 연구의 토대를 구축하는 데 중요한 밑거름이 될 것이라 기대합니다.

『懸吐校勘 朝本黃帝內經素問』은 현재 原典學 교재로 사용하고 있는 『類編黃帝內經』과 함께 『黃帝內經』을 통독하여 강의하는 데 유용할 것이며, 또한 한의학 고전 교감연구뿐만 아니라 기초이론 연구에 있어서 정확한 해석과 이해에 도움을 줄 것입니다.

수백 년 전 조상님들께서 『黃帝內經』을 연구하고 한의학에 매진하시던 숨결을 이번 발간을 통하여 다시금 느낄 수 있었으며, 전통의 계승과 발전에 대한 책임을 다시 생각하게 합니다.

이 책의 발간에 실무를 담당한 백유상·엄동명 교수님, 그리고 현토 작업을 맡아주신 이남구·윤창렬 교수님, 그리고 마무리 작업을 담당해 주신 원광대학교 금경수·정헌영 교수님께 심심한 감사의 뜻을 표하며, 자료제공에 협조해주신 국립중앙박물관과 일본 미하라시립도서관의 관계자 여러분께 감사를 드립니다.

2013. 2.

대한한의학원전학회

회장 이 용 범

乙亥字本『黃帝內經素問』에 대하여

1.『黃帝內經』의 가치

『黃帝內經』의 내용의 근원을 거슬러 올라가면 위로는 秦漢 이전부터 내려오던 중국 의학의 성과가 그 속에 정리되어 있으며, 아래로는 주로 前漢 무렵 책이 집대성되면서 당시 통일국가의 철학사상으로서 체계적으로 정립된 陰陽五行論의 세계관과 그 속에 자리 잡았던 당시 의학의 면모를 확인할 수 있다. 따라서『馬王堆帛書』및『倉公列傳』,『漢墓竹簡』등 당시를 전후로 산재해 있던 여러 의학 전적들과의 관련성 속에서 그 당시 의학의 모습을 가늠해볼 수 있는 중요한 대표적 전적이다.

고대에서부터 근세에 이르기까지 대부분의 의가들이『黃帝內經』을 언급하였고,『黃帝內經』의 기초 이론과 생리·병리관 등을 바탕으로 자신의 의학사상을 표현하고 주장하였기 때문에,『黃帝內經』은 시대 고금을 막론하고 각 시대별 또는 의가별 의학사상을 평가할 수 있는 표준적인 기준서로의 위치를 차지하고 있다. 예를 들어『東醫寶鑑』의 경우도 각 항목마다 반드시 그에 해당하는『黃帝內經』의 條文을 인용하여 이론적 설명을 한 후에 각론과 임상치료법을 설명하고 있다. 이러한 전통은 중국에서는 金元四大家뿐만 아니라 청대의 여러 溫病學者들에까지 이어져 왔다.

『黃帝內經』은 또한 의학교육의 가장 기본적인 텍스트로서 의료인 양성뿐만 아니라 醫官을 뽑는 과거시험에서도 중요한 과목으로 자리 잡아 왔다.[1] 그러므로 시대별 의료제도 및 의학교육에 대한 평가와 분석에서 당시의 의학 수준을 가늠해볼 수 있는 중요한 지표가 되며, 문화사적으로도 의학을 담당하였던 당시 의료인의 사회문화적 역할과 의식을 통한 의료

1) 金斗鍾. 韓國醫學史. 서울. 探求堂. 1993. p.30, p.66, p.134, p.177, pp.419-422.

문화 형성에 적지 않은 영향을 주었던 서적이다.

2. 『黃帝內經』의 판본

『黃帝內經』에 대한 초기 서지학적 연구는 龍伯堅의 『黃帝內經概論』[2]을 들 수 있다. 그는 저서에서 『黃帝內經』의 저작자, 서명 유래, 저작 시기, 전래 과정, 판본 등에 대하여 폭넓게 다루었으며, 『黃帝內經』 각 편의 의학적 내용을 세부적으로 검토함으로써 문헌학적 결론을 도출하려 하였다.

이후 중국의 馬繼興은 『中醫文獻學』[3]을 저술하여 『黃帝內經』을 비롯한 중국전통의학의 주요 의서 판본에 대해 광범위하고도 체계적인 성과를 제시하였다. 중국뿐만 아니라 한국·일본에 산재되어 있는 주요 의서의 판본 형식을 비교 분석하여 계통도를 완성하였고 이는 이후 의학 문헌학자들에게 전체적인 흐름을 살펴보는 데 많은 도움을 주었다.

국내의 의서 판본에 대한 연구는 미미한 실정이며, 특히 『黃帝內經』 판본에 대한 소장 현황도 전체적으로 파악되지 않고 있다. 따라서 朝鮮本 『黃帝內經』에 대한 기본 정보와 각 판본의 대조 작업을 통하여 계통을 파악하는 작업이 시급한 실정이다.

『黃帝內經』이라는 이름이 최초로 등장하는 문헌은 『漢書·藝文志』로 『黃帝內經』 十八卷, 『外經』 三十七卷이라고 되어 있다. 『漢書·藝文志』는 前漢 말기 劉歆이 편집한 『七略』에 기초하므로 전한 시기에 이미 『黃帝內經』과 『外經』이 존재했었음을 짐작할 수 있다. 이후 7세기초 『隋書·經籍志』에는 『黃帝內經』이라는 명칭 대신 『素問』 九卷과 『鍼經』 九卷이 수록되어 있다. 3세기 중엽에 편찬된 皇甫謐은 『甲乙經』 서문에서 『七略』의 『藝文志』에 나오는 『黃帝內經』 十八卷이 『鍼經』과 『素問』을 포괄하는 것이라고 주장하였다. 『素問』이라는 명칭이 최초로 언급된 문헌은 『傷寒論』으로, 張仲景이 自序에서 "힘써 古訓을 구하고 널리 衆方을 수집하여 『素

2) 龍伯堅. 黃帝內經概論. 서울. 논장. 1988. pp.1-216.
3) 馬繼興. 中醫文獻學. 上海. 上海科學技術出版社. 1990. pp.68-85.

問』, 『九卷』, 『八十一難』, 『陰陽大論』, 『胎臚』, 『藥錄』, 『平脈辨證』을 합쳐서 『傷寒雜病論』 十六卷을 만들었다."라고 하였다.

『鍼經』에 대하여 新校正에는, "『素問』 이외에 『九卷』은 漢의 張仲景, 西晉의 王叔和의 『脈經』에서는 단지 『九卷』이라고만 말하였다. 이것을 皇甫士安이 『鍼經』이라고 명명했고 또 간단하게 『九卷』이라고도 불렀다."라고 하였다. 또한 唐代에 이르러 『鍼經』과 유사한 내용인 『靈樞』가 존재하여 王冰의 주석에서 언급되고 있다. 현재의 고증에 의하면 『鍼經』과 『靈樞』는 내용이 거의 같고 약간의 편차 차이만 있는 정도여서 『靈樞』를 『鍼經』의 異本으로 보고 있다. 『鍼經』은 北宋 초기에 이미 소실되고 『靈樞』만 존재하였으며 新校正 당시에도 完本이 아니었다. 北宋 哲宗 元祐 8년(1093년)에 高麗로부터 『鍼經』을 가져가 오늘날의 모습을 갖추게 되었다는 기록이 있다.

『黃帝內經素問』의 원서는 9권 81편 분량인데 魏晋 이후로는 8권만 전해졌다. 唐代의 王冰은 전해오던 『全元起本』에 주석을 보완하여 24권으로 개편하였고 7편의 「大論」을 보충하였는데, 이때에도 「刺法論」과 「本病論」 2편은 빠져 있었다. 王冰本을 北宋의 林億 등이 校注한 新校正을 거쳐 현재 전래되는 『素問』의 형태가 완성되었다. 이후 24권본은 明代의 顧從德本으로 이어져 내려와 이후 다른 판본들의 저본이 되었으며, 元代 胡氏古林書堂刊本에서 12卷本의 형식으로 바뀐 것은 趙府居敬堂刊本 등으로 전해내려 왔다. 朝鮮本 『黃帝內經素問』은 주로 12卷本의 형식을 가지고 있다.

3. 乙亥字本 『黃帝內經素問』의 간행

현재까지 학계에 보고된 『黃帝內經』 朝鮮本을 살펴보면 국외에서는 馬繼興의 『中醫文獻學』, 三木栄의 『朝鮮醫書誌』[4] 등에서 朝鮮本의 『黃帝內經』을 소개하였으며, 국내에서는 손보기가 『금속활자와 인쇄술』[5]에서 보

4) 三木栄. 朝鮮醫書誌. 大阪. 南大阪印刷センター. 1962.
5) 손보기. 금속활자와 인쇄술. 서울. 세종대왕기념사업회. 1974.

고하였다.

馬繼興은『中醫文獻學』에서,『素問』의 王冰注本 중에서 24卷本의 朝鮮刊本으로서 연대미상의 간본 1종이 遙寧圖書館에 소장되어 있으며, 또한 12卷本 중에서는 2종류가 있는데 萬曆 43년(1615년)에 간행된 1종과 그것의 重刊本 1종이 있다고 하였다.[6]『素問』에 비하여『九卷(鍼經)』의 朝鮮本으로는 24卷本, 12卷本 모두『中醫文獻學』에서는 보고되지 않았다.

三木栄은『朝鮮醫書誌』에서 실물을 확인하지 않은 靜嘉堂文庫小字整版本, 甲辰活字本의 復刻整版本, 萬曆 초기 간행된『攷事撮要・八道册板』所藏本 등 3종 이외에, 乙亥活字本, 萬曆 43년의 訓鍊都監活字本 및 그것의 復刻本이 있다고 보고하였다. 乙亥字本은 당시 黃義敦, 李仁榮이 소장하고 있으며, 히로시마현(廣島縣) 미하라시(三原市) 시립도서관에서 발견되었다고 기술하였다. 그러나 黃義敦의 本에 대하여 간행자의 관직명만 있고 이름 부분은 파손되어 있어서 정확한 고증을 못하였다.[7]

손보기는『금속활자와 인쇄술』에서 新刊補註釋文黃帝內經素問 甲寅字本(고려대학교 화산문고),[8] 新刊補註釋文黃帝內經素問 姜希顔字-乙亥字本(국립도서관),[9] 新刊補註釋文黃帝內經素問 甲辰字本(일본 다케다문고)[10] 등이 있다고 기술하였으나, 갑인자본과 을해자본은 현재 확인이 안 되며 갑진자본은 현재 오사카(大阪)의 다케다재단(武田財團)의 杏雨書屋에 소장되어 있다.

국립중앙도서관에 萬曆 43년 內醫院本인 1종의 木活字本(內醫院字)과 그것의 飜刻本인 1종의 木版本이 소장되어 있는데, 이는 馬繼興의『中醫文獻學』과 三木栄의『朝鮮醫書誌』에 나오는 내용과 동일한 판본들이다. 이 內醫院本은 通訓大夫[11] 內醫院 直長[12]인 李希憲[13]과 尹知微가 교감

6) 馬繼興. 中醫文獻學. 上海. 上海科學技術出版社. 1990. p.76.
7) 三木栄. 朝鮮醫書誌. 大阪. 南大阪印刷センター. 1962. p.204-205.
8) 손보기. 금속활자와 인쇄술. 서울. 세종대왕기념사업회. 1974. p.284.
9) 손보기. 금속활자와 인쇄술. 서울. 세종대왕기념사업회. 1974. p.291.
10) 손보기. 금속활자와 인쇄술. 서울. 세종대왕기념사업회. 1974. p.300.
11) 通訓大夫 : 조선시대 文散階의 하나. 문관 정3품의 下階이며, 1865년(고종 2)부터는 宗親 및 儀賓의 관계로도 사용하였다(참고문헌 전자매체 3. 네이버사전).

한 것이다. 卷末에 官銜과 姓名이 표기되어 있다. 현재 『黃帝內經素問』 內醫院字本의 소장처는 국립중앙도서관 외에도 동국대, 연세대, 계명대, 인수문고, 상웅문고, 산기문고, 성암박물관 등에 소장되어 있는 것으로 보고되어 있다.[14)]

또한 국립중앙도서관에는 日本宮內廳書陵部에서 소장하고 있는 乙亥字本『新刊黃帝內經靈樞集註』를 2004년에 마이크로필름으로 복사하여 소장하고 있다. 乙亥字本『新刊黃帝內經靈樞集註』는 바로 三木栄의 『朝鮮醫書誌』에서 보고된 것이다.[15)] 정확한 간행연대를 알 수 없으나 乙亥字의 형태와 책의 상태를 파악하여 明宗 연간으로 추정하였다. 그러나 조선 중기에 을해자활자본과 을해자목활자본이 함께 유행하고 있었으므로 이에 대한 정확한 고증이 필요하다.[16)]

乙亥字는 세조 원년(1455, 乙亥年)에 姜希顔의 글씨를 字本으로 하여 만든 銅活字이며, 乙亥年에 만들었기 때문에 乙亥字라 한다. 금속활자는 주조하기가 쉽지 않은 사업이어서 한번 만들면 그 활자가 마멸될 때까지 오랫동안 사용하는데, 乙亥字의 경우 1455년 이후부터 임진왜란이 일어나기 직전인 宣祖 전기까지 사용되었다.[17)] 특히 明宗, 宣祖 초기에 이르러서는 활자가 마멸되어 補字가 많이 나타나는데 활자의 상태와 그 책의 상태, 紙質, 책 판심에 있는 어미의 모양 등 여러 가지 근거에 의해 간행 시기를 추정하게 된다. 宣祖 초기에는 대량의 乙亥字 補鑄가 이루어지기도 하였다.[18)] 乙亥字는 甲寅字와 더불어 많이 사용되었으나 차츰 유실되어 補

---

12) 直長 : 조선시대 각 관아에 두었던 종7품 관직. 각 관아에 두었던 종7품 관직으로, 주로 궁궐 내의 재정, 물품담당 아문에 배치되어 전곡, 비품 등의 출납실무를 담당하였다(참고문헌 전자매체 3. 네이버사전).

13) 참고문헌 전자매체 2.의 초록보기. 이 책을 교감한 李希憲은 본관이 羽溪이며 자는 미止이다. 아버지는 大司憲을 지냈던 李戡이고 어머니는 尹延壽의 딸이다. 正憲大夫 同知中樞府事, 陽川縣令, 內醫院直長 등을 역임하였다.

14) 참고문헌 전자매체 1.의 초록보기.

15) 三木栄. 朝鮮醫書誌. 大阪. 南大阪印刷センター. 1962. pp.212-213.

16) 김치우. 을해자본과 방계자본고. 도서관학논집 27. 2008. pp.49-50.

17) 손보기. 한국의 고활자. 서울. 한국도서관학연구회. 1971. p.64.

18) 김치우. 을해자본과 방계자본고. 도서관학논집 27. 2008. pp.38-42.

鑄하여 썼으며 이 두 활자체는 크기가 커서 종이 비용이 많이 들어 신자를 주조하게 되었다.[19]

乙亥字本『黃帝內經素問』이 일본 히로시마(廣島)현의 미하라(三原)시에 소장된 경위는, 미하라시(三原市)는 전국시대 이후 大名인 고바야카와 타카카게(小早川隆景)[20]의 서령지였는데 여기에 거주하던 侍醫인 미즈노 쇼우린켄(水野松林軒)[21]이 오다 노부나가(織田信長)가 파견한 의사 마나세 도우산(曲直瀨道三)으로부터 『新刊補註釋文黃帝內經素問』과 『啓迪集』을 입수하여 소장하여 오다가 이후 하라씨(原氏) 및 사토무라씨(里村氏) 등의 가문을 거쳐 사토무라 망조우(里村萬造)라는 사람이 1930년에 고서 50여 책과 함께 미하라 시립도서관에 기증하게 된 것이다.

乙亥字本『黃帝內經素問』의 刊行 시기는 자형과 판본 형식을 통한 비교가 어려우므로 卷末에 기록되어 있는 校正者와 監校者의 官銜과 姓名에 따라 고증하면 다음과 같다.

宣敎郎[22] 前惠民署[23] 主簿[24] 柳珉
朝奉大夫[25] 行典醫監[26] 主簿 裵孝壽
校正 保功將軍[27] 行司果[28] 典醫監兼敎授[29] 裵珣

19) 손보기. 한국의 고활자. 서울 : 한국도서관학연구회. 1971. p.21.
20) 전국시대 아즈치모모야마(安土桃山)시대의 대명(大名)으로 모우리모토나리의 셋째 아들임.
21) 고바야카와 타카카게의 侍醫임.
22) 宣敎郎 : 조선시대 東班 官階의 하나… 선교랑은 종6품 上의 관계이다(참고문헌 전자매체 3. 네이버사전).
23) 惠民署 : 조선시대 의약과 일반 서민의 치료를 맡아본 관청. 1466년(세조 12년)에 세워졌다(참고문헌 전자매체 3. 네이버사전).
24) 主簿 : 조선시대의 관직. …惠民署… 에 두었던 종6품관이었다(참고문헌 전자매체 3. 네이버사전).
25) 朝奉大夫 : 조선시대의 官階.『經國大典』(1485) 당시에는 종4품 下의 東班 관계였으나, 1865년(고종 2년)부터는 宗親의 光成大夫도 이 이름으로 고쳤다(참고문헌 전자매체 3. 네이버사전).
26) 典醫監 : 조선 개국년인 1392년에 설치된 의료행정과 의학교육을 관장하던 관청(참고문헌 전자매체 3. 네이버사전).
27) 保功將軍 : 조선시대 武散階의 관계명. 무산계 종3품 下階의 관계명이다(참고문

監校 嘉義大夫[30)]行僉知中樞府事[31)] 尹春年

당시 惠民署 主簿였던 柳珉에 대한 기록을 살펴보면『朝鮮王朝實錄』宣祖 13년(1580년)과 32년(1599년)에 두 차례 보이는데, 宣祖 13년 庚辰(1580년) 12월 6일(辛丑)에 醫官 柳珉의 과실에 대하여 詔獄推考를 청하는 조문이 기록되어 있으며, 宣祖 32년 己亥(1599년) 7월 24일(辛未)에는 醫官 梁禮壽, 柳珉에게 熟馬 1필을 사급하라는 기록이 있다. 기타 문집 중에는 韓致奫의『海東繹史』[32)]에서 중국에서 온 사신 許國이 醫官인 柳珉에게 지어준 詩가 기록되어 있는데 당시 직책이 典醫監 僉正[33)]으로 기록되어 있다.[34)] 이때가 隆慶 원년(1567년)으로 그를 수행하던 醫官 柳珉에게 준 詩가 기록되어 있다. 당시 柳珉은 정식수행원은 아니고 임시로 수행원의 행렬에 참여한 자였다.[35)] 主簿가 종6품이고 僉正이 종4품이므로

헌 전자매체 3. 네이버사전).

28) 司果 : 조선시대 五衛의 정6품 軍職. …공신과 공신의 嫡長子孫을 후대하고, 待機文官에게 봉록만을 급여하기 위하여 임명하는 직무 없는 관직이다. 현직에 있지 않은 文武官, 蔭官 중에서 임명하였다(참고문헌 전자매체 3. 네이버사전).

29) 兼敎授 : 조선 때, 戶曹·刑曹·圖畵署 등에 딸리어, 산술·法律·그림에 관한 학술을 가르치던 벼슬. 조선시대에, 문관들이 겸임하여 실용 기술을 가르치던 일을 맡아보던 종6품 벼슬. 호조·형조·관상감·사역원·혜민서 따위에 두었다(참고문헌 전자매체 3. 네이버사전).

30) 嘉義大夫 : 조선시대 문관 종2품 上의 관계명. 이에 해당하는 관직은 돈령부·의금부·경연·춘추관·성균관 등의 同知事, 6조의 참판, 한성부의 좌우윤, 사헌부의 대사헌, 8도 관찰사 등이다(참고문헌 전자매체 3. 네이버사전).

31) 僉知中樞府事 : 조선시대 中樞府의 정3품 堂上官임(참고문헌 전자매체 3. 네이버사전).

32) 海東繹史 : 조선 英·正組 때의 학자 韓致奫이 영조 때에 엮은 역사책(참고문헌 전자매체 3. 네이버사전).

33) 僉正 : 조선시대 정3품 堂下衙門 중 寺·院·監 등의 이름이 붙은 관아에 속한 종4품직(참고문헌 전자매체 3. 네이버사전).

34) 竹溪 柳醫官에게 주다. 본서에 이르기를, "의관 柳珉은 儒學을 공부하다가 이루지 못하여 의술을 배웠다. 典醫監僉正으로서 원접사를 따라왔는데, 호가 죽계이다." 하였다. [許國] / 朝從竹溪遊/ 暮從竹溪宿/ 洗藥臨淸溪/ 懸壺傍深竹/ 海國近仙鄕/ 海客多禁方/ 蓬萊覓奇草/ 逆旅訪長桑(참고문헌 전자매체 4. 한국고전종합DB).

35) 최소자 교수 정년기념 논총간행위원회. 동아시아 역사 속의 중국과 한국. 서울. 서해문집. 2005. p.95.

乙亥字本『黃帝內經素問』은 적어도 중국 사신이 왔던 1567년 이전에 간행되었음을 짐작할 수 있다. 또한 尹斗壽(1533~1601)의 시문집인『梧陰遺稿』[36]에 宣祖 29년 丙申(1596년)에 三靑洞에서 柳珉 등 3인과 동갑계를 결성하고 지은 시가 기록되어 있다. 시의 내용에서 당시 尹斗壽가 64세라고 하였고 지인들이 동갑이라 하였으므로 柳珉도 역시 1533년생임을 짐작할 수 있다.

裵孝壽에 대한 기록은 남아 있지 않아서 고증하지 못하였으며, 裵珣은 明宗 4년(1549) 己酉 式年試 進士 2등 1위로 급제한 裵任의 아버지로 기록되어 있다. 또한 李荇[37]의『容齋集』의 行狀에 裵珣의 기록이 남아 있는데[38] 모두 동일 인물인지는 확실하지 않다. 裵任은 周世鵬의『武陵雜稿』[39]에 기록이 남아 있다.[40]

마지막으로 尹春年(1514~1567)의 기록을 살펴보면, 조선 중기의 문신으로 中宗 사후에 소윤과 대윤의 분열이 일어나자 소윤의 영수인 尹元衡의 세력에 가담하여 明宗이 즉위한 후에 많은 선비들을 숙청하면서 尹元衡 독주체제의 구축에 적극적으로 나서다가 尹元衡이 실각하자 파직되었다. 1553년 대사간, 이듬해에 大司憲에 올랐으며 1558년 冬至使로 명나라를 다녀왔다. 이후 한성부판윤, 이조판서, 예조판서 등을 역임하다가, 1565년 尹元衡이 실각하자 파직되었다. 학문경향은 주자성리학에만 집착하지 않고 불교와 도교적인 요소도 포함하였다고 한다.[41]

---

36) 梧陰遺稿 : 조선 중기의 문신인 학자 尹斗壽(1533~1601)의 시문집(참고문헌 전자매체 3. 네이버사전).

37) 조선시대 문신. 본관은 德水. 자는 擇之. 호는 容齋. 己卯士禍로 趙光祖 일파가 거세되자 副提學이 되고, 대제학, 공조참판, 이조판서를 거쳐 우의정에 올라 대제학을 겸하였다(참고문헌 전자매체 3. 네이버사전).

38) 行狀 : 有儒生裵珣, 步遇於景福宮碑隅, 隱軀而窺之, 公以袂拭淚, 兩目皆赤, 生怪之甚, 行見有人當刑, 始知公乃泣辜也, 聞者曰, 公之是心, 卽天地好生之心, 世之不知公者, 雖罔曰不愛物, 豈可信哉(참고문헌 전자매체 4. 한국고전종합DB).

39) 武陵雜稿 : 조선 중종~명종 때의 淸白吏, 학자였던 周世鵬의 시문집(참고문헌 전자매체 3. 네이버사전).

40) 武陵雜稿卷之一 原集 : 醉歌次勸學韻, 贈別裵任赴鄕試./武陵雜稿卷之二 原集 : 送姪愊及裵任上鷲峯寺, 讀書./ 武陵雜稿卷之一 別集 : 武陵洞小樓, 次裵任韻(참고문헌 전자매체 4. 한국고전종합DB).

尹春年이 嘉義大夫의 관계를 받은 것은, 明宗 9년(1554년 갑인, 明 嘉靖 33년) 8월 2일(庚午) 2번째 기사에 나타난다. 그러나 僉知中樞府事를 제수 받은 기록은 남아 있지 않다. 이후 同知中樞府事가 된 것은 明宗 12년(1557년, 嘉靖 36년)이므로, 嘉義大夫로서 僉知中樞府事를 수행할 수 있는 기간은 1554년에서 1557년으로 추정된다.

이상의 내용을 종합해보면 乙亥字本『黃帝內經素問』은 대략 1554년에서 1557년 사이에 간행되었던 것으로 추정된다. 이 당시 柳珉은 21~24세의 나이였고 裵任이 진사에 합격한 지 5~8년 후이므로 裵珣은 이미 40~50대로 짐작할 수 있으며, 尹春年의 나이 41~44세였음을 알 수 있다. 이는 현재까지 보고된 內醫院木活字本『黃帝內經素問』이 萬曆 43년 1615년(光海君 7년)에 간행되었으므로 이보다 58-61년 정도 앞서 간행되었음을 알 수 있다.

4. 乙亥字本『黃帝內經素問』의 역사적 의의

위와 같이 乙亥字本『黃帝內經素問』의 간행 연대를 고증한 결과 명종 연간 1554년에서 1557년 사이에 간행된 것으로 보이며 이는 현재까지 알려진 萬曆 43년 광해군 7년(1615년)에 간행된 內醫院木活字本『黃帝內經素問』보다 대략 60년 정도 이른 것이다. 또한 이후 內醫院本『黃帝內經素問』도 乙亥字本을 원형으로 교정한 것에 일부 기타『黃帝內經』 판본을 참고한 것으로 보인다.

高麗時代 이전까지 우리나라 의학에 대하여 남아 있는 기록은 매우 단편적이며 이는 일반 역사 기록의 경우와 상황이 다르지 않다. 高麗는 鄕藥運動을 통하여 한국 상황에 적합한 고유의 의학을 만들어 나가려고 하였으며, 이러한 전통은 조선시대까지 이어져 내려왔다.

高麗 말기 이후 중국으로부터 대규모의 의학 성과가 유입되면서 朝鮮은 고유의 의학으로 요약해 내기보다는 외연을 넓혀야할 필요성을 인식

41) http://dic.naver.com/(네이버사전)

하였다. 金元醫學도 明代의 정리 과정을 거쳐 이 시기부터 한국의학에 반영되었다. 朝鮮은 먼저 대규모 국가사업을 통하여 중국 의서를 재편집한 『醫方類聚』를 제작하였고 이후 중국의 원서를 대량 출판하고 醫書習讀官 제도를 두어 의학의 발전을 도모하는 국가 정책이 계속 시행되었다. 특히 의학의 원리 연구를 심화하기 위하여 의생들에게 儒學을 학습시킴으로써 철학적 관점을 통하여 인체 내면을 통찰케 한 것은 중요한 의미가 있다. 이 과정에서 『黃帝內經』에 대한 연구가 다시 활성화 되었다.

朝鮮은 이러한 기초 연구를 바탕으로 의학을 발전시켜 결국 『東醫寶鑑』이 탄생하는데, 이는 중국의학을 우리나라의 것으로 소화하여 현실에 맞게 적용하고자 하는 노력의 결과물이었다. 내용적으로는 인간 내면에 대한 원리적 통찰을 바탕으로 그것들을 분석, 정리함으로써 현실에 가장 효율적인 치료를 시행하는 것이었으며, 五臟六腑의 기능적인 단위로부터 더 나아가 精·氣·神이라는 가장 원초적인 개념에 접근하였다고 할 수 있다.

朝鮮刊本『黃帝內經』 연구의 의미는 高麗 말기와 朝鮮의 『東醫寶鑑』 완성 시기까지 의학의 발전 속에서 이를 역사적으로, 또는 문화사·제도사적으로 뒷받침해 줄 수 있는 중요한 자료에 대한 기초 조사 및 연구라는 데에서 찾을 수 있다. 즉 刊行 판본이 가진 서지학적인 정보를 바탕으로 당시 의학의 사회적 지위와 국가적 지원에 대하여 간접적으로 추정해 볼 수 있다. 이러한 연구는 의학사상뿐만 아니라 문화사·제도사적인 측면에서 기초연구로 활용할 수 있다.

또한 이는 향후 朝鮮刊本『黃帝內經』의 비교 작업을 통하여 현재 논란이 되고 있는 『黃帝內經』의 몇몇 주요 조문에 대한 교감에 도움을 주게 될 것이다. 이와 같이 원문에 대한 정확한 파악이 가능해지면 『黃帝內經』 각 편의 의미를 정확하게 전달하게 되어 한의학 교육 및 기초, 임상 연구의 기반이 될 수 있다. 의사학적으로는, 주요 쟁점 조문에 대한 조선판본의 선택들이 바로 한국의 전통적인 『黃帝內經』 연구의 특성과 흐름을 보여주는 것이므로, 한국한의학에 대한 역사 연구의 한 부분이 될 것이다.

의학뿐만 아니라 판본학 또는 활자 연구에 있어서 간행 연대 고증은 중요한 의미가 있다. 예를 들어 乙亥字本『黃帝內經素問』과『黃帝內經靈樞』에 대한 정확한 간행 연대 혹은, 전후 乙亥字本과의 관계가 밝혀진다면 이를 통하여 乙亥字 및 乙亥字로부터 파생된 여러 판본의 계통을 파악하는데 간접적인 도움을 줄 수 있다. 현재까지 보고되지 않은 새로운 판본이 발견될 경우에도 이를 통하여 유용한 서지 정보를 습득할 수 있다.

지금까지 의학 역사에 대한 연구는 주로 의학 사상사 위주로 이루어져 왔다. 그러나 의료라는 개념으로 넓게 바라본다면 오히려 의학이론이나 치료기술보다는 당시에 어떠한 환경 속에서 의료가 이루어지고 의학이 교육, 전수되었는지를 파악하는 것이 매우 중요하다.『黃帝內經』은 바로 이러한 문화사·제도사적인 당시의 환경을 복원하는데 지표가 되는 매우 중요한 의서이므로, 의학 외적인 측면에서도 매우 중요성이 있다고 할 수 있다. 당시 민간보다 우수한 국가의 활자인쇄 기술을 사용하여 여러 의서들 중에서『黃帝內經』을 간행하였다는 사실은 학문의 보급 차원 이외에, 국가의 의료사업에 대한 높은 지원 수준을 간접적으로 보여주는 것이며, 당시 조선이 독자적인 한국의학 발전이라는 당면과제를 해결하는 데『黃帝內經』의 원리적 연구에서부터 시작하고자 한 선현의 깊은 뜻을 읽을 수 있는 부분이다.

參考文獻

〈저서 및 논문〉

1. 金斗鍾. 韓國醫學史. 서울. 探求堂. 1993. p.30, p.66, p.134, p.177, pp.419-22.
2. 김치우. 을해자본과 방계자본고. 도서관학논집 2008. p.2, pp.38-42, pp.49-50.
3. 馬繼興. 中醫文獻學. 上海. 上海科學技術出版社. 1990. pp.68-85.
4. 손보기. 금속활자와 인쇄술. 서울. 세종대왕기념사업회. 1974. p.284, p.291, p.300.
5. 龍伯堅. 黃帝內經概論. 서울. 논장. 1988. pp.1-216.
6. 천혜봉. 한국금속활자. 서울. 범우사. 1993. p.173.
7. 최소자 교수 정년기념논총 간행위원회. 동아시아 역사 속의 중국과 한국. 서울. 서해문집. 2005. p.95.
8. 손보기. 한국의 고활자. 한국도서관학연구회. 1971. p.21, p.64.
9. 三木栄. 朝鮮醫書誌. 大阪. 南大阪印刷センター. 1962.

〈전자매체〉

1. 국립중앙도서관 지식정보통합검색
   http://www.dibrary.net/search/dibrary/SearchDetail.nl?category_code=ct&service=KOLIS&vdkvgwkey=7662215&colltype=DAN_OLD&place_code_info=153&place_name_info=%EA%B3%A0%EC%A0%84%EC%9A%B4%EC%98%81%EC%8B%A4%286%EC%B8%B5%29&manage_code=MA&shape_code=B&refLoc=portal&category=storage&srchFlag=Y
2. 국립중앙도서관 지식정보통합검색
   http://www.dibrary.net/search/dibrary/SearchDetail.nl?category_code=ct&service=KOLIS&vdkvgwkey=48585216&colltype=DAN_OLD&place_code_info=172&place_name_info=%EA%B3%A0%EC%A0%84%EC%9A%B4%EC%98%81%EC%8B%A4%286%EC%B8%B5%29&manage_code=MA&shape_code=B&refLoc=portal&category=storage&srchFlag=Y
3. 네이버사전
   http://dic.naver.com/
4. 한국고전종합DB
   http://db.itkc.or.kr/itkcdb/mainIndexIframe.jsp

일러두기

1. 본서는 乙亥字本『黃帝內經素問』(日本 三原市立圖書館 所藏)의 원문을 바탕으로 하고, 중국과 한국의 여러『黃帝內經素問』版本 및 서적과 비교한 내용을 주석으로 달았다. 단, 현재 망실된「至眞要大論」부분은 內醫院本의 訓鍊都監木活字本과 復刻本의 원문으로 보완하였으며, 원래 빠져 있는「刺法論」과「本病論」부분은『素問硏究集成』(朴炅. 素問硏究集成刊行委員會. 2001)의 원문을 기준으로 하여 기타 서적과 비교하였다.

2. 원문의 나누기는『黃帝內經章句索引』(任應秋. 人民衛生出版社. 1986)의 章과 節을 참고하였다.

3. 현토작업은 동신대학교 한의과대학의 이남구 교수님과 대전대학교 한의과대학의 윤창렬 교수님의 현토 연구를 따랐다.

4. 판본 연구를 위하여 金本, 胡本, 讀本, 元殘一, 元殘二, 周本, 吳本, 趙本, 藏本, 熊本, 朝鮮內醫院本, 滑抄本, 明抄本, 明抄二, 顧從德本, 守校本, 柯校本, 全元起本 등은 원문 전체와 비교를 하였으며,『黃帝內經太素』,『脈經』,『甲乙經』,『中藏經』, 新校正, 釋音,『類經』,『諸病源候論』,『備急千金要方』,『太平聖惠方』,『醫心方』,『類說』,『黃帝內經素問註證發微』,『素問直解』,『四庫全書』등은 원문이 주석자의 의도에 의하여 바뀐 부분이 많으므로 의미상 참고할 만한 주요 내용에 한하여 비교하였다.「刺法論」,「本病論」은 판본 계열상 대부분의 서적에 빠져 있고 후대에 補入되었으므로 관련된 일부 서적 위주로 비교하였다.

5. 판본 비교를 함에 乙亥字本『黃帝內經素問』을 기본으로 하여 全元起本, 朝鮮內醫院本, 顧從德本 이외에는『黃帝內經素問校注語譯』(郭靄春. 天津科學技術出版社. 1980)에 기록된 해당 판본의 원문을 인용하여 비교하였다. 단 全元起本은 남아 있는 판본이 없으므로 輯復本(殷逸山. 素問全元起本研究與輯復. 上海科學技術出版社. 2001)을 기준으로 하였다.

6. 비교에 사용된 책들의 목록과 약칭은 다음과 같다.

전문 비교에 사용된 판본의 약칭

略稱	書名 또는 설명	略稱	書名 또는 설명
金本	金刻本	藏本	涵芬樓影印明正統道藏書
胡本	元至元五年胡氏古林書堂刻本	熊本	明成化十年熊氏種德堂刻本
讀本	元讀書堂刻本	朝鮮內醫院本	內醫院本의 訓鍊都監木活字本과 復刻本
元殘一	元刻殘本	滑抄本	明萬曆壬子閩建喬木山房刻本
元殘二	元刻殘本	明抄本	明綠格抄本
顧從德本	明嘉靖顧從德本 重雕版	明抄二	明抄本
朝鮮乙亥字本	典醫監校正本	守校本	守山閣刊本
周本	明繡谷書林周曰校刻本	柯校本	淸柯逢時校本
吳本	明嘉靖間金谿吳悌校刊本	全元起本	素問全元起本研究與輯復
趙本	明嘉靖間趙簡王朱厚居敬堂刊本		

의미상 부분 비교에 사용된 서적의 약칭

書 名	略 稱	書 名	略 稱
黃帝內經太素	太素	太平聖惠方	聖惠方
甲乙經	甲乙	黃帝內經素問註證發微	發微
諸病源候論	病源	素問直解	直解
備急千金要方	千金		

7. 다음의 이체자와 통용자는 아래와 같이 통일하였으며, 다른 곳은 원문 그대로 두었다.

내 용	통 일	비 고
脈, 脉	脈으로 통일	
飧, 飱	飧으로 통일	
咳, 欬	欬로 통일	
臟, 藏	藏으로 통일	
腑, 府	府로 통일	
鍼, 針	鍼으로 통일	
軟, 耎	耎으로 통일	
寫, 瀉	寫로 통일	補瀉의 경우만 해당
雞, 鷄	鷄로 통일	
溪, 谿	谿로 통일	

目 次

제1편 上古天眞論

昔在黃帝하사 生而神靈하며 弱而能言하며 幼而徇齊하며 長而敦敏하며 成而登天하시니라

迺問於天師曰 余聞컨대 上古之人은 春秋皆度百歲而動作不衰어늘 今時之人이 年半百而動作皆衰者는 時世異耶아 人將失之耶아

岐伯이 對曰上古之人은 其知道者라 法於陰陽[1]하며 和於術數하며 食飮有節하며 起居有常하야 不妄作勞[2]라 故로 能形與神俱而盡終其天年하야 度百歲에 乃去라 今時之人은 不然也하야 以酒爲漿하고 以妄爲常하며 醉以入房하야 以欲竭其精하고 以耗散其眞[3]하야 不知持滿하고 不時御神[4]하며 務快其心하야 逆於生樂하며 起居無節하니 故로 半百而衰也니이다

大上古聖人之敎下也에 皆謂之[5]虛邪賊風을 避之有時하며 恬憺[6]

1) 法於陰陽 : 『千金』에는 '法則陰陽'으로 되어 있다.

2) 食飮有節 起居有常 不妄作勞 : 全元起本에는 '食飮有常節 起居有常度 不妄不作'으로 되어 있다.

3) 以耗散其眞 : 『甲乙』에는 '以好散其眞'으로 되어 있다.

4) 不時御神 : 『新校正』에서 "別本에 '時'가 '解'로 되어 있다"라고 하였다.

虛無하야 眞氣從之하고 精神內守하면 病安從來리오하니 是以로 志閑而少欲하고 心安而不懼하며 形勞而不倦하고 氣從以順하야 各從其欲하되 皆得所願이라

故로 美其食[7]하고 任其服[8]하며 樂其俗하야 高下不相慕하니 其民을 故曰朴이라 是以로 嗜欲이 不能勞其目하고 淫邪不能惑其心하며 愚智賢不肖 不懼於物이라 故로 合於道[9]하니 所以能年皆度百歲而動作不衰者는 以其德全不危也니이다

帝 曰人年老而無子者는 材力盡耶아 將天數然也아

岐伯이 曰女子는 七歲에 腎氣盛하야 齒更[10]髮長하고 二七而天癸至[11]하야 任脈通하고 太衝脈[12]盛하야 月事以時下 故로 有子하고 三七에 腎氣平均 故로 眞牙生而長極하고 四七에 筋骨堅하며 髮長極하며 身體盛壯하고 五七에 陽明脈衰하야 面始焦하며 髮始墮하고 六七에

---

5) 上古聖人之敎下也 皆謂之 : 全元起本에는 '上古聖人之敎也下皆爲之'로 되어 있으며, 『新交正』에서 『太素』의 내용도 이와 동일하다고 하였으나 지금 『太素』에는 빠져 있다.

6) 憺 : 顧從德本에는 '淡'으로 되어 있다.

7) 美其食 : 『千金』에는 '甘其食'으로 되어 있다.

8) 任其服 : 『千金』에는 '美其服'으로 되어 있다.

9) 合於道 : 全元起本에는 '合於道數'로 되어 있다.

10) 齒更 : 『太素』에는 '更齒'로 되어 있다.

11) 二七而天癸至 : 『甲乙』에는 '二七天水至'로 되어 있다.

12) 太衝脈 : 全元起本, 『太素』, 『甲乙』 등에는 '伏衝脈'으로 되어 있다.

三陽脈이 衰於上하야 面皆焦하며 髮始白[13]하고 七七에 任脈虛하며 太衝脈[12]衰少하며 天癸竭하야 地道不通 故로 形壞而無子也니이다

丈夫는 八歲에 腎氣實하야 髮長齒更하고 二八에 腎氣盛하고 天癸至하야 精氣溢寫하고 陰陽和 故로 能有子하고 三八에 腎氣平均하야 筋骨勁强 故로 眞牙生而長極하고 四八에 筋骨隆盛하며 肌肉滿壯하고 五八에 腎氣衰하야 髮墮齒槁하고 六八에 陽氣衰竭於上하야 面焦하며 髮鬢頒白[14]하고 七八에 肝氣衰하야 筋不能動하고 天癸竭하야 精少하고 腎藏衰하야 形體皆極하고 八八則齒髮去라 腎者는 主水하야 受五藏六府之精而藏之하니 故로 五藏盛이라야 乃能寫나 今五藏이 皆衰하야 筋骨解墮[15]하고 天癸盡矣라 故로 髮鬢白하고 身體重하야 行步不正而無子耳니이다

帝 曰有其年已老而有子者는 何也오

岐伯이 曰此其天壽過度히야 氣脈常通而腎氣有餘也니 此는 雖有子나 男不過盡八八하고 女不過盡七七하야 而天地之精氣皆竭矣니이다

---

13) 髮始白 :『太素』에는 '髮白'으로 되어 있다.

14) 髮鬢頒白 :『聖惠方』에는 '髮鬢白'으로 되어 있다.

15) 筋骨解墮 : 朝鮮內醫院本에는 '惰'로 되어 있다.

帝 曰夫道者는 年皆百數나 能有子乎아

岐伯이 曰夫道者는 能却老而全形身하야 年雖壽나 能生子也니이다

黃帝 曰余聞컨대 上古에 有眞人者하니 提挈天地하며 把握陰陽하며 呼吸精氣하며 獨立守神하야 肌肉若一[16]이라 故로 能壽敝天地하야 無有終時하니 此는 其道生이라 中古之時에 有至人者하니 淳德全道하고 和於陰陽하며 調於四時하고 去世離俗하야 積精全神하고 游行天地之間하며 視聽八遠之外[17]하니 此는 盖益其壽命而强者也니 亦歸於眞人이라 其次에 有聖人者하니 處天地之和하고 從八風之理하며 適嗜欲於世俗之間하야 無恚嗔之心하고 行不欲離於世하야 被服章이나 擧不欲觀於俗하고 外不勞形於事하고 內無思想之患하야 以恬愉爲務[18]하며 以自得爲功하니 形體不敝하고 精神不散하야 亦可以百數라 其次에 有賢人者하니 法則天地하고 象似日月하며 辯列星辰하고 逆從陰陽하며 分別四時하고 將從上古하야 合同於道하니 亦可使益壽而有極時니라

---

16) 肌肉若一 : 全元起本에는 '身肌宗一'로 되어 있으며, 『新交正』에서 『太素』의 내용도 이와 동일하다고 하였으나 지금 『太素』에는 빠져 있다.

17) 八遠之外 : 讀本, 趙本, 藏本, 周本, 明抄本, 朝鮮內醫院本, 熊本, 『類經』 등도 동일하며, 기타 판본에는 모두 '八達之外'로 되어 있다.

18) 恬愉爲務 : 熊本에는 '恬愉爲物'로 되어 있다.

제2편 四氣調神大論

春三月을 此謂發陳이라 天地俱生하야 萬物以榮하니 夜臥早起하야 廣步於庭하고 被髮緩形하야 以使志生하며 生而勿殺하고 予而勿奪하며 賞而勿罰이니 此春氣之應이요 養生之道也라 逆之則傷肝하야 夏爲寒變하고 奉長者少니라

夏三月을 此謂蕃秀라 天地氣交하야 萬物華實[1]하니 夜臥早起[2]하야 無厭於日하고 使志無怒하야 使華英成秀하고 使氣得泄하야 若所愛在外니 此夏氣之應이요 養長之道也[3]라 逆之則傷心하야 秋爲痎瘧하고 奉收者少요 冬至重病이라

秋三月을 此謂容平이라 天氣以急하고 地氣以明하니 早臥早起하야 與鷄俱興하고 使志安寧하야 以緩秋刑[4]하고 收斂神氣하야 使秋氣平하고 無外其志하야 使肺氣清[5]이니 此 秋氣之應이요 養收之道也라 逆之

1) 萬物華實 :『太素』에는 '萬物英實'로 되어 있다.
2) 夜臥早起 :『太素』에는 '晩臥早起'로 되어 있다.
3) 養長之道也 :『太素』에는 '養生之道也'로 되어 있다.
4) 以緩秋刑 :『太素』, 熊本 등에는 '以緩秋形'으로 되어 있다.
5) 使肺氣清 :『太素』에는 '使肺氣精'으로 되어 있다.

則傷肺하야 冬爲飧泄하고 奉藏者少[6]니라

冬三月을 此謂閉藏[7]이라 水冰地坼일새 無擾乎陽이니 早臥晩起하야 必待日光하고 使志若伏若匿[8]하야 若有私意하고 若已有得[9]하며 去寒就溫하되 無泄皮膚하야 使氣亟奪[10]이니 此冬氣之應이요 養藏之道也라 逆之則傷腎하야 春爲痿厥하고 奉生者少니라

天氣는 淸靜光明者也[11]니 藏德不止[12] 故로 不下也라 天明則日月不明[13]하야 邪害空竅하니 陽氣者閉塞하고 地氣者冒明하야 雲霧不精[14]則上應白露不下[15]하고 交通不表하야 萬物命故不施리니 不施則名木多死라 惡氣不發[16]하고 風雨不節하며 白露不下則菀槀[17]不榮이라 賊風數至하고 暴雨數起하야 天地四時不相保하야 與道相失[18]則未央絶滅하니

---

6) 奉藏者少：『太素』에는 '奉養者少'로 되어 있다.

7) 此謂閉藏：『太素』에는 '此謂氣閉藏'으로 되어 있다.

8) 若匿：朝鮮內醫院本에도 동일하게 되어 있으나, 기타 판본에는 '若匿'으로 되어 있다.

9) 若已有得：『太素』에는 '若已有德'으로 되어 있다.

10) 使氣亟奪：『太素』에는 '使氣不極'으로 되어 있다.

11) 淸靜光明者也：朝鮮內醫院本도 동일하며, 기타 판본에는 '淸淨光明者'로 되어 있다. 『太素』에는 '淸靜光明者'로 되어 있다.

12) 藏德不止：『太素』에는 '藏德不上'으로 되어 있다.

13) 天明則日月不明：『太素』에는 '上下則日月不明'으로 되어 있다.

14) 雲霧不精：『太素』에는 '雲露不精'으로 되어 있다.

15) 白露不下：『太素』에는 '甘露不下'로 되어 있다.

16) 惡氣不發：『太素』에는 '惡氣發'로 되어 있다.

17) 槀：胡本, 吳本, 朝鮮內醫院本 등도 동일하며, 기타 판본에는 모두 '藁'로 되어 있다.

唯聖人從之 故로 身無奇病하고 萬物不失하야 生氣不竭하나니라

逆春氣則少陽不生하야 肝氣內變하고 逆夏氣則太陽不長하야 心氣內洞하며 逆秋氣則太陰不收하야 肺氣焦滿[19]하고 逆冬氣則少陰不藏하야 腎氣獨沈[20]하나니라

夫四時陰陽者는 萬物之根本也니 所以聖人이 春夏에 養陽하고 秋冬에 養陰하야 以從其根이라 故로 與萬物로 沈浮於生長之門하니 逆其根則伐其本하야 壞其眞矣라 故로 陰陽四時者는 萬物之終始也며 死生之本也라 逆之則災害生하고 從之則苛疾不起[21]하니 是謂得道라 道者는 聖人은 行之하고 愚者는 佩之니라 從陰陽則生하고 逆之則死하며 從之則治하고 逆之則亂하니 反順爲逆을 是謂內格이라

是故로 聖人은 不治已病하고 治未病하며 不治已亂하고 治未亂이라하니 此之謂也라 夫病已成而後藥之하고 亂已成而後治之는 譬猶渴而穿井하고 鬪而鑄兵[22]이니 不亦晚乎아

---

18) 與道相失 :『太素』에는 '乃道相失'로 되어 있다.

19) 肺氣焦滿 : 全元起本에는 '肺氣進滿'으로 되어 있으며,『太素』에는 '肺氣燋漏'로 되어 있다.

20) 腎氣獨沈 :『新校正』에서 "『太素』에 '腎氣沈濁'으로 되어 있다"라고 하였으나, 지금『太素』에는 '腎氣濁沈'으로 되어 있다.

21) 苛疾不起 :『太素』에는 '奇疾不起'로 되어 있다.

22) 鑄兵 :『太素』, 讀本, 吳本, 明抄本, 周本, 藏本 등도 동일하며, 기타 판본에는 모두 '鑄錐'로 되어 있다.

제3편 生氣通天論

黃帝 曰夫自古通天者는 生之本을 本於陰陽하니 天地之間과 六合之內에 其氣 九州九竅와 五藏十二節이 皆通乎天氣라 其生五오 其氣三이니 數犯此者면 則邪氣傷人하니 此는 壽命之本也니라 蒼天之氣 淸淨則志意治하고 順之則陽氣固하야 雖有賊邪라도 弗能害也니 此는 因時之[1]라 故로 聖人은 傳精神하고 服天氣하야 而通神明하시니 失之則內閉九竅하고 外壅肌肉하야 衛氣散解하니 此謂自傷이오 氣之削也니라

陽氣者는 若天與日이니 失其所[2]則折壽而不彰 故로 天運當以日光明이라 是故로 陽因而上하야 衛外者也라 因於寒하면 欲如運樞[3]하고 起居如驚[4]하야 神氣乃浮라 因於暑하면 汗하되 煩則喘喝하고 靜則多言하며 體若燔炭이 汗出而散이라 因於濕하면 首如裹하고 濕熱不攘하야 大筋緛短하고 小筋弛長하니 緛短爲拘오 弛長爲痿라

1) 此因時之 : 朝鮮內醫院本과 기타 판본에는 '此因時之序'로 되어 있다.
2) 失其所 : 『太素』에는 '失其行'으로 되어 있다.
3) 運樞 : 全元起本, 『太素』 등에는 '連樞'로 되어 있다.
4) 如驚 : 吳本에는 '如警'으로 되어 있다.

因於氣하면 爲腫하고 四維相代하야 陽氣乃竭이라

陽氣者는 煩勞則張하며 精絶하야 辟積於夏하면 使人煎厥[5]하니 目盲不可以視하고 耳閉不可以聽하야 潰潰乎若壞都하며 汨汨[6]乎不可止니라 陽氣者는 大怒則形氣絶而血菀於上[7]하야 使人薄厥하고 有傷於筋하면 縱其若不容이라 汗出偏沮[8]하면 使人偏枯하고 汗出見濕하면 乃生痤疿하고 高梁之變은 足生大丁하야 受如持虛하고 勞汗當風하야 寒薄爲皶요 鬱乃痤라

陽氣者는 精則養神하고 柔則養筋이니라 開闔不得이면 寒氣從之하야 乃生大僂하고 陷脈爲瘻하야 留連肉腠하나니라 兪氣化薄[9]하면 傳爲善畏하며 及爲驚駭하고 營氣不從하야 逆於肉理하야 乃生癰腫이라 魄汗未盡하면 形弱而氣爍하고 穴兪以閉하야 發爲風瘧이라 故로 風者는 百病之始也라 淸靜則肉腠閉拒하야 雖有大風苛毒이라도 弗之能害[10]니 此因時之序也라 故로 病久則傳化하야 上下不幷하면 良醫라도

5) 煎厥 : 『太素』에는 '前厥'로 되어 있다.
6) 汨汨 : 『太素』에는 '滑滑'로 되어 있다.
7) 血菀於上 : 『太素』에는 '血宛於上'으로 되어 있다.
8) 汗出偏沮 : 全元起本에는 '汗出偏恒'으로 되어 있으며, 『太素』에는 '汗出偏阻'로 되어 있다.
9) 兪氣化薄 : 『太素』에는 '輸氣化薄'으로 되어 있다.
10) 弗之能害 : 『太素』에는 '弗之能客'으로 되어 있다.

弗爲하나니 故로 陽畜積[11]하면 病死하니 而陽氣當隔이라 隔者는 當寫니 不亟正治하면 粗乃敗之[12]니라 故로 陽氣者는 一日而主外하니 平旦에 人氣生하고 日中에 而陽氣隆하고 日西而陽氣已虛하야 氣門乃閉라 是故로 暮而收拒하야 無擾筋骨하며 無見霧露니 反此三時하면 形乃困薄하리라

岐伯이 曰陰者는 藏精而起亟也요 陽者는 衛外而爲固也라 陰不勝其陽則脈流薄疾하야 幷乃狂하고 陽不勝其陰則五藏氣爭하야 九竅不通이라 是以로 聖人이 陳陰陽하야 筋脈和同하며 骨髓堅固하며 氣血皆從하니이다 如是則內外調和하야 邪不能害하고 耳目聰明하야 氣立如故라 風客淫氣하면 精乃亡하며 邪傷肝也라 因而飽食하면 筋脈橫解하야 腸澼爲痔하고 因而大飮[13]則氣逆하고 因而强力하면 腎氣乃傷하야 高骨乃壞하니이다 凡陰陽之要는 陽密乃固[14]니 兩者不和면 若春無秋하고 若冬無夏하니 因而和之를 是謂聖度라 故로 陽强不能密이면 陰氣乃絶이니 陰平陽祕하면 精神乃治하니이다

---

11) 陽畜積 : 態本에는 '陽氣畜積'으로 되어 있다.

12) 粗乃敗之 : 『類經』에는 '麤乃敗之'로 되어 있으며, 『太素』에는 '且乃敗亡'으로 되어 있다.

13) 因而大飮 : 『太素』에 '因而一飮'으로 되어 있다.

14) 陽密乃固 : 『太素』에는 '陰密陽固'로 되어 있다.

陰陽離決하면 精氣乃絶하고 因於露風하면 乃生寒熱하니 是以로 春傷於風하야 邪氣留連[15]하면 乃爲洞泄이요 夏傷於暑하면 秋爲痎瘧이요 秋傷於濕하면 上逆而欬[16]하며 發爲痿厥이요 冬傷於寒하면 春必溫病하야 四時之氣가 更傷五藏[17]이니이다

陰之所生은 本在五味하고 陰之五宮은 傷在五味하니 是故로 味過於酸하면 肝氣以津하야 脾氣乃絶하고 味過於鹹하면 大骨氣勞하며 短肌心氣抑[18]하고 味過於甘[19]하면 心氣喘滿하며 色黑하며 腎氣不衡[20]하고 味過於苦[21]하면 脾氣不濡[22]하며 胃氣乃厚하고 味過於辛하면 筋脈沮弛하며 精神乃央하니이다 是故로 謹和五味라야 骨正筋柔하고 氣血以流하며 腠理[23]以密이라 如是則氣骨[24]以精하니 謹道如法이라야 長有天命하리이다

---

15) 邪氣留連 : 『類經』에는 '邪氣留夏'로 되어 있다.
16) 上逆而欬 : 『類經』에는 '冬逆而欬'로 되어 있다.
17) 更傷五藏 : 『太素』에는 '爭傷五藏'으로 되어 있다.
18) 心氣抑 : 『太素』에는 '氣抑'으로 되어 있다.
19) 味過於甘 : 『太素』에는 '味過於苦'로 되어 있다.
20) 腎氣不衡 : 『太素』에는 '腎氣不衛'로 되어 있다.
21) 味過於苦 : 『太素』에는 '味過於甘'으로 되어 있다.
22) 脾氣不濡 : 『太素』에는 '脾氣濡'로 되어 있다.
23) 腠理 : 吳本, 朝鮮內醫院本 등도 동일하며, 기타 판본에는 모두 '湊理'로 되어 있다.
24) 氣骨 : 胡本, 趙本, 明抄本, 朝鮮內醫院本, 『類經』 등도 동일하며, 기타 판본에는 모두 '骨氣'로 되어 있다.

제4편 金匱眞言論

黃帝 問曰天有八風하고 經有五風이라하니 何謂오

岐伯이 對曰八風이 發邪하야 以爲經風하고 觸五藏하야 邪氣發病이라 所謂得四時之勝者[1]는 春勝長夏 長夏勝冬 冬勝夏 夏勝秋 秋勝春이니 所謂四時之勝也[2]니이다

東風은 生於春하니 病在肝하고 兪在頸項[3]하며 南風은 生於夏하니 病在心하고 兪在胸脇하며 西風은 生於秋하니 病在肺하고 兪在肩背하며 北風은 生於冬하니 病在腎하고 兪在腰股하며 中央은 爲土하니 病在脾하고 兪在脊이라 故로 春氣者는 病在頭하고 夏氣者는 病在藏하고 秋氣者는 病在肩背하고 冬氣者는 病在四支라 故로 春에는 善[4]病鼽衄하며 仲夏에는 善病胸脇하며 長夏에는 善病洞泄寒中[5]하며 秋에는 善病風瘧하며 冬에는 善病痺厥하나이다 故로 冬不按蹻면 春에

---

1) 四時之勝者：『太素』에는 '四時之脈勝者'로 되어 있다.

2) 所謂四時之勝也：『太素』에는 '得四時之勝也'로 되어 있다.

3) 兪在頸項：『太素』에는 '輸在頸項'으로 되어 있다. 아래도 모두 같다.

4) 善病：『太素』에는 '喜病'으로 되어 있다. 아래도 모두 같다.

5) 仲夏善病胸脇 長夏善病洞泄寒中：『太素』에는 '夏喜病洞泄寒 仲夏喜病胸脇'으로 되어 있다.

不䶑衄[6]하며 春에 不病頸項[7]하고 仲夏에 不病胸脇하고 長夏에 不病洞泄寒中[8]하고 秋에 不病風瘧[9]하고 冬에 不病痺厥과 飧泄而汗出也니이다

夫精者는 身之本也니 故로 藏於精者[10]는 春不病溫이나 夏暑에 汗不出者는 秋成風瘧하나니 此 平人脈法也[11]니이다

故로 曰陰中有陰하고 陽中有陽하니 平旦至日中은 天之陽으로 陽中之陽也요 日中至黃昏은 天之陽으로 陽中之陰也요 合夜至鷄鳴은 天之陰으로 陰中之陰也요 鷄鳴至平旦은 天之陰으로 陰中之陽也니이다

故로 人亦應之하니 夫言人之陰陽則外爲陽이요 內爲陰이며 言人身之陰陽則背爲陽이요 腹爲陰이며 言人身之藏府中陰陽[12]則藏者爲陰이요 府者爲陽이니 肝心脾肺腎五藏[13]은 皆爲陰이요 膽胃大腸小腸膀胱三焦六府는 皆爲陽이니이다

---

6) 春不䶑衄 : 『太素』에는 '春不病䶑衄'으로 되어 있다.

7) 春不病頸項 : 明抄本에는 '不病頸項'으로 되어 있다.

8) 仲夏不病胸脇 長夏不病洞泄寒中 : 『太素』에는 '夏不病洞泄寒中 仲夏不病胸脇'으로 되어 있다.

9) 秋不病風瘧 : 『太素』에는 '秋不病風瘧 秋不病肩背胸脇'으로 되어 있다.

10) 藏於精者 : 『太素』에는 '藏於清者'로 되어 있다.

11) 平人脈法也 : 『太素』에는 '平人脈法地也'로 되어 있다.

12) 言人身之藏府中陰陽 : 『太素』에는 '言人之身 五藏中之陰陽'으로 되어 있다.

13) 肝心脾肺腎五藏 : 『太素』에는 '肺肝心脾腎五藏'으로 되어 있다.

所以欲知陰中之陰과 陽中之陽者는 何也오

爲冬病은 在陰하고 夏病은 在陽하며 春病은 在陰하고 秋病은 在陽하니 皆視其所在하야 爲施鍼石也니이다

故로 背爲陽이니 陽中之陽은 心也며 背爲陽이니 陽中之陰은 肺也며 腹爲陰이니 陰中之陰은 腎也며 腹爲陰이니 陰中之陽은 肝也며 腹爲陰이니 陰中之至陰은 脾也니이다

此皆陰陽表裏 內外雌雄[14]이 相輸應也니 故로 以應天之陰陽也니이다

帝 曰五藏이 應四時에 各有收受乎[15]아

岐伯이 曰有하니 東方青色은 入通於肝하야 開竅於目하고 藏精於肝하니 其病發驚駭라 其味酸[16]이요 其類草木이요 其畜鷄요 其穀麥[17]이요 其應四時에 上爲歲星이니 是以로 春氣在頭也라 其音角이요 其數八이니 是以로 知病之在筋也요 其臭臊니이다

南方赤色은 入通於心하야 開竅於耳하고 藏精於心이라 故로 病在

---

14) 陰陽表裏 內外雌雄 :『太素』에는 '陰陽表裏 外內左右 雌雄上下'로 되어 있다.

15) 各有收受乎 : 朝鮮內醫院本에는 '各有攸受乎'로 되어 있고,『太素』에는 '有放乎'로 되어 있다.

16) 其味酸 :『太素』에는 '其味辛'으로 되어 있다.

17) 其畜鷄 其穀麥 :『素問 · 五常政大論』에는 '其畜犬 其穀麻'로 되어 있다.

五藏이라 其味苦요 其類火요 其畜羊이요 其穀黍요[18] 其應四時에 上爲熒惑星이니 是以로 知病之在脈也라 其音徵이요 其數七이요 其臭焦니이다

中央黃色은 入通於脾하야 開竅於口하고 藏精於脾라 故로 病在舌本이라 其味甘이요 其類土요 其畜牛요 其穀稷이요 其應四時에 上爲鎭星이니 是以로 知病之在肉也라 其音宮이요 其數五요 其臭香이니이다

西方白色은 入通於肺하야 開竅於鼻하고 藏精於肺라 故로 病在背라 其味辛이요 其類金이요 其畜馬요[19] 其穀稻요 其應四時에 上爲太白星이니 是以로 知病之在皮毛也라 其音商이요 其數九요 其臭腥이니이다

北方黑色은 入通於腎하야 開竅於二陰하고 藏精於腎이라 故로 病在谿라 其味鹹이요 其類水요 其畜彘요[20] 其穀豆요 其應四時에 上爲辰星이니 是以로 知病之在骨也라 其音羽요 其數六이요 其臭腐니이다

故로 善爲脈者는 謹察五藏六府와 一逆一從과[21] 陰陽表裏雌雄

18) 其畜羊 其穀黍 : 『素問 · 五常政大論』에는 '其畜馬 其穀麥'으로 되어 있다.

19) 其畜馬 : 『素問 · 五常政大論』에는 '其畜鷄'로 되어 있다.

20) 其畜彘 : 『太素』에는 '其畜豕'로 되어 있다.

之紀하야 藏之心意하고 合心於精[22]하나니 非其人이면 勿教하고 非其眞[23]이면 勿授라야 是謂得道니이다

21) 謹察五藏六府 一逆一從 : 『太素』에는 '謹察五藏六府逆從'으로 되어 있다.

22) 合心於精 : 『太素』에는 '合之於精'으로 되어 있다.

23) 非其眞 : 『太素』에는 '非其人'으로 되어 있다.

제5편 陰陽應象大論

黃帝 曰陰陽者는 天地之道也라 萬物之綱紀며 變化之父母며 生殺之本始며 神明之府也니 治病에 必求於本[1]이라 故로 積陽爲天하고 積陰爲地하니 陰靜陽躁라 陽生陰長하고 陽殺陰藏[2]이라 陽化氣하고 陰成形이라 寒極生熱하고 熱極生寒하며 寒氣生濁하고 熱氣生淸하니 淸氣在下則生飧泄하고 濁氣在上則生䐜脹하나니 此는 陰陽反作이요 病之逆從也라

故로 淸陽爲天하고 濁陰爲地하며 地氣上爲雲하고 天氣下爲雨하니 雨出地氣하고 雲出天氣라

故로 淸陽은 出上竅하고 濁陰은 出下竅하며 淸陽은 發腠理하고 濁陰은 走五藏하며 淸陽은 實四支하고 濁陰은 歸六府라

水爲陰이요 火爲陽이니 陽爲氣요 陰爲味라 味歸形하고 形歸氣하며 氣歸精하고 精歸化하니 精食氣하고 形食味하며 化生精하고 氣生形이라

---

1) 必求於本 : 滑抄本에는 '必求其本'으로 되어 있다.

2) 陽殺陰藏 : 『類說』에는 '陽發陰藏'으로 되어 있다.

味傷形하고 氣傷精하니 精化爲氣로대 氣傷於味라 陰味는 出下竅하고 陽氣는 出上竅하니 味厚者는 爲陰이요 薄은 爲陰之陽이며 氣厚者는 爲陽이요 薄爲陽之陰이라 味厚則泄하고 薄則通하며 氣薄則發泄하고 厚則發熱이라

壯火之氣는 衰하고 少火之氣는 壯일새 壯火食氣하고 氣食少火하며 壯火散氣하고 少火生氣라

氣味에 辛甘은 發散하니 爲陽이요 酸苦는 涌泄하니 爲陰이라 陰勝則陽病이요 陽勝則陰病이니 陽勝則熱하고 陰勝則寒하며 重寒則熱하고 重熱則寒이라 寒傷形하고 熱傷氣하나니 氣傷에 痛하고 形傷에 腫이라 故로 先痛而後腫者는 氣傷形也요 先腫而後痛者는 形傷氣也라 風勝則動하고 熱勝則腫하고 燥勝則乾하고 寒勝則浮[3]하고 濕勝則濡寫라

天有四時五行하야 以長生收藏[4]하고 以生寒暑燥濕風하며 人有五藏하야 化五氣하야 以生喜怒悲憂恐[5]이라 故로 喜怒傷氣하고 寒暑傷形하며 暴怒傷陰하고 暴喜傷陽이라 厥氣上行하면 滿脈去形하고

3) 寒勝則浮 : 『太素』에는 '寒勝則胕'로 되어 있다.

4) 長生收藏 : 朝鮮內醫院本과 기타 판본에는 모두 '生長收藏'으로 되어 있다.

5) 以生喜怒悲憂恐 : 『素問 · 天元紀大論』에는 '以生喜怒思憂恐'으로 되어 있다.

喜怒不節커나 寒暑過度하면 生乃不固라

故로 重陰은 必陽하고 重陽은 必陰일새 故로 曰冬傷於寒하면 春必病溫[6]하고 春傷於風하면 夏生飧泄하며 夏傷於暑하면 秋必痎瘧하고 秋傷於濕하면 冬生欬嗽라

帝 曰余聞하니 上古聖人이 論理人形호대 列別藏府하고 端絡經脈의 會通六合이 各從其經하며 氣穴所發이 各有處名[7]하고 谿谷屬骨이 皆有所起하며 分部逆從이 各有條理하고 四時陰陽이 盡有經紀하야 外內之應이 皆有表裏라하니 其信然乎아

岐伯이 對曰[8]東方生風하니 風生木하고 木生酸하고 酸生肝하고 肝生筋하고 筋生心하고 肝主目이라 其在天爲玄이요 在人爲道요 在地爲化니 化生五味하고 道生智하고 玄生神이라 神은 在天爲風이요 在地爲木이요 在體爲筋이요 在藏爲肝이요 在色爲蒼이요 在音爲角이요 在聲爲呼요 在變動爲握이요 在竅爲目이요 在味爲酸이요 在志爲怒니 怒傷肝엔 悲勝怒요 風傷筋엔 燥勝風이요 酸傷筋엔 辛勝

---

6) 春必病溫 : 胡本, 讀本, 趙本, 吳本 등도 동일하며, 기타 판본에는 모두 '春必溫病'으로 되어 있다.

7) 各有處名 : 明抄本에는 '皆有處名'으로 되어 있다.

8) 帝曰余聞上古聖人 論理人形 … 岐伯對曰 : 全元起本에는 이 부분이 『素問 · 上古天眞論』의 '逆於生樂 起居無節 故半百而衰也'의 뒤에 있다.

酸이니이다

南方生熱하니 熱生火하고 火生苦하고 苦生心하고 心生血하고 血生脾[9]하고 心主舌이라 其在天爲熱이요 在地爲火요 在體爲脈이요 在藏爲心이요 在色爲赤이요 在音爲徵요 在聲爲笑요 在變動爲憂요 在竅爲舌이요 在味爲苦요 在志爲喜니 喜傷心엔 恐勝喜요 熱傷氣엔 寒勝熱이요 苦傷氣엔 鹹勝苦니이다

中央生濕하니 濕生土하고 土生甘하고 甘生脾하고 脾生肉하고 肉生肺하고 脾主口라 其在天爲濕이요 在地爲土요 在體爲肉이요 在藏爲脾요 在色爲黃이요 在音爲宮이요 在聲爲歌요 在變動爲噦이요 在竅爲口요 在味爲甘이요 在志爲思니 思傷脾엔 怒勝思요 濕傷肉엔 風勝濕이요 甘傷肉[10]엔 酸勝甘이니이다

西方生燥하니 燥生金하고 金生辛하고 辛生肺하고 肺生皮毛하고 皮毛生腎하고 肺主鼻라 其在天爲燥요 在地爲金이요 在體爲皮毛요 在藏爲肺요 在色爲白이요 在音爲商이요 在聲爲哭이요 在變動爲欬요 在竅爲鼻요 在味爲辛이요 在志爲憂니 憂傷肺엔 喜勝憂요 熱傷

---

9) 血生脾 : 『新校正』에서 "『太素』에 '脈生脾'로 되어 있다"고 하였으나, 지금 『太素』에는 빠져 있다.

10) 甘傷肉 : 『素問 · 五運行大論』에는 '甘傷脾'로 되어 있다.

皮毛엔 寒勝熱[11]이요 辛傷皮毛엔 苦勝辛이니이다

北方生寒하니 寒生水하고 水生鹹하고 鹹生腎하고 腎生骨髓하고 髓生肝하고 腎主耳라 其在天爲寒이요 在地爲水요 在體爲骨이요 在藏爲腎이요 在色爲黑이요 在音爲羽요 在聲爲呻이요 在變動爲慄이요 在竅爲耳요 在味爲鹹이요 在志爲恐이니 恐傷腎엔 思勝恐이요 寒傷血[12]엔 燥勝寒[13]이요 鹹傷血[14]엔 甘勝鹹이니이다

故로 曰天地者는 萬物之上下也요 陰陽者는 血氣之男女也요 左右者는 陰陽之道路也요 水火者는 陰陽之徵兆也라 陰陽者는 萬物之能始也라 故로 曰陰在內는 陽之守也요 陽在外는 陰之使也니이다

帝 曰法陰陽인댄 奈何오

歧伯이 曰陽勝則身熱 腠理閉 喘麤하야 爲之俛仰[15]하며 汗不出

11) 熱傷皮毛 寒勝熱 : 『新校正』에서 "『太素』에 '燥傷皮毛 熱勝燥'로 되어 있다"고 하였으나 지금 『太素』에는 빠져 있다.

12) 寒傷血 : 『新校正』에 "『太素』에 '寒傷骨'로 되어 있다"라고 하였으나 지금 『太素』에는 빠져 있다.

13) 燥勝寒 : 『新校正』에 "『太素』에 '濕勝寒'으로 되어 있다"라고 하였으나 지금 『太素』에는 빠져 있다.

14) 鹹傷血 : 『新校正』에 "『太素』에 '鹹傷骨'로 되어 있다"라고 하였으나 지금 『太素』에는 빠져 있다.

15) 爲之俛仰 : 『甲乙』에는 '爲之后悶'으로 되어 있다.

而熱하야 齒乾以煩冤[16]하며 腹滿으로 死하나니 能冬不能夏요 陰勝則身寒 汗出하야 身常淸하며 數慄而寒하고 寒則厥하며 厥則腹滿으로 死하나니 能夏不能冬이라 此는 陰陽更勝之變이며 病之形能也니이다

帝 曰調此二者는 奈何오

岐伯이 曰能知七損八益하면 則二者를 可調어니와 不知用此면 則早衰之節也니이다 年四十而陰氣自半也니 起居衰矣요 年五十에 體重耳目不聰明矣요 年六十에 陰痿 氣大衰[17] 九竅不利 下虛上實하야 涕泣俱出矣라 故로 曰知之則强이어니와 不知則老라하니 故로 同出而名異耳라 智者는 察同하고 愚者는 察異하야 愚者는 不足하고 智者는 有餘하니 有餘則耳目聰明 身體輕强하야 老者復壯하고 壯者益治라 是以로 聖人은 爲無爲之事하며 樂恬憺之能하야 從欲快志於虛無之守라 故로 壽命無窮하야 與天地로 終하리니 此는 聖人之治身也니이다

天不足西北 故로 西地方[18]은 陰也니 而人右耳目이 不如左明也요 地不滿東南 故로 東南方[19]은 陽也니 而人左手足이 不如右

16) 煩冤 : 『太素』에는 '煩悗'으로, 『甲乙』에는 '煩悶'으로 되어 있다.
17) 氣大衰 : 『太素』에는 '大氣衰'로 되어 있다.
18) 西地方 : 朝鮮內醫院本 등 기타 판본에는 '西北方'으로 되어 있고, 『太素』에는 '西方'으로 되어 있다.

强也니이다

帝 曰何以然고

岐伯이 曰東方은 陽也라 陽者는 其精幷於上하니 幷於上則上明而下虛라 故로 使耳目으로 聰明而手足이 不便也요 西方은 陰也라 陰者는 其精幷於下하니 幷於下則下盛而上虛라 故로 其耳目으로 不聰明而手足이 便也라 故로 俱感於邪하면 其在上則右甚하고 在下則左甚하나니 此는 天地陰陽이 所不能全也라 故로 邪居之니이다

故로 天有精하고 地有形하며 天有八紀하고 地有五里[20]라 故로 能爲萬物之父母라 淸陽은 上天하고 濁陰은 歸地라 是故로 天地之動靜은 神明이 爲之綱紀라 故로 能以生長收藏하야 終而復始하나니 惟賢人이라야 上配天하야 以養頭하고 下象地하야 以養足하고 中傍人事하야 以養五藏이라 天氣는 通於肺하고 地氣는 通於嗌[21]하며 風氣는 通於肝하고 雷氣는 通於心하니 谷氣[22]는 通於脾하고 雨氣는 通於腎이라 六經爲川이요 腸胃爲海니 九竅는 爲水注之氣라 以天地로

19) 東南方 :『太素』에는 '東方'으로 되어 있다.

20) 地有五里 :『太素』에는 '地有五理'로 되어 있다.

21) 地氣通於嗌 :『太素』,『甲乙』에는 '地氣通於咽'으로 되어 있다.

22) 谷氣 :『太素』,『千金』,『甲乙』 등에는 '穀氣'로 되어 있다.

爲之陰陽이면 陽之汗은 以天地之雨로 名之하고 陽之氣는 以天地之疾風으로 名之[23]라 暴風象雷[24]하고 逆氣象陽하니 故로 治에 不法天之紀하며 不用地之理면 則災害至矣니이다

故로 邪風之至는 疾如風雨라 故로 善治者는 治皮毛하고 其次는 治肌膚하고 其次는 治筋脈하고 其次는 治六府하고 其次는 治五藏하나니 治五藏者는 半死半生也라 故로 天之邪氣가 感則害人五藏하고 水穀之寒熱이 感則害於六府하고 地之濕氣가 感則害皮肉筋脈이라

故로 善用鍼者는 從陰引陽하고 從陽引陰하며 以右治左하고 以左治右하며 以我知彼하고 以表知裏하야 以觀過與不及之理하야 見微則過[25]하야 用之면 不殆리라 善診者는 察色按脈하야 先別陰陽하나니 審淸濁而知部分하며 視喘息 聽音聲하야 而知所苦하고 觀權衡規矩하야 而知病所主[26]하며 按尺寸하야 觀浮沈滑濇하야 而知病所生[27]하야

---

23) 以天地之疾風 名之 : 全元起本에는 '以天地之疾風'으로 되어 있다.

24) 暴風象雷 : 朝鮮內醫院本, 態本 등도 동일하며, 기타 판본에는 모두 '暴氣象雷'로 되어 있다.

25) 見微則過 : 朝鮮內醫院本, 吳本, 周本, 『甲乙』 등도 동일하며, 기타 판본에는 '見微得過'로 되어 있다.

26) 知病所主 : 『甲乙』에는 '知病所生'으로 되어 있다.

27) 知病所生 : 『類說』에는 '知病所在'로 되어 있다.

以治면 無過요 以診則不失矣리이다

故로 曰病之始起也에 可刺而已요 其盛은 可待衰而已[28]라 故로 因其輕而揚之하고 因其重而減之하고 因其衰而彰之하며 形不足者는 溫之以氣하고 精不足者는 補之以味하며 其高者는 因而越之하고 其下者는 引而竭之하고 中滿者는 寫之於內하며 其有邪者는 漬形以爲汗[29]하고 其在皮者는 汗而發之하며 其慓悍者는 按而收之[30]하고 其實者는 散而寫之하나니 審其陰陽하야 以別柔剛하야 陽病에 治陰하고 陰病에 治陽하야 定其血氣하고 各守其鄕이라 血實이면 宜決之하고 氣虛면 宜掣引之[31]니이다

---

28) 可待衰而已 : 『太素』에는 '可待而衰也'로 되어 있다.

29) 漬形以爲汗 : 『太素』에는 '淸形以爲汗'으로 되어 있다.

30) 按而收之 : 『太素』에는 '按而投之'로 되어 있다.

31) 氣虛 宜掣引之 : 『太素』도 동일하며, 기타 판본에는 모두 '氣虛 宜掣引之'로 되어 있다.

제6편 陰陽離合論

黃帝 問曰[1] 余聞컨대 天爲陽 地爲陰하고 日爲陽 月爲陰하야 大小月三百六十日[2]이 成一歲니 人亦應之라하여늘 今三陰三陽이 不應陰陽하니 其故는 何也오

岐伯이 對曰陰陽者는 數之可十하며 推之可百[3]하며 數之可千[4]하며 推之可萬하니 萬之大[5]는 不可勝數나 然이나 其要는 一也라 天覆地載하야 萬物이 方生하니 未出地者를 命曰陰處요 名曰陰中之陰이며 則出地者를 命曰陰中之陽이라 陽은 予之正이요 陰은 爲之主라 故로 生因春하고 長因夏하며 收因秋하고 藏因冬하니 失常則天地四

---

1) 黃帝 問曰 : 『太素』에는 이 문장 앞에 '黃帝 曰余聞天爲陽 地爲陰 日爲陽 月爲陰 其合之於人 奈何 岐伯曰 腰以上爲天 腰以下爲地 故天爲陽 地爲陰 足之十二脈 以應十二月 月生於水 故在下者爲陰 手之十指 以應十日 日生於火 故有肝 肝者主 足厥陰也 今乃以甲爲左手少陽不合於數 何也 岐伯曰 此天地之陰陽也 非四時五行之以 次行也 且夫陰陽之者 有名而無形 故數之可十 離之可百 散之可千 推之可萬 此之謂也'의 文句가 더 있다.

2) 大小月三百六十日 : 『太素』에는 '三百六十五日'로 되어 있다.

3) 推之可百 : 『靈樞 · 陰陽繫日月』과 『太素』 등에는 '離之可百'으로 되어 있다.

4) 數之可千 : 『靈樞 · 陰陽繫日月』과 『太素』 등에는 '散之可千'으로 되어 있다.

5) 萬之大 : 熊本에는 '大'가 없다.

塞이라 陰陽之變은 其在人者도 亦數之可數[6]니이다

帝 曰願聞三陰三陽離合也하노라

岐伯이 曰聖人이 南面而立하시니 前曰廣明이요 後曰太衝이라 太衝之地를 名曰少陰이요 少陰之上을 名曰太陽이라 太陽은 根起於至陰하야 結於命門하니 名曰陰中之陽이라 中身而上을 名曰廣明이요 廣明之下를 名曰太陰이요 太陰之前을 名曰陽明이라 陽明은 根起於厲兌하니 名曰陰中之陽이라 厥陰之表를 名曰少陽이라 少陽은 根起於竅陰하니 名曰陰中之少陽이라 是故로 三陽之離合也에 太陽은 爲開요 陽明은 爲闔이요 少陽은 爲樞니 三經者가 不得相失也일새 搏而勿浮[7]를 命曰一陽이니이다

帝 曰願聞三陰하노라

岐伯이 曰外者爲陽이요 內者爲陰이니 然則中爲陰이라 其衝은 在下하니 名曰太陰이요 太陰이 根起於隱白하니 名曰陰中之陰이라 太陰之後를 名曰少陰이니 少陰이 根起於涌泉하니 名曰陰中之少陰이라 少陰之前을 名曰厥陰이니 厥陰이 根起於大敦하야 陰之絶陽[8]이니

6) 亦數之可數 : 『太素』에는 '亦散之可數'로 되어 있다.

7) 搏而勿浮 : 周本에는 '搏而勿浮'로 되어 있고, 『太素』에는 '搏而勿傳'으로 되어 있다.

8) 陰之絶陽 : 滑炒本에는 이 4字가 없다.

名曰陰之絶陰이라 是故로 三陰之離合也에 太陰은 爲開요 厥陰은 爲闔이요 少陰은 爲樞니 三經者는 不得相失也일새 搏而勿沈을 名曰一陰이라 陰陽衝䡕[9]하야 積傳爲一周하니 氣裏形表而爲相成也니이다

9) 陰陽衝䡕 : 胡本, 讀本, 趙本, 吳本, 藏本 등에는 모두 '陰陽衝衝'으로 되어 있으며, 기타 판본에는 모두 '陰陽䡕䡕'으로 되어 있다. 『太素』에는 '陰陽鍾鍾'으로 되어 있다.

제7편 陰陽別論

黃帝 問曰人有四經十二從이라하니 何謂오

岐伯이 對曰四經은 應四時하고 十二從은 應十二月하고 十二月은 應十二脈이라 脈有陰陽하니 知陽者라야 知陰이요 知陰者라야 知陽이니이다 凡陽有五하니 五五二十五陽이라 所謂陰者는 眞藏也니 見則爲敗하고 敗必死也요 所謂陽者는 胃脘之陽也니 別於陽者면 知病處也요 別於陰者면 知生死之期니 三陽은 在頭하고 三陰은 在手니 所謂一也라 別於陽者면 知病忌時하고 別於陰者면 知死生之期[1]니 謹熟陰陽하야 無與衆謀라 所謂陰陽者는 去者爲陰이요 至者爲陽[2]이며 靜者爲陰이요 動者爲陽이며 遲者爲陰이요 數者爲陽이니이다 凡持眞脈之藏脈者[3]는 肝至懸絶急[4]이면 十八日死요 心至懸絶이면 九日死요 肺至懸絶이면 十二日死요 腎至懸絶이면 七日死요

1) 別於陽者 知病忌時 別於陰者 知死生之期 : 明抄二에는 이 17字가 없다.

2) 至者爲陽 : 滑抄本에는 '來者爲陽'으로 되어 있다.

3) 凡持眞脈之藏脈者 : 明抄二에는 '凡持眞藏脈者'로, 『太素』에는 '凡持眞藏之脈'으로 되어 있다.

4) 懸絶急 : 滑抄本에는 '懸絶'로 되어 있다.

脾至懸絶이면 四日死니이다

曰二陽之病은 發心脾[5]하야 有不得隱曲하고 女子不月하니 其傳爲風消커나 其傳爲息賁者는 死不治며 曰三陽爲病은 發寒熱하며 下爲癰腫하고 及爲痿厥腨痟하니 其傳爲索澤커나 其傳爲頹疝이며 曰一陽에 發病하면 少氣善欬善泄하니 其傳爲心掣[6]커나 其傳爲膈[7]이니라 二陽一陰에 發病하면 主驚駭背痛善噫善欠하니 名曰風厥이며 二陰一陽에 發病하면 善脹心滿善氣며 三陽三陰에 發病하면 爲偏枯痿易하며 四支不擧니이다

鼓一陽曰鉤요 鼓一陰曰毛요 鼓陽勝急曰弦[8]이요 鼓陽至而絶曰石이요 陰陽相過曰溜라 陰爭於內하고 陽擾於外하야 魄汗이 未藏하면 四逆而起니 起則熏肺하야 使人喘鳴[9]하니이다 陰之所生이 和本曰和[10]라하니 是故로 剛與剛하면 陽氣破散하고 陰氣乃消亡이요 淖則剛柔不和하야 經氣乃絶이니이다 死陰之屬은 不過三日而死하고 生陽

---

5) 發心脾 :『太素』에는 '發心痺'로 되어 있다.
6) 其傳爲心掣 :『太素』에는 '其傳爲心瘛'로 되어 있다.
7) 膈 : 朝鮮內醫院本도 동일하며, 기타 판본에는 '隔'으로 되어 있다.
8) 鼓陽勝急曰弦 : 顧從德本에는 '弦'이 '絃'으로 되어 있다.
9) 起則熏肺 使人喘鳴 :『太素』에는 '起則動肺 使人喘喝'로 되어 있다.
10) 和本曰和 :『太素』에는 '和本曰味'로 되어 있다.

之屬은 不過四日而死[11]니 所謂生陽死陰者는 肝之心을 謂之生陽이요 心之肺를 謂之死陰이요 肺之腎을 謂之重陰이요 腎之脾를 謂之辟陰이라하니 死不治니이다 結陽者는 腫四支요 結陰者는 便血一升이니 再結에 二升이오 三結에 三升이라 陰陽結斜[12]하야 多陰少陽曰石水니 少腹腫이니이다 二陽結[13]을 謂之消요 三陽結을 謂之隔이요 三陰結[14]을 謂之水요 一陰一陽結을 謂之喉痺라 陰搏陽別을 謂之有子니이다 陰陽이 虛하면 腸辟死[15]요 陽加於陰을 謂之汗이요 陰虛陽搏을 謂之崩이라 三陰이 俱搏하면 二十日夜半에 死요 二陰이 俱搏하면 十三日夕時에 死요 一陰이 俱搏하면 十日平旦死[16]요 三陽이 俱搏且鼓면 三日死요 三陰三陽이 俱搏하면 心腹滿하야 發盡하고 不得隱曲하야 五日死요 二陽이 俱搏하면 其氣濫[17]하야 死不治니 不過十日死니이다

---

11) 四日而死 : 周本에는 '四日而生'으로 되어 있으며, 全元起本에는 '四日而已'로 되어 있다. 『新校正』에서 別本에 '四日而生'으로 되어 있다고 하였다.

12) 陰陽結斜 : 『太素』에는 '陰陽結者鍼'으로 되어 있다.

13) 二陽結 : 『太素』에는 '三陽結'로 되어 있다.

14) 三陽結 : 『太素』에는 '二陽結'로 되어 있다.

15) 腸辟死 : 全元起本, 明抄本 등에는 '腸澼死'로 되어 있다.

16) 十日平旦死 : 『太素』, 讀本, 趙本, 吳本, 周本, 朝鮮內醫院本, 藏本 등도 동일하며, 기타 판본에는 '十日死'로 되어 있다.

17) 其氣濫 : 吳本, 明抄本, 朝鮮內醫院本, 藏本 등도 동일하며, 胡本에는 '其病濫'으로 되어 있고, 기타 판본에는 '其病溫'으로 되어 있다.

제8편 靈蘭秘典論

黃帝 問曰願聞十二藏之相使와 貴賤하노니 何如오

岐伯이 對曰悉乎哉라 問也시여 請遂言之호리이다 心者는 君主之官也니 神明이 出焉하며 肺者는 相傅之官이니 治節이 出焉하며 肝者는 將軍之官이니 謀慮出焉하며 膽者는 中正之官이니 決斷이 出焉하며 膻中者는 臣使之官이니 喜樂이 出焉하며 脾胃者는 倉廩之官이니 五味出焉하며 大腸者는 傳道之官이니 變化出焉하며 小腸者는 受盛之官이니 化物이 出焉하며 腎者는 作强之官이니 伎巧出焉하며 三焦者는 決瀆之官이니 水道出焉하며 膀胱者는 州都之官이니 津液이 藏焉이라가 氣化則能出矣니이다

凡此十二官者는 不得相失也라 故로 主明則下安하니 以此養生則壽하야 歿世不殆하며 以爲天下則大昌이어니와 主不明則十二官이 危하야 使道閉塞而不通하야 形乃大傷하니 以此養生則殃하며 以爲天下者[1]는 其宗大危하니 戒之戒之니이다

---

1) 天下者 : 明抄本에는 '天下'로 되어 있다.

至道在微하야 變化無窮하니 孰知其原이리오 窘乎哉라 消者瞿瞿[2]하니 孰知其要리오 閔閔之當하나 孰者爲良이리오 恍惚之數는 生於毫氂[3]하고 毫氂[3]之數는 起於度量하야 千之萬之하면 可以益大하니 推之大之라야 其形乃制하니이다

黃帝 曰善哉라 余聞精光之道와 大聖之業而宣明大道하니 非齋戒 擇吉日이면 不敢受也라하시고 黃帝乃擇吉良兆하야 而藏靈蘭之室하야 以傳保焉하시다

---

2) 消者瞿瞿 : 『新校正』에서 "『太素』에 '肖者濯濯'으로 되어 있다"라고 하였으나, 지금 『太素』에는 빠져 있다. 『素問·氣交變大論』에는 '肖者瞿瞿'로 되어 있다.

3) 毫氂 : 金本, 明抄本, 朝鮮內醫院本 등도 동일하며, 기타 판본에는 모두 '毫釐'로 되어 있다.

제9편 六節藏象論

黃帝 問曰余聞컨대 天은 以六六之節로 以成一歲하고 人은 以九九로 制會하니 計人도 亦有三百六十五節로 以爲天地久矣로대 不知其所謂也[1]라

岐伯이 對曰昭乎哉라 問也여 請遂言之호리이다 夫六六之節과 九九制會者는 所以正天之度와 氣之數也니 天度者는 所以制日月之行也요 氣數者는 所以紀化生之用也니이다

天爲陽 地爲陰이요 日爲陽 月爲陰이라 行有分紀하고 周有道理하니 日行一度에 月行十三度而有奇焉이라 故로 大小月三百六十五日而成歲하고 積氣餘而盈閏矣라 立端於始하고 表正於中하야 推餘於終하면 而天度畢矣니이다

帝 曰余已聞天度矣어니와 願聞氣數 何以合之오

岐伯이 曰天은 以六六으로 爲節하고 地는 以九九로 制會라 天

---

1) 不知其所謂也 : 이하 '岐伯對曰 昭乎哉 … 天地之運 陰陽之化 其於萬物 孰少孰多 可得聞乎'까지 715자는 全元起本과 『太素』에는 빠져 있다.

有十日하니 日六竟而周甲하고 甲六復而終歲하야 三百六十日法也라 夫自古通天者는 生之本을 本於陰陽하니 其氣 九州 九竅皆通乎天氣라 故로 其生五요 其氣三이니 三而成天하고 三而成地하고 三而成人하니 三而三之면 合則爲九니 九分이 爲九野요 九野爲九藏이라 故로 形藏四요 神藏五니 合爲九藏하야 以應之也니이다

帝 曰余已聞六六九九之會也나 夫子 言積氣盈閏이라하니 願聞何謂氣오 請夫子는 發蒙解惑焉하소서

岐伯이 曰此는 上帝所秘[2)]요 先師傳之也니이다

帝 曰請遂聞之하노라

岐伯이 曰五日을 謂之候요 三候를 謂之氣요 六氣를 謂之時요 四時를 謂之歲니 而各從其主治焉이라 五運이 相襲而皆治之하고 終朞之日에 周而復始하야 時立氣布하야 如環無端하니 候亦同法이라 故로 曰不知年之所加와 氣之盛衰와 虛實之所起면 不可以爲工矣니이다

帝 曰五運之始 如環無端에 其太過不及은 何如오

岐伯이 曰五氣更立하야 各有所勝하니 盛虛之變은 此其常也니이다

2) 上帝所秘 : 明抄本에는 '上帝之所秘'로 되어 있다.

帝 曰平氣는 何如오

岐伯이 曰無過者也니이다

帝 曰太過不及은 奈何오

岐伯이 曰在經에 有也니이다

帝 曰何謂所勝고

岐伯이 曰春勝長夏 長夏勝冬 冬勝夏 夏勝秋 秋勝春이 所謂得五行時之勝이니 各以氣로 命其藏이니이다

帝 曰何以知其勝고

岐伯이 曰求其至也에 皆歸始春하니 未至而至를 此謂太過니 則薄所不勝 而乘所勝也니 命曰氣淫이요 不分하면 邪僻內生에 工不能禁이니이다 至而不至를 此謂不及이니 則所勝이 妄行하야 而所生이 受病하고 所不勝이 薄之也니 命曰氣迫이라 所謂求其至者는 氣至之時也니 謹候其時하면 氣可與期나 失時反候하야 五治不分하면 邪僻內生에 工不能禁也니이다

帝 曰有不襲乎아

岐伯이 曰蒼天之氣는 不得無常也[3]나 氣之不襲을 是謂非常이니

3) 不得無常也 : 熊本에는 '氣不得無常也'로 되어 있다.

非常則變矣니이다

帝 曰非常而變은 奈何오

岐伯이 曰變至則病이로대 所勝則微하고 所不勝則甚하며 因而重感於邪則死矣라 故로 非其時則微요 當其時則甚也니이다

帝 曰善하다 余聞氣合而有形하며 因變以正名이라하니 天地之運과 陰陽之化가 其於萬物에 孰少孰多를 可得聞乎아

岐伯이 曰悉乎哉[4]라 問也시여 天은 至廣하야 不可度이요 地는 至大하야 不可量이나 大神靈問하시니 請陳其方호리이다 草生五色에 五色之變을 不可勝視요 草生五味에 五味之美를 不可勝極이니 嗜欲不同에 各有所通이니이다 天食人以五氣하고 地食人以五味하니 五氣入鼻하야 藏於心肺하야 上使五色脩明하며 音聲能彰하고 五味入口하야 藏於腸胃하야 味有所藏하야 以養五氣하니 氣和而生하면 津液相成하야 神乃自生이니이다

帝 曰藏象은 何如오

岐伯이 曰心者는 生之本[5]이요 神之變[6]也니 其華는 在面하고 其充은

4) 悉乎哉 : 趙本, 吳本, 周本, 藏本, 守校本 등도 동일하고, 기타 판본에는 모두 '悉哉'로 되어 있다.

5) 生之本 : 吳本에는 '聖之本'으로 되어 있다.

在血脈하야 爲陽中之太陽하야 通於夏氣하고 肺者는 氣之本이요 魄之處也니 其華는 在毛하고 其充은 在皮하야 爲陽中之太陰[7]하야 通於秋氣하고 腎者는 主蟄하야 封藏之本이요 精之處也니 其華는 在髮하고 其充은 在骨하야 爲陰中之少陰[8]하야 通於冬氣하고 肝者는 罷極之本이요 魂之居也니 其華는 在爪하고 其充은 在筋하야 以生血氣하고 其味는 酸하고 其色은 蒼[9]하야 此爲陽中之少陽[10]하야 通於春氣하고 脾胃大腸小腸三焦膀胱者는 倉廩之本이요 營之居也니 名曰器라 能化糟粕하야 轉味而入出者也니 其華는 在脣四白하고 其充은 在肌하고 其味는 甘하며 其色은 黃하니 此는 至陰之類요 通於土氣라 凡十一藏이 取決於膽也니이다

故로 人迎이 一盛하면 病在少陽하고 二盛하면 病在太陽하고 三盛하면 病在陽明하고 四盛已上은 爲格陽이요 寸口一盛하면 病在厥

---

6) 神之變 : 全元起本에는 '神之處'로 되어 있으며, 『新交正』에서 『太素』의 내용도 이와 동일하다고 하였으나 지금 『太素』에는 빠져 있다.

7) 太陰 : 『甲乙』에는 '少陰'으로 되어 있다. 『新校正』에서 "『太素』에 '少陰'으로 되어 있다"라고 하였으나, 지금 『太素』에는 빠져 있다.

8) 少陰 : 全元起本, 『甲乙』에는 '太陰'으로 되어 있으며, 『新交正』에서 『太素』의 내용도 이와 동일하다고 하였으나 지금 『太素』에는 빠져 있다.

9) 以生血氣 其味酸 其色蒼 : 滑抄本에는 없다.

10) 陽中之少陽 : 全元起本에는 '陰中之少陽'으로 되어 있다. 『新交正』에서 『甲乙』, 『太素』도 이와 동일하다고 하였으나 지금 『甲乙』, 『太素』에는 빠져 있다.

陰하고 二盛하면 病在少陰하고 三盛하면 病在太陰하고 四盛已上은 爲關陰이라 人迎與寸口俱盛이 四倍已上은 爲關格이니 關格之脈이 羸[11)]하야 不能極於天地之精氣則死矣니이다

11) 羸 : 胡本, 趙本, 吳本, 明抄本, 周本, 藏本, 守校本 등도 동일하고, 기타 판본에는 모두 '贏'으로 되어 있다.

제10편 五藏生成

心之合은 脈也요 其榮은 色也요 其主는 腎也라 肺之合은 皮也요 其榮은 毛也요 其主는 心也라 肝之合은 筋也요 其榮은 爪也요 其主는 肺也라 脾之合은 肉也요 其榮은 脣也요 其主는 肝也라 腎之合은 骨也요 其榮은 髮也요 其主는 脾也라

是故로 多食鹹則脈凝泣而變色하며 多食苦則皮槁而毛拔하며 多食辛則筋急而爪枯하며 多食酸則肉胝䐢而脣揭[1]하며 多食甘則骨痛而髮落하니 此는 五味之所傷也라 故로 心欲苦하며 肺欲辛하며 肝欲酸하며 脾欲甘하며 腎欲鹹하나니 此는 五味之所合也라 五藏之氣[2] 故로 色見이 青如草茲者는 死하고 黃如枳實者는 死하고 黑如炲者는 死하고 赤如衃血者[3]는 死하고 白如枯骨者는 死하나니 此五色之見이면 死也라 青如翠羽者는 生하고 赤如鷄冠者는 生하고 黃如蟹腹者는 生하고 白如豕膏者는 生하고 黑如烏羽者는 生하나니

1) 胝䐢而脣揭 : 『千金』에는 '胝而脣褰'으로 되어 있다.

2) 此五味之所合也 五藏之氣 : 全元起本에는 '此五味之合五藏之氣也'로 되어 있다.

3) 赤如衃血者 : 顧從德本에는 '衄'으로 되어 있다.

此五色之見이면 生也라 生於心이 如以縞裹朱하고 生於肺가 如以縞裹紅하고 生於肝이 如以縞裹紺하고 生於脾가 如以縞裹栝樓實하고 生於腎이 如以縞裹紫면 此는 五藏所生之外榮[4]也라 色味는 當五藏하니 白當肺辛하고 赤當心苦하고 靑當肝酸하고 黃當脾甘하고 黑當腎鹹이라 故로 白當皮하고 赤當脈하고 靑當筋하고 黃當肉하고 黑當骨하나니라

諸脈者는 皆屬於目하고 諸髓者는 皆屬於腦하고 諸筋者는 皆屬於節하고 諸血者는 皆屬於心하고 諸氣者는 皆屬於肺하나니 此는 四支八谿之朝夕也라 故로 人臥하면 血歸於肝이라가 肝受血而能視하고 足受血而能步하고 掌受血而能握하고 指受血而能攝이라 臥出而風吹之[5]하야 血凝於膚者는 爲痺요 凝於脈者는 爲泣이요 凝於足者는 爲厥이니 此三者는 血行而不得反其空 故로 爲痺厥也라 人有大谷十二分과 小谿三百五十四名하야 少十二兪[6]하니 此는 皆衛氣所留止요 邪氣之所客也니 鍼石으로 緣而去之니라

---

4) 所生之外榮 : 『太素』에는 '所生之榮'으로 되어 있다.

5) 而風吹之 : 藏本에는 '風吹之'로 되어 있다.

6) 兪 : 全元起本, 『太素』 등에는 '關'으로 되어 있다. 『新校正』에서 "別本에 '兪'가 '關'으로 되어 있다"라고 하였다.

診病之始에 五決爲紀니 欲知[7]其始인댄 先建其母라 所謂五決者는 五脈也라 是以로 頭痛巓疾은 下虛上實이니 過在足少陰巨陽이니 甚則入腎하고 徇蒙招尤와 目冥耳聾은 下實上虛니 過在足少陽厥陰이니 甚則入肝하고 腹滿䐜脹과 支鬲胠脇은 下厥上冒니 過在足太陰陽明하고 欬嗽上氣는 厥在[8]胸中이니 過在手陽明太陰하고 心煩頭痛[9]은 病在鬲中[10]이니 過在手巨陽少陰이라

夫脈之小大滑濇浮沈을 可以指別하고 五藏之象을 可以類推하고 五藏[11]相音을 可以意識하고 五色微診을 可以目察이니 能合脈色이면 可以萬全이라 赤脈之至也에 喘而堅하면 診曰[12]有積氣在中하야 時害於食하니 名曰心痺니 得之外疾에 思慮而心虛 故로 邪從之라 白脈之至也에 喘而浮하면 上虛下實하야 驚하고 有積氣在胸中하며 喘而虛하니 名曰肺痺寒熱이니 得之醉而使內也라 青脈之至也에 長而[13]左右彈하면 有積氣在心下支胠하니 名曰肝痺니 得之寒濕하야

7) 欲知 : 『太素』에는 '欲得'으로 되어 있다.
8) 厥在 : 『甲乙』에는 '病在'로 되어 있다.
9) 心煩頭痛 : 『甲乙』에는 '胸中痛'으로 되어 있다.
10) 病在鬲中 : 『甲乙』에는 '支滿 腰脊相引而痛'으로 되어 있다.
11) 五藏 : 『太素』에는 '上醫'로 되어 있다.
12) 診曰 : 『太素』에는 '診之'로 되어 있다.
13) 長而 : 『甲乙』에는 '長而弦'으로 되어 있다.

與疝同法이니 腰痛足淸頭痛[14]이라 黃脈之至也에 大而虛하면 有積氣在腹中하고 有厥氣하니 名曰厥疝이니 女子도 同法이라 得之疾使四支하야 汗出當風이라 黑脈之至也에 上堅而大히면 有積氣在小腹與陰하니 名曰腎痺니 得之沐浴淸水而臥라

凡相五色之奇脈[15]에 面黃目靑과 面黃目赤과 面黃目白과 面黃目黑者는 皆不死也요 面靑目靑[16]과 面赤目白과 面靑目黑과 面黑目白과 面赤目靑은 皆死也니라

14) 頭痛 : 胡本, 吳本, 臧本 등에는 모두 '頭脈緊'으로 되어 있나.

15) 之奇脈 : 『甲乙』에는 이 3字가 없다.

16) 面靑目靑 : 胡本, 吳本, 周本 등도 동일하며, 기타 판본에는 모두 '面靑目赤'으로 되어 있다.

제11편 五藏別論

黃帝 問曰余聞方士하니 或以腦髓로 爲藏[1]하고 或以腸胃로 爲藏하고 或以爲府하야 敢問更相反이나 皆自謂是라하야 不知其道하니 願聞其說하노라

岐伯이 對曰腦髓骨脈膽女子胞 此六者는 地氣之所生也니 皆藏於陰而象於地 故로 藏而不寫하니 名曰奇恒之府요 夫胃大腸小腸三焦膀胱 此五者는 天氣之所生也니 其氣象天 故로 寫而不藏하니 此는 受五藏濁氣라 名曰傳化之府니 此는 不能久留하고 輸寫者也라 魄門도 亦爲五藏使니 水穀이 不得久藏이라 所謂五藏者[2]는 藏精氣[3]而不寫也라 故로 滿而不能實하고 六府者는 傳化物而不藏 故로 實而不能滿也니 所以然者는 水穀이 入口則胃實而腸虛로되 食下則腸實而胃虛라 故로 曰實而不滿 滿而不實[4]也라하니이다

---

1) 爲藏 : 『太素』에는 '爲藏或以爲府'로 되어 있다.

2) 所謂五藏者 : 滑抄本에는 '五藏者'로 되어 있다.

3) 藏精氣 : 全元起本, 『太素』 등에는 '藏精神'으로 되어 있다.

4) 滿而不實 : 明抄二와 『太素』 등에는 없다.

帝 曰氣口何以獨爲五藏主[5]오

岐伯이 曰胃者는 水穀之海로 六府之大源[6]也니 五味入口하면 藏於胃하야 以養五藏氣[7]하고 氣口도 亦太陰也라 是以로 五藏六府之氣味[8]는 皆出於胃[9]하야 變見於氣口라 故로 五氣入鼻하면 藏於心肺하니 心肺有病이면 而鼻爲之不利也니이다

凡治病에 必察其下[10]하고 適其脈[11]하며 觀其志意 與其病也[12]라 拘於鬼神者는 不可與言至德[13]이요 惡於鍼石者는 不可與言至巧요 病不許治者는 病必不治니 治之라도 無功矣니이다

---

5) 五藏主 : 『太素』에는 '五藏主氣'로 되어 있다.
6) 六府之大源 : 『太素』에는 '六府之大'로 되어 있고, 『類說』에는 '六府之源'으로 되어 있다.
7) 五藏氣 : 『太素』에는 '五氣'로 되어 있다.
8) 氣味 : 明抄二와 『類說』 등에는 '氣'로 되어 있다.
9) 皆出於胃 : 金元起本에는 '皆出入胃'로 되어 있다.
10) 察其下 : 『太素』에는 '察其上下'로 되어 있다.
11) 適其脈 : 『太素』에는 '適其脈候'로 되어 있다.
12) 與其病也 : 『太素』에는 '與其病態'로 되어 있다.
13) 至德 : 『太素』에는 '至治'로 되어 있다.

제12편 異法方宜論

黃帝 問曰醫之治病也에 一病而治各不同이나 皆愈는 何也오

歧伯이 對曰地勢使然也니이다 故로 東方之域은 天地之所始生也라 魚鹽之地며 海濱傍水하야 其民이 食魚而嗜鹹하야 皆安其處하고 美其食하나니 魚者는 使人熱中하고 鹽者는 勝血이라 故로 其民이 皆黑色踈理요 其病이 皆爲癰瘍[1]이니 其治는 宜砭石이라 故로 砭石者는 亦從東方來요

西方者는 金玉之域이며 沙石之處로 天地之所收引也라 其民이 陵居而多風하고 水土剛强하야 其民이 不衣而褐薦하며 其民이 華食而脂肥라 故로 邪不能傷其形體[2]하고 其病이 生於內하니 其治는 宜毒藥이라 故로 毒藥者는 亦從西方來요

北方者는 天地[3]所閉藏之域也라 其地高하야 陵居하며 風寒氷冽[4]하야

---

1) 癰瘍 : 『甲乙』에는 '癰腫'으로 되어 있다.
2) 形體 : 明抄二에는 '形'으로 되어 있다.
3) 天地 : 熊本에는 '天地之'로 되어 있다.
4) 氷冽 : 『太素』에는 '氷凍'으로 되어 있다.

其民이 樂野處而乳食하야 藏寒生滿病하니 其治는 宜灸焫이라 故로 灸焫者는 亦從北方來요

南方者는 天地所長養이요 陽之所盛處也라 其地[5]下하고 水土弱하야 霧露之所聚也니 其民이 嗜酸而食胕 故로 其民이 皆緻理而赤色하고 其病이 攣痺니 其治는 宜微鍼이라 故로 九鍼者는 亦從南方來요

中央者는 其地平以濕하야 天地所以生萬物也衆[6]하니 其民이 食雜而不勞라 故로 其病이 多痿厥寒熱하니 其治는 宜導引按蹻라 故로 導引按蹻者는 亦從中央出也니이다 故로 聖人이 雜合以治하야 各得其所宜라 故로 治所以異而病皆愈者는 得病之情하야 知治之大體也일새니이다

---

5) 其地 : 『太素』에는 '其地汚'로 되어 있고, 『醫心方』에는 '其地洼'로 되어 있다.

6) 天地所以生萬物也衆 : 周本, 朝鮮內醫院本 등에는 '天地之所以生萬物也衆'으로 되어 있고, 滑抄本에는 '天地所以生萬物也'로 되어 있으며, 『太素』와 『醫心方』 등에는 '天地所生物色者衆'으로 되어 있다.

제13편 移精變氣論

黃帝 問曰余聞컨대 古之治病[1]은 惟其移精變氣하야 可祝由而已어늘 今世治病은 毒藥으로 治其內하고 鍼石으로 治其外나 或愈或不愈하니 何也오

歧伯이 對曰往古人은 居禽獸之間하야 動作하야 以避寒하고 陰居하야 以避暑하며 內無眷慕之累하고 外無伸宦[2]之形하니 此는 恬憺之世일새 邪不能深入也라 故로 毒藥으로 不能治其內하고 鍼石으로 不能治其外라 故로 可移精祝由而已요 今之世[3]는 不然하야 憂患이 緣[4]其內하고 苦形이 傷其外하며 又失四時之從하고 逆寒暑之宜하야 賊風이 數至하고 虛邪가 朝夕으로 內至五藏骨髓하고 外傷空竅肌膚라 所以로 小病은 必甚하고 大病은 必死라 故로 祝由론 不能已也니이다

---

1) 古之治病 : 『太素』에는 '古之治病者'로 되어 있다.
2) 伸宦 : 吳本, 守校本 등도 이와 같으며, 『太素』에는 '申宦'으로 되어 있고, 全元起本에는 '臾宦'으로 되어 있다.
3) 今之世 : 吳本, 明抄二, 藏本 등도 동일하며, 기타 판본에는 모두 '當今之世'로 되어 있다.
4) 緣 : 『太素』에는 '琢'으로 되어 있다.

帝 曰善하다 余欲臨病人하야 觀死生하고 決嫌疑에 欲知其要를 如日月光하니 可得聞乎아

岐伯이 曰色脈者는 上帝之所貴也요 先師之所傳也니이다 上古에 使僦貸季로 理色脈而通神明하야 合之金木水火土와 四時[5]八風六合이 不離其常하니 變化相移를 以觀其妙하며 以知其要니 欲知其要則色脈이 是矣니이다 色以應日하고 脈以應月하니 常求其要則其要也라 夫色之變化[6]는 以應四時之脈[7]하니 此는 上帝之所貴로 以合於神明也일새 所以遠死而近生[8]하야 生道[9]以長하나니 命曰聖王이니이다

中古之治病은 至而治之하니 湯液十日하야 以去八風五痺之病이요 十日에 不已면 治以草蘇草荄之枝하야 本末爲助[10]하니 標本이 已得하면 邪氣乃服이니이다 暮世之治病也則不然하야 治不本四時하고 不知日月하며 不審逆從하야 病形已成에야 乃欲微鍼으로 治其外하고 湯液으로 治其內니 粗工이 兇兇하야 以爲可攻하나니 故病[11]이 未已에

5) 四時 : 『太素』에는 '四時陰陽'으로 되어 있다.
6) 色之變化 : 『太素』에는 '色脈之變化'로 되어 있다.
7) 四時之脈 : 『太素』에는 '四時之勝'으로 되어 있다.
8) 而近生 : 讀本, 吳本, 藏本, 朝鮮內醫院本, 滑抄本 등에는 모두 '近生'으로 되어 있다.
9) 生道 : 『太素』에는 '上道'로 되어 있다.
10) 本末爲助 : 『太素』에는 '本末爲眇'로 되어 있다.
11) 故病 : 『太素』에는 '舊病'으로 되어 있다.

新病이 復起니이다

帝 曰願聞要道하노라

岐伯이 曰治之要極은 無失色脈하고 用之不惑이 治之大則이니 逆從을 到行[12]하야 標本이 不得하면 亡神失國하나니 去故就新이라야 乃得眞人이니이다

帝 曰余聞其要於夫子矣니 夫子言은 不離色脈이니 此余之所知也[13]로이다

岐伯이 曰治之極於一이니이다

帝 曰何謂一이오

岐伯이 曰一者는 因得之[14]니이다

帝 曰奈何오

岐伯이 曰閉戶塞牖하고 繫之病者하야 數問其情하야 以從其意하니 得神者는 昌하고 失神者는 亡이니이다

帝 曰善하다

---

12) 到行 : 吳本과 『太素』 등에는 '倒行'으로 되어 있다.

13) 余之所知也 : 滑抄本에는 '余之所未知也'로 되어 있다.

14) 因得之 : 滑抄本에는 '因而得之'로 되어 있다.

제14편 湯液醪醴論

黃帝 問曰爲五穀으로 湯液과 及醪醴는 奈何오

岐伯이 對曰必以稻米호대 炊之稻薪하나니 稻米者完하고 稻薪者堅일새니이다

帝 曰何以然고

岐伯이 曰此는 得天地之和[1]와 高下之宜라 故로 能至完이요 伐取에 得時 故로 能至堅也니이다

帝 曰上古聖人이 作湯液醪醴나 爲而不用은 何也오

岐伯이 曰自古로 聖人之作湯液醪醴者는 以爲備耳라 夫上古엔 作湯液하야 故爲而弗服也러니 中古之世엔 道德이 稍衰하야 邪氣時至하니 服之라야 萬全이니이다

帝 曰今之世엔 不必已하니 何也오

岐伯이 曰當今之世엔 必齊毒藥하야 攻其中하고 鑱石鍼艾로 治其外也니이다

---

1) 得天地之和 :『太素』에는 '得天之和'로 되어 있다.

帝 曰形弊血盡而功不立者는 何오

岐伯이 曰神不使也니이다

帝 曰何謂神不使오

岐伯이 曰鍼石은 道也라 精神이 不進[2]하고 志意不治[3] 故로 病不可愈라 今엔 精壞神去하야 榮衛不可復收하니 何者오 嗜欲이 無窮而憂患不止하야 精氣弛壞하고 榮泣衛除 故로 神去之而病不愈也니이다

帝 曰夫病之始生也에 極微極精하야 必先入結於皮膚[4]라 今良工이 皆稱曰病成이라하며 名曰逆이라하면 則鍼石이 不能治하고 良藥도 不能及也라 今良工이 皆得其法[5]하고 守其數하며 親戚兄弟遠近의 音聲을 日聞於耳하고 五色을 日見於目커늘 而病不愈者는 亦何暇不早乎[6]아

岐伯이 曰病爲本이요 工爲標니 標本不得이면 邪氣不服이 此之謂也니이다

---

2) 精神不進 : 全元起本에는 '精神進'으로 되어 있고, 『太素』에는 '精神越'로 되어 있다.

3) 志意不治 : 全元起本에는 '志意定'으로 되어 있고, 『太素』에는 '志意散'으로 되어 있다.

4) 必先入結於皮膚 : 『太素』에는 '必先舍於皮膚'로 되어 있다.

5) 皆得其法 : 『太素』에는 '皆持法'으로 되어 있다.

6) 亦何暇不早乎 : 『太素』에는 '亦可謂不早乎'로 되어 있다. 『新校正』에서 "別本에는 '暇'가 '謂'로 되어 있다"라고 하였다.

帝 曰其有不從毫毛生而[7]하니 五藏陽以竭也[8]에 津液充郭[9]하고 其魄獨居하야 孤精於內하고 氣耗於外하야 形不可與衣相保[10]일새니 此는 四極이 急而動中이니 是는 氣拒於內而形施於外니 治之奈何오

岐伯이 曰平治於權衡[11]인댄 去宛陳莝[12]니 是以微動四極[13]하며 溫衣[14]하며 繆刺其處하야 以復其形하며 開鬼門하고 潔淨府하면 精以時服하고 五陽已布하야 疏滌五藏 故로 精自生하고 形自盛하며 骨肉相保하야 巨氣乃平이니이다

帝 曰善하다

---

7) 其有不從毫毛生而 : 金本, 胡本, 讀本, 趙本, 周本, 滑抄本 등도 동일하며, 기타 판본에는 '其有不從毫毛而生'으로 되어 있고, 『太素』에는 '其病有不從毫毛而生'으로 되어 있다

8) 五藏陽以竭 : 全元起本, 『太素』 등에는 '五藏傷以竭'로 되어 있다.

9) 津液充郭 : 『太素』에는 '津液虛廓'으로 되어 있다.

10) 形不可與衣相保 : 『太素』에는 '形別不與衣相保'로 되어 있다.

11) 平治於權衡 : 『太素』에는 '平治'가 '卒治'로 되어 있으며, 金本에는 '平治權衡'으로 되어 있다.

12) 去宛陳莝 : 全元起本에는 '草莝'로 되어 있다. 『太素』에는 '莝'가 '茎'으로 되어 있고 '茎微動中四亟'으로 뒤의 구절에 연결되어 있다.

13) 是以微動四極 : 胡本, 讀本, 趙本, 吳本, 周本, 朝鮮內醫院本, 藏本 등도 동일하며, 기타 판본에는 모두 '微動四極'으로 되어 있다.

14) 溫衣 : 滑抄本에는 '溫之'로 되어 있다.

제15편 玉版論要

黃帝 問曰余聞컨대 揆度奇恒이 所指不同이라하니 用之는 奈何오

岐伯이 對曰揆度者는 度病之淺深也요 奇恒者는 言奇病也니 請言道之至數[1]호리이다 五色脈變에 揆度奇恒이 道在於一하니 神轉不回로되 回則不轉하면 乃失其機라 至數之要는 迫近以微하니 著之玉版하여 命曰合玉機[2]라하니이다

容色見上下左右[3]가 各在其要니 其色見淺者는 湯液으로 主治하야 十日에 已하고 其見深者는 必齊로 主治하야 二十一日에 已하고 其見大深者는 醪酒로 主治하야 百日에 已하고 色夭面脫하면 不治니 百日에 盡已요 脈短氣絶하면 死하고 病溫虛甚이면 死라 色見上下左右가 各在其要니 上爲逆이요 下爲從이며 女子는 右爲逆이요 左爲從이며 男子는 左爲逆이요 右爲從이니 易하야 重陽하면 死하고

1) 請言道之至數 : 全元起本에는 '謂言道之至數'로 되어 있다.

2) 合玉機 : 『太素』에는 '合生機'로 되어 있다.

3) 容色見上下左右 : 全元起本, 『太素』 등에는 '客色見上下左右'로 되어 있다.

重陰하여도 死라 陰陽이 反他하면 治在權衡相奪이니 奇恒事也요 揆度事也[4]니이다

搏脈은 痺躄[5]이니 寒熱之交요 脈孤는 爲消氣[6]요 虛泄은 爲奪血이니 孤爲逆이요 虛爲從이라 行奇恒之法이 以太陰으로 始하니 行所不勝曰逆이니 逆則死하고 行所勝曰從이니 從則活이라 八風四時之勝이 終而復始호대 逆行一過하면 不復可數니 論要畢矣[7]니이다

---

4) 揆度事也 :『太素』에는 '陰陽反他 揆度事也'로 되어 있다.

5) 痺躄 :『太素』에는 '痺辟'으로 되어 있다.

6) 脈孤爲消氣 :『太素』에는 '脈孤爲消'로 되어 있다.

7) 論要畢矣 :『太素』에는 '診要畢矣'로 되어 있다.

제16편 診要經終論

黃帝 問曰診要는 何如오

岐伯이 對曰正月二月엔 天氣始方하고 地氣始發하니 人氣在肝하고 三月四月엔 天氣正方하고 地氣定發하니 人氣在脾하고 五月六月엔 天氣盛하고 地氣高하니 人氣在頭하고 七月八月엔 陰氣始殺하니 人氣在肺하고 九月十月엔 陰氣始冰하고 地氣始閉하니 人氣在心하고 十一月十二月엔 冰復[1]하고 地氣合하니 人氣在腎하니이다

故로 春엔 刺散兪及與分理하야 血出而止호대 甚者는 傳氣하며 間者는 環也[2]요 夏엔 刺絡兪하야 見血而止호대 盡氣閉環하면 痛病必下요 秋엔 刺皮膚호대 循理하고 上下同法하야 神變而止요 冬엔 刺兪竅於分理호대 甚者는 直下하고 間者는 散下하니 春夏秋冬에 各有所刺는 法其所在니이다

春에 刺夏分하면 脈亂氣微하야 入淫骨髓하야 病不能愈하고 令人으로

---

1) 冰復 : 周本에 '水伏'이라고 하였다.

2) 環也 :『太素』에는 '環已'로 되어 있다.

不嗜食하며 又且少氣요 春에 刺秋分하면 筋攣하고 逆氣하야 環爲欬嗽하니 病不愈하고 令人으로 時驚하며 又且哭[3]이요 春에 刺冬分하면 邪氣著藏하야 令人으로 脹하고 病不愈하며 又且欲言語하니이다

夏에 刺春分하면 病不愈하고 令人으로 解墮요 夏에 刺秋分하면 病不愈하고 令人으로 心中欲[4]無言하며 惕惕如人將捕之요 夏에 刺冬分하면 病不愈하고 令人으로 少氣하며 時欲怒하니이다

秋에 刺春分하면 病不已하고 令人으로 惕然하며 欲有所爲나 起而忘之요 秋에 刺夏分하면 病不已하고 令人으로 益嗜臥하며 又且善夢[5]이요 秋에 刺冬分하면 病不已하고 令人으로 洒洒時寒하니이다

冬에 刺春分하면 病不已하고 令人으로 欲臥不能眠하고 眠而有見이요 冬에 刺夏分하면 病不愈하고 氣上[6]하며 發爲諸痺요 冬에 刺秋分하면 病不已하고 令人으로 善渴하니이다

凡刺胸腹者는 必避五藏이니 中心者는 環死[7]하고 中脾者는 五日[8]에

---

3) 哭 :『甲乙』에는 '笑'로 되어 있나.

4) 欲 :『甲乙』에는 '悶'으로 되어 있다.

5) 又且善夢 : 顧從德本에는 '又且善寢'으로 되어 있다.

6) 氣上 : 朝鮮內醫院本에도 이와 같으며, 다른 판본에는 '令人氣上'으로 되어 있다.

7) 環死 :『素問 · 刺禁論』,『素問 · 四時刺逆從論』,『甲乙』 등에는 모두 '一日死'로 되어 있다.

8) 五日 :『素問 · 刺禁論』,『素問 · 四時刺逆從論』 등에는 '十日'로 되어 있고,『甲乙』에는 '一日'로 되어 있다.

死하고 中腎者는 七日[9]에 死하고 中肺者는 五日[10]에 死하고 中鬲者는 皆爲傷中하니 其病이 雖愈나 不過一歲에 必死라 刺避五藏者는 知逆從也니 所謂從者는 鬲與脾腎之處요 不知者는 反之라 刺胸腹者는 必以布憿著之니 乃從單布上刺호대 刺之에 不愈면 復刺라 刺鍼에 必肅하고 刺腫에 搖鍼이나 經刺엔 勿搖니 此刺之道也니이다

帝 曰願聞컨대 十二經脈之終은 奈何오

岐伯이 曰太陽之脈이 其終也는 戴眼 反[11]折하며 瘛瘲其色白[12]하며 絶汗乃出하니 出則死矣요 少陽이 終者는 耳聾하며 百節이 皆縱하며 目睘絶系[13]하니 絶系하면 一日半에 死로되 其死也엔 色先青白[14]하야 乃死矣요

陽明이 終者는 口目動作하며 善驚妄言하며 色黃하며 其上下經盛하며 不仁[15]則終矣요 少陰이 終者는 面黑하며 齒長而垢하며 腹脹

---

9) 七日 :『素問 · 刺禁論』,『素問 · 四時刺逆從論』 등에는 '六日'로 되어 있고,『甲乙』에는 '三日'로 되어 있다.

10) 五日 :『素問 · 刺禁論』,『素問 · 四時刺逆從論』,『甲乙』 등에는 '三日'로 되어 있다.

11) 反 :『甲乙』에는 '及'으로 되어 있다.

12) 色白 : 明抄本에는 '色黑'으로 되어 있다.

13) 目睘絶系 :『甲乙』에는 '目橐系絶'로 되어 있다.

14) 色先青白 :『甲乙』에는 '目白'으로 되어 있다.

15) 其上下經盛 不仁 :『靈樞 · 終始』,『甲乙』 등에는 其上下經盛而不行으로 되어 있다.

閉하며 上下不通而終矣요 太陰이 終者는 腹脹閉하며 不得息하며 善噫善嘔하니 嘔則逆하고 逆則面赤이요 不逆則上下不通하고 不通則面黑하며 皮毛焦而終矣요 厥陰이 終者는 中熱嗌乾하며 善溺心煩하고 甚則舌卷卵上縮而終矣니 此는 十二經之所敗也니이다

제17편 脈要精微論

黃帝 問曰診法[1]은 何如오

岐伯이 對曰診法常以平旦하나니 陰氣未動하고 陽氣未散하며 飮食未進하야 經脈未盛하고 絡脈調勻하며 氣血未亂 故로 乃可診有過之脈이니이다 切脈動靜而視精明하고 察五色하야 觀五藏의 有餘不足과 六府强弱과 形之盛衰[2]하고 以此參伍하야 決死生之分이니이다

夫脈者는 血之府也라 長則氣治하고 短則氣病하며 數則煩心하고 大則病進이라

上盛則氣高[3]하고 下盛則氣脹하며 代則氣衰하고 細則氣少[4]하며 濇則心痛[5]하고 渾渾革至하야 如涌泉은 病進而色弊[6]요 綿綿이라가 其去如弦絶은 死니이다

---

1) 診法 : 滑抄本, 『脈經』 등에는 '診脈'으로 되어 있다.
2) 形之盛衰 : 『類說』에는 '形氣盛衰'로 되어 있다.
3) 氣高 : 全元起本에는 '氣鬲'으로 되어 있다.
4) 細則氣少 : 『新校正』에 "『太素』에는 '滑則氣少'로 되어 있다"라고 하였다.
5) 濇則心痛 : 金本에는 '濇則氣痛'으로 되어 있다.
6) 色弊 : 『脈經』에는 '危弊'로, 『千金』에는 '危弊弊'로 되어 있다.

夫精明五色者는 氣之華也라 赤은 欲如白裹朱[7]하고 不欲如赭요 白은 欲如鵝羽하고 不欲如鹽이요 靑은 欲如蒼璧之澤하고 不欲如藍이요 黃은 欲如羅裹雄黃하고 不欲如黃土요 黑은 欲如重漆色하고 不欲如地蒼이라 五色精微象見矣니 其壽不久也니이다 夫精明者는 所以視萬物하고 別白黑하며 審短長하나니 以長爲短하고 以白爲黑이면 如是則精衰矣니이다

五藏者는 中之守[8]也니 中盛藏滿하고 氣勝傷恐者는 聲如從室中言이니 是는 中氣之濕也요 言而微하고 終日乃復言者는 此奪氣也요 衣被不斂하고 言語善惡을 不避親踈者는 此神明之亂也니이다

倉廩不藏者는 是門戶不要也요 水泉不止者는 是膀胱不藏也니 得守者는 生하고 失守者는 死니이다

夫五藏者[9]는 身之强也라 頭者는 精明之府[10]니 頭傾視深하면 精神將奪矣요 背者는 胸中之府니 背曲肩隨하면 府將壞矣[11]요 腰者는 腎之府니 轉搖不能[12]하면 腎將憊矣요 膝者는 筋之府니 屈伸不能하고

---

7) 欲如白裹朱 :『脈經』,『千金』,『聖惠方』등에는 '欲如帛裹朱'로 되어 있다.
8) 中之守 :『太素』,『甲乙』등에는 '中之府'로 되어 있다.
9) 夫五藏者 : 明抄本에는 '夫五府者'로 되어 있다.
10) 精明之府 :『類說』에는 '精神之府'로 되어 있다.
11) 府將壞矣 :『類說』에는 '胸將壞矣'로 되어 있다.

行則僂附[13]하면 筋將憊矣요 骨者는 髓之府니 不能久立하고 行則振掉하면 骨將憊矣니 得强則生하고 失强則死하니이다

岐伯이 曰反四時者는 有餘爲精하고 不足爲消로대 應太過에 不足이 爲精하고 應不足에 有餘爲消하야 陰陽이 不相應을 病名曰關格이니이다

帝 曰脈其四時動은 奈何며 知病之所在는 奈何며 知病之所變은 奈何며 知病이 乍在內는 奈何며 知病이 乍在外는 奈何오 請問此五者하니 可得聞乎아

岐伯이 曰請言컨대 其與天運으로 轉大也라 萬物之外와 六合之內에 天地之變은 陰陽之應이니 彼春之暖[14]은 爲夏之暑오 彼秋之忿[15]은 爲冬之怒라 四變之動에 脈與之上下하야 以春應中規하고 夏應中矩하고 秋應中衡하고 冬應中權이라 是故로 冬至四十五日에 陽氣微上하고 陰氣微下하며 夏至四十五日에 陰氣微上하고 陽氣微下하니 陰陽이 有時하야 與脈爲期라 期而相失이면 如脈所分[16]하고

---

12) 轉搖不能 : 『類說』에는 '轉腰不能'으로 되어 있다.

13) 行則僂附 : 『新校正』에서 "別本에는 '附'가 '俯'로 되어 있다"라고 하였다. 『太素』에는 '行則僂跗'로 되어 있다.

14) 彼春之暖 : 全元起本에는 '彼春之緩'으로 되어 있다.

15) 彼秋之忿 : 『太素』에는 '彼秋之急'으로 되어 있다.

分之有期하니 故로 知死時니이다

微妙在脈하니 不可不察이요 察之有紀하니 從陰陽始요 始之有經하니 從五行生이요 生之有度하니 四時爲宜[17]라 補寫勿失[18]하면 與天地如一하리니 得一之情[19]하면 以知死生이라 是故로 聲合五音하며 色合五行하며 脈合陰陽이니이다

是知[20]陰盛則夢涉大水恐懼하고 陽盛則夢大火燔灼하며 陰陽俱盛則夢相殺毁傷이요 上盛則夢飛[21]하고 下盛則夢墮[22]요 甚飽則夢予하고 甚飢則夢取요 肝氣盛則夢怒하고 肺氣盛則夢哭[23]이요 短蟲多則夢聚衆하고 長蟲多則夢相擊毁傷이니이다

是故로 持脈有道하니 虛靜爲保[24]라

春日浮하니 如魚之遊在波[25]요 夏日在膚하니 泛泛[26]乎萬物有餘요

---

16) 如脈所分 : 金本, 讀本, 趙本, 吳本, 藏本 등도 동일하며, 기타 판본에는 모두 '知脈所分'으로 되어 있다.

17) 四時爲宜 : 『太素』에는 '四時爲數'로 되어 있다.

18) 補寫勿失 : 『太素』에 '循數勿失'로 되어 있다.

19) 得一之情 : 胡本, 趙本, 吳本, 周本, 藏本 등에는 '得一之精'으로 되어 있고, 『太素』에는 '得一之誠'으로 되어 있다.

20) 是知 : 明抄本에는 '是故'로 되어 있다.

21) 夢飛 : 『太素』에는 '夢飛揚'으로 되어 있다.

22) 夢墮 : 『太素』에는 '夢墮墜'로 되어 있다.

23) 夢哭 : 『太素』에는 '夢哭哀'로 되어 있다.

24) 虛靜爲保 : 『甲乙』에는 '虛靜爲寶'로 되어 있다.

秋日下膚하니 蟄蟲將去요 冬日在骨하니 蟄蟲周密[27]하고 君子居室이라 故로 曰知內者는 按而紀之하고 知外者는 終而始之라하니 此六者는 持脈之大法이니이다

心脈搏堅而長[28]하면 當病舌卷不能言이요 其耎而散者면 當消니 環自已[29]라 肺脈搏堅而長하면 當病唾血이요 其耎而散者면 當病灌汗[30]이니 至復令不散發也[31]라 肝脈搏堅而長하고 色不靑하면 當病墜若搏이니 因血在脇下하야 令人으로 喘逆[32]이요 其耎而散하고 色澤者면 當病溢飮이니 溢飮者는 渴暴[33]多飮而易入[34]肌皮腸胃之外也라 胃脈搏堅而長하고 其色赤하면 當病折髀요 其耎而散者면 當病食當病食痺[35]라 脾脈搏堅而長하고 其色黃하면 當病少氣요 其耎而散하고

---

25) 在波 :『太素』에는 '在皮'로 되어 있다.

26) 泛泛 :『太素』에는 '沈沈'으로 되어 있다.

27) 周密 :『太素』에는 '固密'로 되어 있다.

28) 搏堅而長 :『太素』,『甲乙』에는 '揣堅而長'으로 되어 있다.

29) 當消 環自已 :『太素』,『甲乙』에는 '當消渴自已'로 되어 있다.

30) 灌汗 :『千金』에는 '漏汗'으로 되어 있다.

31) 至復令不散發也 : 讀本, 趙本, 吳本, 朝鮮內醫院本, 藏本, 熊本,『太素』등에는 '至令不復散發也'로 되어 있으며, 기타 판본에는 '至今不復散發也'로 되어 있다.

32) 喘逆 :『太素』에는 '善喘'으로 되어 있다.

33) 渴暴 :『脈經』에는 '濕暴'으로 되어 있다.

34) 易入 :『甲乙』,『千金』등에는 '溢入'으로 되어 있다.

35) 食痺 :『太素』에는 '食痺髖痛'으로 되어 있다.

色不澤者면 當病足胻腫이 若水狀也라 腎脈搏堅而長하고 其色黃而赤者면 當病折腰요 其耎而散者면 當病少血하야 至令不復也[36]니이다

帝 曰診得心脈而急하면 此爲何病이며 病形은 何如오

歧伯이 曰病名心疝이니 少腹에 當有形也니이다

帝 曰何以言之오

歧伯이 曰心爲牡藏으로 小腸이 爲之使라 故로 曰少腹에 當有形也니이다

帝 曰診得胃脈의 病形은 何如오 歧伯이 曰胃脈이 實則脹하고 虛則泄하니이다

帝 曰病成而變은 何謂오

歧伯이 曰風成爲寒熱이요 癉成爲消中이요 厥成爲巓疾이요 久風爲飧泄이요 脈風成爲癘니 病之變化를 不可勝數니이다

帝 曰諸癰腫筋攣骨痛은 此皆安生고

歧伯이 曰此는 寒氣之腫이요 八風之變也니이다

帝 曰治之는 奈何오

---

36) 至令不復也 : 朝鮮內醫院本도 동일하며, 기타 판본에는 '至今不復也'로 되어 있다.

岐伯이 曰此四時之病은 以其勝으로 治之면 愈也[37]니이다

帝 曰有故病에 五藏이 發動하면 因傷脈色하니 各何以知其久暴至之病乎오

岐伯이 曰悉乎哉라 問也여 徵其脈이 小하고 色不奪者는 新病也요 徵其脈이 不奪하고 其色奪者는 此久病也요 徵其脈이 與五色俱奪者는 此久病也요 徵其脈이 與五色俱不奪者는 新病也니이다 肝與腎脈이 並至하고 其色蒼赤하면 當病毁傷[38]이나 不見血이요 已見血하면 濕若中水也니이다

尺內兩傍은 則季脇也니 尺外로 以候腎하고 尺裏로 以候腹이라 中附上은 左外로 以候肝하고 內로 以候鬲하며 右外로 以候胃하고 內로 以候脾라 上附上은 右外로 以候肺하고 內로 以候胸中하며 左外로 以候心하고 內로 以候膻中이라 前以候前하고 後以候後하니 上竟上者는 胸喉中事也요 下竟下者는 少腹腰股膝脛足中事也라

麤大者는 陰不足陽有餘니 爲熱中也요 來疾去徐커나 上實下虛하면 爲厥巓疾이요 來徐去疾커나 上虛下實하면 爲惡風也라 故로

---

37) 帝曰診得心脈而急 此爲何病 病形何如 … 此四時之病 以其勝治之愈也 : 全元起本에는 이 부분이 『素問 · 湯液醪醴論』의 마지막에 있다.

38) 毁傷 : 『太素』에는 '擊傷'으로 되어 있다.

中惡風者는 陽氣受也[39]니이다

有脈이 俱沈細數者[40]는 少陰厥也요 沈細數散者는 寒熱也요 浮而散者는 爲眴仆라 諸浮不躁者[41]는 皆在陽이니 則爲熱이로되 其有躁者는 在手요 諸細而沈者는 皆在陰이니 則爲骨痛이로되 其有靜者는 在足이요 數動一代者는 病在陽之脈也니 洩及便膿血이니이다

諸過者를 切之하야 濇者는 陽氣有餘也요 滑者는 陰氣有餘也니 陽氣有餘하면 爲身熱無汗하고 陰氣有餘하면 爲多汗身寒하며 陰陽이 有餘則無汗而寒이니이다

推而外之에 內而不外면 有心腹積也요 推而內之에 外而不內면 身有熱也라 推而上之에 上而不下[42]면 腰足이 淸也요 推而下之에 下而不上[43]이면 頭項痛也요 按之至骨에 脈氣少者는 腰脊痛而身有痺也니이다

---

39) 故中惡風者 陽氣受也 :『太素』에는 이 부분이 없다.
40) 有脈俱沈細數者 :『太素』에는 '有俱沈細數者'로 되어 있다.
41) 諸浮不躁者 :『太素』에는 '諸浮而躁者'로 되어 있다.
42) 上而不下 :『甲乙』에는 '下而不上'으로 되어 있다.
43) 下而不上 :『甲乙』에는 '上而不下'로 되어 있다.

제18편 平人氣象論

黃帝 問曰平人은 何如오

岐伯이 對曰人一呼에 脈再動하고 一吸에 脈亦再動하며 呼吸定息에 脈五動하고 閏以太息을 命曰平人이니 平人者는 不病也라 常以不病으로 調病人하나니 醫不病 故로 爲病人平息하야 以調之爲法이니이다

人一呼에 脈一動하고 一吸에 脈一動을 曰少氣요 人一呼에 脈三動하고 一吸에 脈三動而躁하며 尺熱을 曰病溫이요 尺不熱하고 脈滑을 曰病風이요 脈濇을 曰痺라 人一呼에 脈四動以上을 曰死[1]요 脈絶不至도 曰死요 乍踈乍數도 曰死니이다

平人之常氣는 稟於胃하니 胃者는 平人之常氣也라 人無胃氣曰逆이니 逆者는 死라

春에 胃微弦曰平이요 弦多胃少曰肝病이요 但弦無胃曰死요 胃而有毛曰秋病이요 毛甚曰今病[2]이라 藏眞이 散於肝하니 肝은 藏筋

1) 脈四動以上曰死 : 『太素』에는 '脈四至曰死'로 되어 있다.

膜之氣也며

夏에 胃微鉤曰平이요 鉤多胃少曰心病이요 但鉤無胃曰死요 胃而有石曰冬病이요 石甚曰今病이라 藏眞이 通於心하니 心은 藏血脈之氣也며

長夏에 胃微耎弱曰平이요 弱多胃少曰脾病이요 但代無胃曰死요 耎弱有石曰冬病이요 弱甚[3]曰今病이라 藏眞이 濡於脾[4]하니 脾는 藏肌肉之氣也며

秋에 胃微毛曰平이요 毛多胃少曰肺病이요 但毛無胃曰死요 毛而有弦[5]曰春病이요 弦甚曰今病이라 藏眞이 高於肺하야 以行榮衛陰陽也며

冬에 胃微石曰平이요 石多胃少曰腎病이요 但石無胃曰死요 石而有鉤曰夏病이요 鉤甚曰今病이라 藏眞이 下於腎하니 腎은 藏骨髓之氣也니이다

胃之大絡을 名曰虛里니 貫鬲[6]絡肺하고 出於左乳下하야 其動應

---

2) 毛甚曰今病 : 『太素』에는 '毛甚曰金病'으로 되어 있다.

3) 弱甚 : 『甲乙』, 『千金』 등에는 '石甚'으로 되어 있다.

4) 濡於脾 : 『太素』에는 '傳於脾'로 되어 있다.

5) 毛而有弦 : 明抄本에는 '胃而有弦'으로 되어 있다.

6) 貫鬲 : 朝鮮內醫院本과 기타 판본에는 '貫膈'으로 되어 있다.

衣[7]하니 脈의 宗氣也라 盛喘數絶者는 則病在中이요 結而橫有積矣요 絶不至曰死요 乳之下에 其動應衣는 宗氣泄也[8]니이다

欲知寸口의 太過與不及인댄 寸口之脈이 中手에 短者를 曰頭痛이요 寸口脈[9]이 中手에 長者를 曰足脛痛이요 寸口脈이 中手에 促上擊者[10]를 曰肩背痛이라 寸口脈이 沈而堅[11]者를 曰病在中이요 寸口脈이 浮而盛者를 曰病在外요 寸口脈이 沈而弱을 曰寒熱及疝瘕少腹痛이요 寸口脈이 沈而橫[12]을 曰脇下有積[13]과 腹中에 有橫積痛이요 寸口脈이 沈而喘[14]을 曰寒熱이라 脈이 盛滑堅者를 曰病在外요 脈이 小實而堅者를 病在內[15]라 脈이 小弱以濇을 謂之久病이요 脈이 滑浮而疾者[16]를 謂之新病이라 脈이 急者를 曰疝瘕少腹痛이요 脈滑을 曰風이요 脈濇을 曰痺요 緩而滑을 曰熱中이요 盛而緊을 曰脹이니이다

---

7) 其動應衣 : 『甲乙』에는 '其動應手'로 되어 있다.
8) 乳之下 其動應衣 宗氣泄也 : 全元起本, 『甲乙』 등에는 이 11字가 없다.
9) 寸口脈 : 明抄二에는 이 3字가 없다. 아래도 이와 같은데 『脈經』, 『千金』 등도 이와 같다.
10) 促上擊者 : 『太素』에는 '從下上擊者'로 되어 있으며, 『甲乙』에는 '促上數者'로 되어 있다.
11) 沈而堅 : 『太素』, 『聖惠方』에는 '沈而緊'으로 되어 있다.
12) 沈而橫 : 『太素』에는 '沈而橫緊'으로 되어 있다.
13) 脇下有積 : 『甲乙』, 『千金』 등에는 '脇下及'으로 되어 있다.
14) 沈而喘 : 『甲乙』에는 '浮而喘'으로 되어 있다.
15) 病在內 : 金本, 明抄本, 周本에는 모두 '曰病在內'로 되어 있다.
16) 滑浮而疾者 : 『太素』에는 '濇浮而大疾者'로 되어 있다.

脈從陰陽하면 病易已하고 脈逆陰陽하면 病難已라 脈得四時之順을 曰病無他요 脈反四時及不間藏을 曰難已니이다

臂多青脈을 曰脫血이요 尺脈緩濇을 謂之解㑊이요 安臥脈盛을 謂之脫血이요 尺濇脈滑을 謂之多汗이요 尺寒脈細를 謂之後泄이요 脈尺麤常熱者[17]를 謂之熱中이니이다

肝見하면 庚辛에 死하고 心見하면 壬癸에 死하고 脾見하면 甲乙에 死하고 肺見하면 丙丁에 死하고 腎見하면 戊己에 死하니 是謂眞藏見이면 皆死니이다

頸脈이 動하고 喘疾欬를 曰水요 目裹[18]微腫하야 如臥蠶起之狀[19]도 曰水요 溺黃赤[20]하고 安臥者는 黃疸이요 已食如飢者는 胃疸이요 面腫을 曰風이요 足脛腫을 曰水요 目黃者를 曰黃疸이니이다

婦人의 手少陰[21]脈이 動甚者는 任子也[22]니이다

---

17) 脈尺麤常熱者 : 『脈經』, 『千金』 등에는 '尺脈麤常熱者'로 되어 있다.

18) 目裹 : 金本, 趙本, 吳本, 周本 등도 동일하며, 기타 판본에는 모두 '目裏'로 되어 있으며, 『太素』에는 '目果'로 되어 있다.

19) 如臥蠶起之狀 : 『太素』에는 '如臥起之狀'으로 되어 있다.

20) 溺黃赤 : 『太素』에는 '溺黃'으로 되어 있다.

21) 手少陰 : 全元起本에는 '足少陰'으로 되어 있다.

22) 任子也 : 胡本, 讀本, 趙本, 朝鮮內醫院本, 藏本, 『太素』, 『類經』 등도 동일하며, 기타 판본에는 모두 '姙子也'로 되어 있다.

脈有逆從四時하니 未有藏形이나 春夏而脈瘦[23]하고 秋冬而脈浮大를 命曰逆四時也요 風熱而脈靜[24]하고 泄而脫血에 脈實[25]하며 病在中에 脈虛[26]하고 病在外에 脈濇堅者[27]는 皆難治니 命曰反四時也니이다

人은 以水穀으로 爲本 故로 人絶水穀則死하고 脈無胃氣도 亦死라 所謂無胃氣者는 但得眞藏脈하고 不得胃氣也니 所謂脈不得胃氣者는 肝不弦과 腎不石也니이다

太陽脈至에 洪大以長하고 少陽脈至에 乍數乍疎하며 乍短乍長하고 陽明脈至에 浮大而短[28]이니이다

夫平心脈來에 累累如連珠하야 如循琅玕을 曰心平이요 夏에도 以胃氣로 爲本하니 病心脈來에 喘喘連屬[29]하고 其中微曲을 曰心病이요 死心脈來에 前曲後居[30]하야 如操帶鉤를 曰心死요

平肺脈來에 厭厭聶聶하야 如落楡莢을 曰肺平이요 秋에도 以胃

---

23) 春夏而脈瘦 : 『素問 · 玉機眞藏論』에는 '春夏而脈沈濇'으로 되어 있다.
24) 風熱而脈靜 : 『素問 · 玉機眞藏論』에는 '病熱而脈靜'으로 되어 있다.
25) 泄而脫血 脈實 : 『素問 · 玉機眞藏論』에는 '泄而脈大 脫血脈實'로 되어 있다.
26) 病在中 脈虛 : 『素問 · 玉機眞藏論』에는 '病在中 脈實堅'으로 되어 있다.
27) 病在外 脈濇堅者 : 『素問 · 玉機眞藏論』에는 '病在外 脈不實堅者'로 되어 있다.
28) 浮大而短 : 『太素』에는 '浮大而短 是謂三陽脈也'로 되어 있다.
29) 喘喘連屬 : 『甲乙』, 『聖惠方』 등에는 모두 '累累連屬'으로 되어 있다.
30) 前曲後居 : 明抄本에는 '前曲後倨'로 되어 있다.

氣로 爲本하니 病肺脈來에 不止[31]不下하고 如循鷄羽를 曰肺病이요 死肺脈來에 如物之浮하고 如風吹毛를 曰肺死요

平肝脈來에 耎弱招招하야 如揭長竿末梢를 曰肝平이요 春에도 以胃氣로 爲本하니 病肝脈來에 盈實而滑하야 如循長竿을 曰肝病이요 死肝脈來에 急益勁하야 如新張弓弦을 曰肝死요

平脾脈來에 和柔相離하야 如鷄踐地를 曰脾平이요 長夏에도 以胃氣로 爲本하니 病脾脈來에 實而盈數하야 如鷄擧足을 曰脾病이요 死脾脈來에 銳堅하야 如鳥之啄[32]하고 如鳥之距하며 如屋之漏하고 如水之流[33]를 曰脾死요

平腎脈來에 喘喘累累如鉤[34]하야 按之而堅을 曰腎平이요 冬에도 以胃氣로 爲本하니 病腎脈來에 如引葛하야 按之益堅을 曰腎病이요 死腎脈來에 發如奪索하고 辟辟如彈石[35]을 曰腎死니이다

---

31) 不止 : 朝鮮內醫院本과 기타 판본에는 '不上'으로 되어 있다.

32) 如鳥之啄 : 趙本, 吳本, 周本, 熊本, 朝鮮內醫院本 등에는 모두 '如鳥之喙'으로 되어 있으며, 기타 판본에는 모두 '如烏之喙'로 되어 있다.

33) 如水之流 : 『脈經』에는 '如水之溜'로 되어 있다.

34) 如鉤 : 『太素』에는 '如旬'으로 되어 있고, 『千金』에는 '如句'로 되어 있다.

35) 辟辟如彈石 : 『類說』에는 '辟辟如挾彈石'으로 되어 있다.

제19편 玉機眞藏論

黃帝 問曰春脈如弦은 何如而弦고

岐伯이 對曰春脈者는 肝也[1]며 東方木也니 萬物之所以始生也라 故로 其氣來耎弱輕虛[2]而滑하며 端直以長 故로 曰弦이니 反此者는 病이니이다

帝 曰何如而反고

岐伯이 曰其氣來實而强[3]을 此謂太過니 病在外하고 其氣來不實而微를 此謂不及이니 病在中이니이다

帝 曰春脈太過與不及에 其病은 皆何如오

岐伯이 曰太過則令人善忘하며 忽忽眩冒而巓疾하고 其不及則令人으로 胸痛引背하며 下則兩脇胠滿[4]이니이다

帝 曰善하다 夏脈如鉤는 何如而鉤오

---

1) 肝也 : 『太素』에는 '肝脈也'로 되어 있다.

2) 耎弱輕虛 : 『太素』에는 '濡弱軟虛'로 되어 있다.

3) 實而强 : 周本, 『千金』 등에는 '實而弦'으로 되어 있다.

4) 下則兩脇胠滿 : 明抄二에는 '兩脇胠滿'으로 되어 있다.

岐伯이 曰夏脈者는 心也며 南方火也니 萬物之所以盛長也라 故로 其氣來盛去衰 故로 曰鉤니 反此者는 病이니이다

帝 曰何如而反고

岐伯이 曰其氣來盛去亦盛을 此謂太過니 病在外하고 其氣來不盛去反盛을 此謂不及이니 病在中이니이다

帝 曰夏脈太過與不及에 其病은 皆何如오

岐伯이 曰太過則令人으로 身熱而膚痛[5]하고 爲浸淫하며 其不及則令人으로 煩心하고 上見欬唾[6]하고 下爲氣泄이니이다

帝 曰善하다 秋脈如浮는 何如而浮오

岐伯이 曰秋脈者는 肺也며 西方金也니 萬物之所以收成也라 故로 其氣來輕虛以浮하며 來急去散 故로 曰浮니 反此者는 病이니이다

帝 曰何如而反고

岐伯이 曰其氣來毛而中央堅하며 兩傍虛를 此謂太過니 病在外하고 其氣來毛而微를 此謂不及이니 病在中이니이다

帝 曰秋脈太過與不及에 其病은 皆何如오

岐伯이 曰太過則令人으로 逆氣而背痛하며 慍慍然[7]하고 其不及

5) 身熱而膚痛：『太素』,『甲乙』,『中藏經』등에는 '身熱而骨痛'으로 되어 있다.

6) 欬唾：『太素』에는 '噬唾'로 되어 있다.

則令人으로 喘하며 呼吸少氣[8]而欬하며 上氣見血하며 下聞病音이니이다

帝 曰善하다 冬脈如營은 何如而營고

岐伯이 曰冬脈者는 腎也며 北方水也니 萬物之所以合藏也[9]라 故로 其氣來沈以搏[10] 故로 曰營이니 反此者는 病이니이다

帝 曰何如而反고

岐伯이 曰其氣來如彈石者를 此謂太過니 病在外하고 其去如數者[11]를 此謂不及이니 病在中이니이다

帝 曰冬脈太過與不及에 其病은 皆何如오

岐伯이 曰太過則令人으로 解㑊하며 脊脈[12]痛而少氣不欲言하고 其不及則令人으로 心懸如病飢하며 眇中淸[13]하고 脊中痛하며 少腹滿하고 小便變이니이다

帝 曰善하다 帝 曰四時之序의 逆從之變異也라 然이나 脾脈獨何主오

7) 慍慍然 : 『太素』, 『脈經』 등에 '溫溫然'으로 되어 있다.

8) 喘 呼吸少氣 : 『太素』에는 '喘呼'로 되어 있다.

9) 合藏也 : 滑抄本에는 '含藏也'로 되어 있고, 『太素』에는 '藏也'로 되어 있다.

10) 沈以搏 : 『甲乙』에는 '沈以濡'로 되어 있다.

11) 數者 : 『太素』에는 '毛者'로 되어 있다.

12) 脊脈 : 『太素』에는 '腹'으로 되어 있다.

13) 眇中淸 : 『脈經』에는 '脛中淸'으로 되어 있다.

岐伯이 曰脾脈者[14]는 土也며 孤藏以灌四傍者也니이다

帝 曰然則脾善惡을 可得見之乎아

岐伯이 曰善者는 不可得見이나 惡者는 可見이니이다

帝 曰惡者는 何如可見고

岐伯이 曰其來如水之流者를 此謂太過니 病在外하고 如鳥之喙者[15]를 此謂不及이니 病在中이니이다

帝 曰夫子言 脾爲孤藏이며 中央土로 以灌四傍이라하니 其太過與不及에 其病은 皆何如오

岐伯이 曰太過則令人으로 四支不擧하고 其不及則令人으로 九竅不通하니 名曰重强이니이다

帝瞿[16]然而起하야 再拜而稽首曰 善하다 吾得脈之大要와 天下至數와 五色脈變[17]과 揆度奇恒이 道在於一이라 神轉不廻하니 廻則不轉하면 乃失其機하니 至數之要는 迫近以微니 著之玉版하고 藏之藏府[18]하야 每旦讀之하고 名曰玉機[19]라호리라

---

14) 脾脈者 : 『太素』, 『脈經』 등에는 '脾者'로 되어 있다.

15) 如鳥之喙者 : 『新校正』에서 "別本에는 '喙'가 '啄'으로 되어 있다"라고 하였다. 『太素』에는 '其來如鳥之啄者'로 되어 있다.

16) 帝瞿 : 明抄本에는 '帝矍'으로 되어 있다.

17) 五色脈變 : 『太素』에는 '脈變'으로 되어 있다.

18) 藏之藏府 : 『太素』에는 '藏之于府'로 되어 있다.

五藏은 受氣於其所生하며 傳之於其所勝하며 氣舍於其所生하며 死於其所不勝하니 病之且死는 必先傳行하야 至其所不勝하야 病乃死라 此는 言氣之逆行也니 故로 死라 肝은 受氣於心하며 傳之於脾하며 氣舍於腎하며 至肺而死하고 心은 受氣於脾하며 傳之於肺하며 氣舍於肝하며 至腎而死하고 脾는 受氣於肺하며 傳之於腎하며 氣舍於心하며 至肝而死하고 肺는 受氣於腎하며 傳之於肝하며 氣舍於脾하며 至心而死하고 腎은 受氣於肝하며 傳之於心하며 氣舍於肺하며 至脾而死하니 此는 皆逆으로 死也라 一日一夜를 五分之하면 此所以占死生[20]之早暮也니이다

黃帝 曰五藏은 相通하니 移皆有次라 五藏에 有病則各傳其所勝하나니 不治면 法三月 若六月 若三日 若六日에 傳五藏而當死하니 是는 順傳所勝之次[21]라 故로 曰別於陽者면 知病從來하고 別於陰者면 知死生之期하니 言知至其所困而死라

是故로 風者는 百病之長也라 今風寒이 客於人하면 使人毫毛畢直하야 皮膚閉而爲熱하니 當是之時엔 可汗而發也라 或痺不仁腫

---

19) 玉機 :『太素』에는 '生機'로 되어 있다.

20) 死生 :『甲乙』에는 '死者'로 되어 있다.

21) 是順傳所勝之次 : 全元起本,『甲乙』 등에는 없다.

痛하면 當是之時엔 可湯熨 及火灸刺而去之라 弗治하야 病入舍於肺하면 名曰肺痺니 發欬上氣하고 弗治면 肺卽傳而行之肝하니 病名曰肝痺요 一名曰厥이라 脇痛出食하니 當是之時엔 可按若刺耳라 弗治면 肝傳之脾하니 病名曰脾風이라 發癉 腹中熱 煩心出黃하니 當此之時엔 可按 可藥 可浴이라 弗治면 脾傳之腎하니 病名曰疝瘕라 少腹寃熱而痛하며 出白[22]하니 一名曰蠱라 當此之時엔 可按 可藥이라 弗治면 腎傳之心하야 病筋脈相引而急[23]하니 病名曰瘛라 當此之時엔 可灸 可藥이라 弗治면 滿十日에 法當死라 腎因傳之心하면 心卽復反傳而行之肺하야 發寒熱하니 法當三歲死라 此는 病之次也라

然이나 其卒發者는 不必以於傳[24]이라 或其傳化有不以次하니 不以次入者는 憂恐悲喜怒니 令不得以其次라 故로 令人有大病矣라 因而喜하야 大虛則腎氣乘矣요 怒則肝氣乘矣요 悲則肺氣乘矣요 恐則脾氣乘矣요 憂則心氣乘矣니 此其道也라 故로 病有五하야

---

22) 出白 : 『甲乙』에는 '汗出'로 되어 있다.

23) 病筋脈相引而急 : 態本에는 '病筋脈相引急'으로 되어 있다.

24) 不必以於傳 : 胡本, 趙本, 吳本, 藏本 등에는 '不必治以傳'으로 되어 있으며, 기타 판본에는 모두 '不必治於傳'으로 되어 있다.

五五二十五變하야 反其傳化[25]라 傳은 乘之名也라

大骨枯槀하며 大肉陷下하고 胸中氣滿하며 喘息不便하고 其氣動形하면 期六月死하되 眞藏脈이 見하면 乃予之期日이요 大骨枯槀하며 大肉陷下하고 胸中氣滿하며 喘息不便하며 內痛引肩項하면 期一月死하되 眞藏見하면 乃予之期日이요 大骨枯槀하며 大肉陷下하고 胸中氣滿하며 喘息不便하며 內痛引肩項하며 身熱하며 脫肉破䐃하고 眞藏見하면 十月之內死[26]요 大骨枯槀하며 大肉陷下하고 肩髓[27]하며 內消[28]하며 動作益衰하며 眞藏來見[29]하면 期一歲死하되 見其眞藏하면 乃予之期日이요 大骨枯槀하며 大肉陷下하고 胸中氣滿하며 腹內痛하며 心中不便[30]하며 肩項身熱하며 破䐃脫肉하며 目匡[31]陷하며 眞藏見하고 目不見人하면 立死나 其見人者는 至其所不勝之時則死라

急虛身中卒至하야 五藏絶閉하고 脈道不通하야 氣不往來하면 譬

---

25) 反其傳化 : 胡本, 趙本, 吳本, 明抄本, 朝鮮內醫院本, 藏本, 熊本 등도 동일하며, 기타 판본에는 모두 '及其傳化'로 되어 있다.
26) 十月之內死 : 明抄本에는 '十日之內死'로 되어 있다.
27) 肩髓 : 『太素』에는 '肩隨'로 되어 있다.
28) 內消 : 吳本에는 '肉消'로 되어 있다.
29) 眞藏來見 : 全元起本, 『太素』, 『甲乙』 등에는 '眞藏未見'으로 되어 있다.
30) 腹內痛 心中不便 : 『太素』에는 '肉痛 中不便'으로 되어 있다.
31) 目匡 : 明抄本에는 '目眶'으로 되어 있다.

於墮溺이니 不可爲期라 其脈絶不來커나 若人一息五六至면 其形肉不脫하고 眞藏雖不見이나 猶死也라

眞肝脈至면 中外急하야 如循刀刃責責然[32] 如按琴瑟弦하니 色青白不澤하고 毛折하면 乃死요 眞心脈至면 堅而搏하야 如循薏苡子累累然하니 色赤黑不澤하고 毛折하면 乃死요 眞肺脈至면 大而虛하야 如以毛羽中人膚하니 色白赤不澤하고 毛折하면 乃死요 眞腎脈至면 搏而絶하야 如指彈石辟辟然[33]하니 色黑黃不澤하고 毛折하면 乃死요 眞脾脈至면 弱而乍數乍踈[34]하니 色黃青不澤하고 毛折하면 乃死니 諸眞藏脈見[35]도 皆死不治也니이다

黃帝 曰見眞藏曰死는 何也오

歧伯이 曰五藏者는 皆稟氣於胃하니 胃者는 五藏之本也라 藏氣者[36]는 不能自致於手太陰하니 必因於胃氣라야 乃至於手太陰也[37]니 故로 五藏이 各以其時로 自爲而至於手太陰也라 故로 邪氣勝者는

---

32) 責責然 : 『太素』에는 '淸淸'으로 되어 있고, 『聖惠方』에는 '嘖嘖'으로 되어 있다.

33) 如指彈石辟辟然 : 滑抄本, 『聖惠方』 등에는 '如彈石辟辟然'으로 되어 있다.

34) 乍數乍踈 : 『脈經』, 『千金』 등에는 '乍踈乍散'으로 되어 있다.

35) 諸眞藏脈見 : 朝鮮內醫院本도 동일하며, 기타 판본에는 '諸眞藏脈見者'로 되어 있다.

36) 藏氣者 : 『太素』에는 '五藏'으로 되어 있다.

37) 乃至於手太陰也 : 『甲乙』에는 없다.

精氣衰也니 故로 病甚者는 胃氣不能與之俱至於手太陰 故로 眞藏之氣獨見이라 獨見者는 病勝藏也니 故로 曰死니이다

帝 曰善[38]하다

黃帝 曰凡治病에 察其形氣色澤과 脈之盛衰와 病之新故하야 乃治之면 無後其時라 形氣相得을 謂之可治요 色澤以浮를 謂之易已요 脈從四時를 謂之可治요 脈弱以滑은 是有胃氣니 命曰易治니 取之以時[39]라 形氣相失을 謂之難治요 色夭不澤을 謂之難已요 脈實以堅을 謂之益甚이요 脈逆四時는 爲不可治[40]니 必察四難而明告之라 所謂逆四時者는 春得肺脈 夏得腎脈 秋得心脈 冬得脾脈이나 其至皆懸絶沈濇者도 命曰逆四時요 未有藏形이나 於春夏而脈沈濇하고 秋冬而脈浮大도 名曰逆四時也라 病熱에 脈靜[41]과 泄而脈大와 脫血而脈實과 病在中이나 脈實堅과 病在外나 脈不實堅者는 皆難治라

---

38) 黃帝曰見眞藏曰死 何也 … 帝曰善 : 全元起本에는 이 부분이 『素問・太陰陽明論』의 '帝曰脾病而四支不用 何也'의 앞에 있다.

39) 取之以時 : 『太素』에는 '趣之以時'로 되어 있고, 『甲乙』에는 '治之趨之無後其時'로 되어 있다.

40) 爲不可治 : 『太素』, 『甲乙』 등에는 '謂之不治'로 되어 있다.

41) 脈靜 : 『太素』에는 '脈淸靜'으로 되어 있다.

黃帝 曰余聞컨대 虛實以決死生이라하니 願聞其情하노라

岐伯이 曰五實도 死하고 五虛도 死니이다

帝 曰願聞五實五虛하노라

岐伯이 曰脈盛 皮熱 腹脹 前後不通 悶瞀를 此謂五實이요 脈細 皮寒 氣少 泄利前後 飮食不入을 此謂五虛니이다

帝 曰其時에 有生者는 何也오

岐伯이 曰漿粥이 入胃하고 泄注止則虛者活하고 身汗得後利則實者라도 活하나니 此其候也니이다

제20편 三部九候論

黃帝 問曰余聞九鍼於夫子하니 衆多博大하야 不可勝數라 余願聞要道하야 以屬子孫하고 傳之後世하여 著之骨髓하고 藏之肝肺하며 歃血而受하야 不敢妄泄하리이다 令合天道[1]하야 必有終始하되 上應天光星辰의 歷紀하고 下副四時五行의 貴賤更立[2]과 冬陰夏陽하야 以人應之는 奈何오 願聞其方하노라

岐伯이 對曰妙乎哉라 問也여 此는 天地之至數니이다

帝 曰願聞天地之至數를 合於人形血氣하야 通決死生하노니 爲之奈何오

岐伯이 曰天地之至數는 始於一하야 終於九焉하나니 一者는 天이요 二者는 地며 三者는 人[3]이니 因而三之하면 三三者九로 以應九野니이다 故로 人有三部하고 部有三候하야 以決死生하고 以處百病하며 以調

---

1) 令合天道 : 全元起本에는 '令合天地'로 되어 있다.

2) 貴賤更立 : 胡本, 讀本, 趙本, 吳本, 周本, 朝鮮內醫院本, 藏本, 熊本, 守校本 등도 동일하며, 기타 판본에는 모두 '貴賤更互'로 되어 있다.

3) 一者天 二者地 三者人 : 明抄本에는 '一曰天, 二曰地, 三曰人'으로 되어 있다.

虛實하야 而除邪疾하니이다

帝 曰何謂三部오

岐伯이 曰有下部하고 有中部하며 有上部하고 部各有三候하니 三候者는 有天하고 有地하며 有人也니 必指而導之라야 乃以爲眞[4]이니이다 上部天은 兩額之動脈이요 上部地는 兩頰之動脈이며 上部人은 耳前之動脈이라 中部天은 手太陰也요 中部地는 手陽明也며 中部人은 手少陰也라 下部天은 足厥陰也요 下部地는 足少陰也며 下部人은 足太陰也라 故로 下部之天으로 以候肝하고 地로 以候腎하며 人으로 以候脾胃之氣하니이다

帝 曰中部之候는 奈何오

岐伯이 曰亦有天하고 亦有地하며 亦有人하니 天으로 以候肺하고 地로 以候胸中之氣하며 人으로 以候心하니이다

帝 曰上部로는 以何候之오

岐伯이 曰亦有天하고 亦有地하며 亦有人하니 天으로 以候頭角之氣하고 地로 以候口齒之氣하며 人으로 以候耳目之氣하니이다 三部

4) 乃以爲眞 : 明抄本에는 '乃以爲質'로 되어 있다. 全元起本에는 이하 '上部天 … 足太陰也'의 66字가 없고 『素問·欬論』의 끝부분에 놓여 있다.

者에 各有天하고 各有地하며 各有人하야 三而成天하고 三而成地하며 三而成人하니 三而三之하야 合則爲九요 九分爲九野요 九野는 爲九藏이라 故로 神藏이 五요 形藏이 四니 合爲九藏이라 五藏已敗하면 其色必夭하나니 夭必死矣니이다

帝 曰以候는 奈何오

岐伯이 曰必先度其形之肥瘦하야 以調其氣之虛實하나니 實則寫之하고 虛則補之나 必先去其血脈하고 而後調之요 無問其病하고 以平爲期니이다

帝 曰決死生은 奈何오

岐伯이 曰形盛하나 脈細하며 少氣하야 不足以息者는 危[5]하고 形瘦하나 脈大하고 胸中多氣者는 死하며 形氣相得者는 生하고 參五[6]不調者는 病이요 三部九候皆相失者는 死요 上下左右之脈의 相應이 如參春者는 病甚하고 上下左右相失하야 不可數者는 死라 中部之候雖獨調나 與衆藏으로 相失者는 死요 中部之候相減者도 死[7]며

---

5) 不足以息者危 : 全元起本, 『甲乙』에는 '不足以息者死'로 되어 있다.

6) 參五 : 朝鮮內醫院本과 기타 판본에는 '參伍'로 되어 있다.

7) 中部之候相減者死 : 『新校正』에서 "舊本에는 '中部之候相減者死'의 8字가 없는데 全元起注本, 『甲乙經』에 따라 첨가하였다"라고 하였다.

目內陷者도 死하니이다

帝 曰何以知病之所在오

岐伯이 曰察九候에 獨小者는 病이요 獨大者도 病이며 獨疾者도 病이요 獨遲者도 病이며 獨熱者도 病이요 獨寒者도 病이며 獨陷下者도 病이라 以左手로 足上上去踝五寸을 按之하고 庶右手로 足當踝를 而彈之[8]하야 其應이 過五寸以上하며 蠕蠕然者는 不病이로대 其應이 疾하며 中手에 渾渾然者는 病이요 中手에 徐徐然者도 病이며 其應이 上不能至五寸커나 彈之不應者는 死라 是以로 脫肉하야 身不去者[9]는 死하고 中部 乍疎乍數者도 死요 其脈이 代而鉤者는 病在絡脈이라 九候之相應也는 上下若一하야 不得相失이니 一候後則病이요 二候後則病甚이며 三候後則病危하나니 所謂後者는 應不俱也라 察其府藏[10]하야 以知死生之期인댄 必先知經脈然後에야 知病脈이니 眞藏脈見者는 勝에 死하고 足太陽氣絶者는 其足을 不可

---

8) 以左手 足上上去踝五寸 按之 庶右手 足當踝而彈之：全元起本에는 '以左手足上去踝五寸而按之 右手當踝而彈之'로 되어 있다. 『太素』에는 '以左手上去踝五寸而按之 右手當踝而彈之'로 되어 있으며, 『甲乙』에는 '以左手足上去踝五寸 而按之以右手當踝而彈之'로 되어 있다.

9) 是以脫肉身不去者：『太素』, 『甲乙』 등에는 '脫肉身不去者'로 되어 있다.

10) 察其府藏：『太素』에는 '察其病藏'으로 되어 있다.

屈伸하며 死必戴眼하니이다

帝 曰冬陰夏陽은 奈何오

岐伯이 曰九候之脈이 皆沈細懸絶者는 爲陰하고 主冬 故로 以夜半에 死하고 盛躁喘數者[11]는 爲陽하고 主夏 故로 以日中에 死라 是故로 寒熱病者는 以平旦에 死하고 熱中及熱病者는 以日中에 死하며 病風者는 以日夕에 死하고 病水者는 以夜半에 死하며 其脈이 乍疎乍數乍遲乍疾者는 日乘四季死라 形肉이 已脫하면 九候雖調라도 猶死어니와 七診雖見이나 九候皆從者는 不死라 所言不死者는 風氣之病及經月之病[12]이니 似七診之病이나 而非也라 故로 言不死라 若有七診之病에 其脈候亦敗者는 死矣로대 必發噦噫라 必審問其所始病과 與今之所方病하고 而後各切循其脈하야 視其經絡浮沈하고 以上下逆從循之하야 其脈疾者는 不病이요 其脈遲者는 病이며 脈不往來者는 死요 皮膚著者도 死하니이다

帝 曰其可治者는 奈何오

岐伯이 曰經病者는 治其經하고 孫絡病者는 治其孫絡血[13]하며 血

---

11) 盛躁喘數者 : 滑抄本에는 '盛疾喘數者'로 되어 있고, 『太素』에는 '盛躁而喘數者'로 되어 있다.

12) 經月之病 : 『太素』에는 '經間之病'으로 되어 있다.

病에 身有痛者[14]는 治其經絡하고 其病者 在奇邪면 奇邪之脈을 則繆刺之하고 留瘦不移면 節而刺之하며 上實下虛엔 切而從之하고 索其結絡脈하야 刺出其血하야 以見通之[15]라 瞳子高者는 太陽不足이요 戴眼者는 太陽已絶이니 此는 決死生之要니 不可不察也라 手指及手外踝上과 五指에 留鍼하니이다

---

13) 孫絡病者 治其孫絡血 : 『新校正』에서 "『甲乙』에는 '絡病者 治其絡血'로 되어 있다"고 하였으나, 지금 『甲乙』에는 '絡病者 治其絡'으로 되어 있다.

14) 血病身有痛者 : 『甲乙』에는 '身有痛者'로 되어 있다.

15) 以見通之 : 『甲乙』에는 '以通其氣'로 되어 있다.

제21편 經脈別論

黃帝 問曰人之居處動靜勇怯에 脈亦爲之變乎아

岐伯이 對曰凡人之驚恐恚勞動靜에 皆爲變也니이다 是以로 夜行則喘出於腎하야 淫氣病肺하고 有所墮恐하면 喘出於肝하야 淫氣害脾하고 有所驚恐하면 喘出於肺하야 淫氣傷心하고 度水跌仆하면 喘出於腎與骨하니 當是之時에 勇者는 氣行則已어니와 怯者는 則著[1]而爲病也라 故로 曰診病之道는 觀人勇怯骨肉皮膚하야 能知其情이라야 以爲診法也라하니이다

故로 飮食飽甚하면 汗出於胃하고 驚而奪精하면 汗出於心하고 持重遠行하면 汗出於腎하고 疾走恐懼하면 汗出於肝하고 搖體勞苦하면 汗出於脾하니 故로 春秋冬夏四時陰陽에 生病이 起於過用하니 此爲常也니이다

食氣入胃하면 散精於肝하야 淫氣於筋하고 食氣入胃하면 濁氣歸

---

1) 怯者則著 : 胡本, 讀本, 元殘一, 趙本 등도 동일하며, 기타 판본에는 '怯者則着'으로 되어 있다.

心하야 淫精於脈하야 脈氣는 流經하고 經氣는 歸於肺하니 肺朝百脈하야 輸精於皮毛라 毛脈合精하야 行氣於府하니 府精神明이 留於四藏하면 氣歸於權衡하고 權衡以平하면 氣口成寸하야 以決死生이니이다

飮入於胃하면 遊溢精氣하야 上輸於脾하고 脾氣散精하야 上歸於肺하고 通調水道하야 下輸膀胱이라 水精이 四布하면 五經도 並行하야 合於四時五藏陰陽하니 揆度[2]以爲常也니이다

太陽藏이 獨至하면 厥喘虛氣逆하니 是는 陰不足陽有餘也라 表裏를 當倶寫하니 取之下兪요 陽明藏이 獨至하면 是는 陽氣重幷也라 當寫陽補陰하니 取之下兪요 少陽藏이 獨至하면 是는 厥氣也라 蹻前이 卒大하니 取之下兪요 少陽이 獨至者는 一陽之過也라 太陰藏이 搏者는 用心省眞이니 五脈氣少하고 胃氣不平하면 三陰也니 宜治其下兪하되 補陽寫陰이요 一陽이 獨嘯는 少陽厥[3]也니 陽幷於上하야 四脈이 爭張하니 氣歸於腎이라 宜治其經絡하되 寫陽補陰이요 一陰至는 厥陰之治也니 眞虛痟心하고 厥氣留薄하야 發爲白汗하니 調食和藥하고 治在下兪니이다

---

2) 陰陽揆度 : 『新校正』에 "一本에는 '陰陽動靜'으로 되어 있다"라고 하였다.

3) 少陽厥 : 全元起本에는 '少陰厥'로 되어 있으며, 『太素』에는 '少陰之厥也'로 되어 있다.

帝 曰太陽藏은 何象고

岐伯이 曰象三陽而浮也니이다

帝 曰少陽藏은 何象고

岐伯이 曰象一陽也니 一陽藏者는 滑而不實也니이다

帝 曰陽明藏은 何象고

岐伯이 曰象大浮也[4]니이다 太陰藏搏은 言伏鼓也요 二陰搏은 至腎하니 沈不浮也니이다

4) 象大浮也 : 全元起本,『太素』등에는 '象心之太浮'로 되어 있다.

제22편 藏氣法時論

黃帝 問曰合人形하야 以法四時五行而治라하니 何如而從이며 何如而逆고 得失之意를 願聞其事하노라

岐伯이 對曰五行者는 金木水火土也라 更貴更賤하니 以知死生하고 以決成敗하야 而定五藏之氣의 間甚之時와 死生之期也니이다

帝 曰願卒聞之하노라

岐伯이 曰肝主春하며 足厥陰少陽이 主治하고 其日은 甲乙이요 肝苦急하니 急食甘하야 以緩之하고 心主夏하며 手少陰太陽이 主治하고 其日은 丙丁이요 心苦緩하니 急食酸하야 以收之하고 脾主長夏하며 足太陰陽明이 主治하고 其日은 戊己요 脾苦濕하니 急食苦하야 以燥之하고 肺主秋하며 手太陰陽明이 主治하고 其日은 庚辛이요 肺苦氣上逆하니 急食苦하야 以泄之하고 腎主冬하며 足少陰太陽이 主治하고 其日은 壬癸요 腎苦燥하니 急食辛하야 以潤之니 開腠理하야 致津液하며 通氣也일새니이다

病在肝이면 愈於夏하고 夏不愈면 甚於秋하고 秋不死면 持於冬하고

起於春하니 禁當風이라 肝病者는 愈在丙丁하고 丙丁에 不愈하면 加於庚辛하고 庚辛에 不死[1]하면 持於壬癸하고 起於甲乙이라 肝病者는 平旦에 慧하고 下脯[2]에 甚하며 夜半에 靜이라 肝欲散하니 急食辛하야 以散之니 用辛補之하고 酸寫之[3]니이다

病在心이면 愈在長夏하고 長夏不愈면 甚於冬하고 冬不死면 持於春하고 起於夏하니 禁溫食熱衣라 心病者는 愈在戊己하고 戊己에 不愈면 加於壬癸하고 壬癸에 不死면 持於甲乙하고 起於丙丁이라 心病者는 日中에 慧하고 夜半에 甚하며 平旦에 靜이라 心欲耎하니 急食鹹하야 以耎之니 用鹹補之하고 甘寫之니이다

病在脾면 愈在秋하고 秋不愈면 甚於春하고 春不死면 持於夏하고 起於長夏하니 禁溫食飽食과 濕地濡衣라 脾病者는 愈在庚辛하고 庚辛에 不愈하면 加於甲乙하고 甲乙에 不死하면 持於丙丁하고 起於戊己라 脾病者는 日昳에 慧하고 日出에 甚하며 下晡에 靜이라 脾欲緩하니 急食甘하야 以緩之니 用苦寫之하고 甘補之니이다

病在肺면 愈在冬하고 冬不愈면 甚於夏하고 夏不死면 持於長夏하고

---

1) 不死 : 『甲乙』에는 '不加'로 되어 있다.

2) 下脯 : 朝鮮內醫院本과 기타 판본에는 '下晡'로 되어 있다.

3) 用辛補之 酸寫之 : 全元起本에는 '用酸補之 辛寫之'로 되어 있다.

起於秋하니 禁寒飮食 寒衣라 肺病者는 愈在壬癸하고 壬癸에 不愈하면 加於丙丁하고 丙丁에 不死하면 持於戊己하고 起於庚辛이라 肺病者는 下晡에 慧하고 日中에 甚하며 夜半에 靜이라 肺欲收하니 急食酸하야 以收之니 用酸補之하고 辛寫之니이다

病在腎이면 愈在春하고 春不愈면 甚於長夏하고 長夏不死면 持於秋하고 起於冬하니 禁犯焠㶧熱食溫炙衣라 腎病者는 愈在甲乙하고 甲乙에 不愈하면 甚於戊己하고 戊己에 不死하면 持於庚辛하고 起於壬癸라 腎病者는 夜半에 慧하고 四季[4]에 甚하며 下晡에 靜이라 腎欲堅하니 急食苦하야 以堅之니 用苦補之하고 鹹寫之니이다 夫邪氣之客於身也에 以勝相加하나니 至其所生而愈하고 至其所不勝而甚하고 至於所生而持하고 自得其位而起하니 必先定五藏之脈이라야 乃可言間甚之時와 死生之期也니이다

肝病者는 兩脇下痛引少腹하고 令人善怒하며 虛則目䀮䀮無所見하고 耳無所聞하고 善恐如人將捕之하니 取其經은 厥陰與少陽[5]이로되 氣逆則頭痛耳聾不聰頰腫하니 取血者니이다

---

4) 四季 : 『甲乙』, 『脈經』, 『千金』 등에는 '日乘四季'로 되어 있다.

5) 少陽 : 『甲乙』에는 '少陽血者'로 되어 있다.

心病者는 胸中痛하고 脇支滿하고 脇下痛하고 膺背肩胛[6]間痛하고 兩臂內痛하며 虛則胸腹大하고 脇下與腰[7]相引而痛하니 取其經은 少陰太陽과 舌下血者로되 其變病엔 刺郄中血者니이다

脾病者는 身重善肌[8]肉痿하고 足不收行하고 善瘈脚下痛하며 虛則腹滿하고 腸鳴飧泄하고 食不化하니 取其經은 太陰陽明과 少陰血者니이다

肺病者는 喘欬逆氣하고 肩背痛하고 汗出하고 尻陰股膝髀腨胻足이 皆痛하며 虛則少氣하야 不能報息하고 耳聾嗌乾하니 取其經은 太陰과 足太陽之外 厥陰內血者[9]니이다

腎病者는 腹大脛腫하고 喘欬身重하고 寢汗出憎風하며 虛則胸中痛하고 大腹小腹痛하고 淸厥意不樂하니 取其經은 少陰太陽血者니이다

肝色靑에 宜食甘이니 粳米牛肉棗葵 皆甘이요 心色赤에 宜食

---

6) 胛 : 朝鮮內醫院本도 동일하며, 『素問·陰陽別論』의 王冰의 注에도 '胛'으로 되어 있다. 기타 판본에는 모두 '甲'으로 되어 있다.

7) 脇下與腰 : 『脈經』에는 '脇下與腰背'로 되어 있으며, 『素問·氣交變大論』의 '鬱冒朦昧 心痛暴瘖 胸腹大 脇下與腰背相引而痛'의 『新校正』에서도 「藏氣法時論」에 '脇下與腰背'로 되어 있다고 하였다.

8) 善肌 : 明抄本, 顧從德本, 朝鮮內醫院本 등에는 '善饑'로 되어 있다.

9) 厥陰內血者 : 『脈經』, 『甲乙』, 『千金』 등에는 '厥陰內少陰血者'로 되어 있다.

酸이니 小豆犬肉李韭 皆酸이요 肺色白에 宜食苦니 麥羊肉杏薤 皆苦요 脾色黃에 宜食鹹이니 大豆豕肉栗藿이 皆鹹이요 腎色黑에 宜食辛이니 黃黍鷄肉桃葱이 皆辛이라 辛散 酸收 甘緩 苦堅 鹹耎[10]일새니이다 毒藥은 攻邪하고 五穀은 爲養하고 五果는 爲助하고 五畜은 爲益하고 五菜는 爲充[11]하니 氣味合而服之하야 以補精[12]益氣라 此五者는 有辛酸甘苦鹹하야 各有所利하야 或散 或收 或緩 或急 或堅 或耎하니 四時五藏病에 隨五味所宜也[13]니이다

---

10) 鹹耎 : 『太素』에는 '鹹濡'로 되어 있다.

11) 爲充 : 『太素』에는 '爲埤'로 되어 있다.

12) 補精 : 『太素』에는 '養精'으로 되어 있다.

13) 肝色青 … 隨五味所宜也 : 全元起本에는 이 부분 총 146字가 『素問 · 脈要精微論』의 끝부분에 있다.

제23편 宣明五氣

五味所入은 酸入肝 辛入肺 苦入心 鹹入腎 甘入脾[1]니 是謂五入이라

五氣所病[2]은 心爲噫 肺爲欬 肝爲語 脾爲呑 腎爲欠爲嚔요 胃爲氣逆爲噦爲恐하고 大腸小腸爲泄하고 下焦溢爲水하고 膀胱不利爲癃하며 不約爲遺溺하고 膽爲怒니 是謂五病이라

五精所幷[3]은 精氣幷於心則喜하고 幷於肺則悲하고 幷於肝則憂하고 幷於脾則畏하고 幷於腎則恐하니 是謂五幷이니 虛而相幷者也[4]라

五藏所惡는 心惡熱 肺惡寒 肝惡風 脾惡濕 腎惡燥이니 是謂五惡[5]라

五藏化液[6]은 心爲汗 肺爲涕 肝爲淚 脾爲涎 腎爲唾니 是謂

---

1) 鹹入腎 甘入脾 : 『太素』에는 '甘入脾 鹹入腎 淡入胃'로 되어 있다.
2) 五氣所病 : 『太素』에는 '五藏氣'로 되어 있다.
3) 五精所幷 : 『太素』에는 '五幷'으로 되어 있다.
4) 是謂五幷 虛而相幷者也 : 『太素』에는 '是謂精氣幷于藏也'로 되어 있다.
5) 是謂五惡 : 『太素』에는 '此五藏氣所惡'로 되어 있다.
6) 五藏化液 : 『太素』에는 '五液'으로 되어 있고, 『類說』에는 '五藏化爲液'으로 되어 있다.

五液[7]이라

五味所禁은 辛走氣하니 氣病에 無多食辛하고 鹹[8]走血하니 血病에 無多食鹹하고 苦[9]走骨하니 骨病에 無多食苦하고 甘走肉하니 肉病에 無多食甘하고 酸走筋하니 筋病에 無多食酸하니 是謂五禁일새 無令多食이라

五病所發은 陰病은 發於骨하고 陽病은 發於血하고 陰病은 發於肉[10]하고 陽病은 發於冬하고 陰病은 發於夏하니 是謂五發이라

五邪所亂[11]은 邪入於陽則狂이요 邪入於陰則[12]痺요 搏陽則爲巓疾이요 搏陰則爲瘖이요 陽入之陰則[13]靜이요 陰出之陽則怒니 是謂五亂이라

五邪所見은 春得秋脈 夏得冬脈 長夏得春脈 秋得夏脈 冬得長夏脈을 名曰陰出之陽이니 病善怒不治라 是謂五邪니 皆同命死不治라

---

7) 是謂五液 : 『太素』에는 '此五液所生'으로 되어 있다.
8) 鹹 : 『太素』에는 '苦'로 되어 있다.
9) 苦 : 『太素』에는 '鹹'으로 되어 있다.
10) 陰病 發於肉 : 『太素』에는 '以味病 發于氣'로 되어 있다.
11) 所亂 : 『太素』에는 '入'으로 되어 있다.
12) 陰則 : 『太素』에는 '陰則爲血'로 되어 있다.
13) 則 : 『太素』에는 '病'으로 되어 있다.

五藏所藏은 心藏神 肺藏魄 肝藏魂 脾藏意 腎藏志니 是謂五藏所藏이라

五藏所主는 心主脈 肺主皮 肝主筋 脾主肉 腎主骨이니 是謂五主라

五勞所傷은 久視傷血 久臥傷氣 久坐傷肉 久立傷骨 久行傷筋이니 是謂五勞所傷이라

五脈應象은 肝脈絃[14] 心脈鉤 脾脈代 肺脈毛 腎脈石이니 是謂五藏之脈이라

14) 肝脈絃 : 顧從德本도 동일하며, 기타 판본에는 '肝脈弦'으로 되어 있다.

제24편 血氣形志

夫人之常數는 太陽이 常多血少氣하며 少陽이 常少血多氣하며 陽明이 常多氣多血하며 少陰이 常少血多氣하며 厥陰이 常多血少氣하며 太陰이 常多氣少血하니 此는 天之常數라 足太陽與少陰이 爲表裏요 少陽與厥陰이 爲表裏요 陽明與太陰이 爲表裏니 是는 爲足陰陽也[1]요 手太陽與少陰이 爲表裏요 少陽與心主 爲表裏요 陽明與太陰이 爲表裏니 是는 爲手之陰陽也라 今知手足陰陽所苦[2]니 凡治病에 必先去其血하야 乃去其所苦하고 伺之所欲然後에 寫有餘하고 補不足이라

欲知背兪인댄 先度其兩乳間하야 中折之하고 更以他草로 度하야 去半已하고 卽以兩隅로 相柱也[3]히야 乃擧以度其背하니 令其一隅로 居上하야 齊脊大椎하면 兩隅는 在下하니 當其下隅者는 肺之兪也요

1) 爲足陰陽也 : 消抄本에는 '爲足之陰陽也'로 되어 있다.
2) 今知手足陰陽所苦 : 『太素』에는 없다.
3) 相柱 : 朝鮮內醫院本도 동일하며, 釋音에도 '相柱'로 되어 있다. 기타 판본에는 모두 '相拄'로 되어 있다.

復下一度면 心之兪也요 復下一度면 左角은 肝之兪也요 右角은 脾之兪也요 復下一度면 腎之兪也니 是謂五藏之兪요 灸刺之度也라

形樂志苦하면 病生於脈하니 治之以灸刺하고 形樂志樂하면 病生於肉하니 治之以鍼石하며 形苦志樂하면 病生於筋하니 治之以熨引하고 形苦志苦하면 病生於咽嗌[4]하니 治之以百藥[5]하며 形數驚恐하고 經絡不通하면 病生於不仁하니 治之以按摩醪藥이라 是謂五形志也라

刺陽明엔 出血氣하며 刺太陽엔 出血惡氣하며 刺少陽엔 出氣惡血하며 刺太陰엔 出氣惡血[6]하며 刺少陰엔 出氣惡血하며 刺厥陰엔 出血惡氣也니라

---

4) 病生於咽嗌 : 『甲乙經』에는 '病生於困竭'로 되어 있다.

5) 治之以百藥 : 『甲乙經』에는 '治之以甘藥'으로 되어 있다.

6) 刺太陰 出氣惡血 : 『太素』에는 '刺太陰 出氣血'로 되어 있다.

제25편 寶命全形論

黃帝 問曰天覆地載에 萬物이 悉備나 莫貴於人하니 人은 以天地之氣로 生하고 四時之法으로 成이라 君王과 衆庶盡欲全形이나 形之疾病에 莫知其情하면 留淫이 日深하야 著於骨髓하니 心私慮之라 余欲鍼으로 除其疾病하노니 爲之奈何오

岐伯이 對曰夫鹽之味鹹者는 其氣令器로 津泄하고 絃絶者는 其音이 嘶敗하고 木敷者[1]는 其葉이 發하고 病深者는 其聲이 噦하니 人有此三者를 是謂壞府라 毒藥으로 無治하고 短鍼으로 無取하니 此는 皆絶皮傷肉하야 血氣爭黑[2]이니이다

帝 曰余念其痛하야 心爲之亂惑하야 反甚其病이나 不可更代하니 百姓이 聞之하고 以爲殘賊이라하리니 爲之奈何오

岐伯이 曰夫人生於地하고 懸命於天하니 天地合氣를 命之曰人이라 人이 能應四時者는 天地爲之父母니 知萬物者[3]를 謂之天子니이다

---

1) 木敷者 : 『太素』에는 '木陳者'로 되어 있다.

2) 血氣爭黑 : 『太素』에는 '血氣爭異'로 되어 있다.

3) 知萬物者 : 『太素』에는 '荷主萬物者'로 되어 있다.

天有陰陽하니 人有十二節하고 天有寒暑하니 人有虛實이라 能經天地陰陽之化者는 不失四時요 知十二節之理者는 聖智라도 不能欺也요 能存八動之變과 五勝更立하야 能達虛實之數者는 獨出獨入하야 呿吟至微와 秋毫도 在目이니이다

帝 曰人生有形하야 不離陰陽하니 天地合氣하야 別爲九野하고 分爲四時하며 月有小大하고 日有短長하며 萬物이 並至를 不可勝量이니 虛實呿吟[4]을 敢問其方하노라

歧伯이 曰木得金而伐이요 火得水而滅이요 土得木而達이요 金得火而缺이요 水得土而絶이니 萬物이 盡然하야 不可勝竭이라 故로 鍼有懸布天下者[5] 五로되 黔首 共餘食[6]하야도 莫知之也라 一曰治神이요 二曰知養身[7]이요 三曰知毒藥爲眞이요 四曰制砭石小大요 五曰知府藏血氣之診이니 五法俱立이라도 各有所先이어늘 今末世之刺也는 虛者實之하고 滿者泄之하니 此는 皆衆工의 所共知也요 若

4) 虛實呿吟 : 『太素』에는 '欲去呿吟'으로 되어 있다.

5) 鍼有懸布天下 : 明抄本에는 '鍼有懸布于天下'로 되어 있다.

6) 餘食 : 全元起本에는 '飽食'으로 되어 있으며, 『新交正』에서 "『太素』에는 '飮食'으로 되어 있다"라고 하였으나 지금 『太素』에는 '餘食'으로 되어 있다.

7) 知養身 : 『新校正』에서 "『太素』에 '知養形'으로 되어 있다"라고 하였으나 지금 『太素』에는 '治養身'으로 되어 있다.

夫法天則地하야 隨應而動하면 和之者 若響이요 隨之者 若影하야 道無鬼神하야 獨來獨往이니이다

帝 曰願聞其道하노라

岐伯이 曰凡刺之眞은 必先治神이요 五藏已定하며 九候已備[8]라야 後乃[9]存鍼이니 衆脈이 不見[10]하고 衆凶이 弗聞[11]하야 外內相得이어든 無以形先이요 可玩[12]往來라야 乃施於人이라 人有虛實[13]하니 五虛에 勿近하고 五實에 勿遠이요 至其當發하여는 間不容瞚[14]이니 手動若務하고 鍼耀而勻하며 靜意視義하야 觀適之變[15]이니 是謂冥冥이니 莫知其形이라 見其烏烏하며 見其稷稷하니 從見其飛나 不知其誰[16]요 伏如橫弩하고 起如發機니이다

帝 曰何如而虛하며 何如而實이오

岐伯이 曰刺虛者는 須其實이요 刺實者는 須其虛니 經氣已至에

---

8) 已備 :『甲乙』에는 ‘已明’으로 되어 있다.
9) 後乃 :『太素』에는 ‘乃緩’으로 되어 있다.
10) 不見 :『甲乙』에는 ‘所見’으로 되어 있다.
11) 弗聞 :『甲乙』에는 ‘所聞’으로 되어 있다.
12) 可玩 :『太素』에는 ‘可棁’로 되어 있다.
13) 人有虛實 :『太素』에는 ‘虛實之要’로 되어 있다.
14) 瞚 : 全元起本,『太素』 등에는 ‘眴’으로 되어 있다.
15) 觀適之變 : 柯校本에는 ‘觀敵之變’으로 되어 있다.
16) 不知其誰 :『太素』에는 ‘不見其雜’으로 되어 있다.

愼守勿失하고 深淺在志하며 遠近若一하야 如臨深淵하고 手如握虎하야 神無營於衆物[17]이니이다

17) 黃帝問曰天覆地載 … 神無營於衆物 : 全元起本에는 처음부터 여기까지가 모두『素問 · 刺禁論』의 처음에 있다.

제26편 八正神明論

黃帝 問曰用鍼之服에 必有法則焉하니 今何法何則고

岐伯이 對曰法天則地[1]하야 合以天光하니이다

帝 曰願卒聞之하노라

岐伯이 曰凡刺之法은 必候日月星辰과 四時八正之氣하야 氣定이라야 乃刺之라 是故로 天溫日明則人血이 淖液而衛氣浮하니 故로 血易寫하며 氣易行하고 天寒日陰則人血이 凝泣而衛氣沈이라 月始生則血氣始精하고 衛氣始行하며 月郭이 滿則血氣實[2]하고 肌肉堅하며 月郭이 空則肌肉減하고 經絡虛하며 衛氣去하야 形獨居하니 是以로 因天時而調血氣也니이다 是以로 天寒에 無刺하고 天溫에 無凝[3]하며 月生에 無寫하고 月滿에 無補하며 月郭空에 無治를 是謂得時而調之라하니 因天之序와 盛虛之時하야 移光定位하니 正立而待之니이다

---

1) 法天則地 : 明抄本에는 '法則天地'로 되어 있다.

2) 血氣實 : 『太素』에는 '血氣盛'으로 되어 있다.

3) 天溫無凝 : 元殘一, 趙本, 吳本, 明抄本, 周本, 藏本 등도 동일하며. 기타 판본에는 모두 '天溫無疑'로 되어 있다.

故로 日月生而寫[4]를 是謂藏虛[5]요 月滿而補하면 血氣揚溢하야 絡有留血[6]하니 命曰重實이요 月郭空而治를 是謂亂經이니 陰陽相錯하고 直邪[7]不別하야 沈以留止하야 外虛內亂하야 淫邪乃起하니이다

帝 曰星辰八正은 何候오

歧伯이 曰星辰者는 所以制日月之行也요 八正者는 所以候八風之虛邪以時至者也요 四時者는 所以分春秋冬夏之氣所在하야 以時調之也니이다 八正之虛邪를 而避之勿犯也니 以身之虛而逢天之虛하면 兩虛相感하야 其氣至骨하고 入則傷五藏하니 工候救之면 弗能傷也라 故로 曰天忌를 不可不知也니이다

帝 曰善하다 其法星辰者는 余聞之矣로니 願聞法往古者하노라

歧伯이 曰法往古者는 先知鍼經也요 驗於來今者는 先知日之寒溫과 月之虛盛하야 以候氣之浮沈而調之於身이라야 觀其立有驗也라 觀其冥冥者는 言形氣榮衛之不形於外而工獨知之니 以日之寒溫과 月之虛盛과 四時氣之浮沈으로 參伍相合而調之니 工

---

4) 故日月生而寫 : 朝鮮內醫院本, 守校本, 『太素』, 『素問·移精變氣論』 王冰의 注에는 모두 '故曰月生而寫'로 되어 있다.

5) 藏虛 : 全元起本에는 '減虛'로 되어 있다.

6) 絡有留血 : 『太素』에는 '經有留止'로 되어 있다.

7) 直邪 : 朝鮮內醫院本과 기타 판본에는 '眞邪'로 되어 있다.

常先見之나 然而不形於外 故로 曰觀於冥冥焉이요 通於無窮者일새 可以傳於後世也라 是故로 工之所以異也라 然而不形見於外 故로 俱不能見也니 視之無形하고 嘗之無味 故로 謂冥冥이 若神髣髴이니이다 虛邪者는 八正之虛邪氣也요 正邪者는 身形을 若用力汗出하면 腠理開에 逢虛風[8]이니 其中人也微 故로 莫知其情하고 莫見其形이나 上工은 救其萌牙[9]하니 必先見三部九候之氣하야 盡調하야 不敗而救之 故로 曰上工이요 下工은 救其已成하고 救其已敗하니 救其已成者는 言不知三部九候之相失하야 因病而敗之也[10]요 知其所在者는 知診三部九候之病脈處而治之라 故로 曰守其門戶焉이라하니 莫知其情而見邪形也[11]니이다

帝 曰余聞補寫나 未得其意니이다

岐伯이 曰寫必用方하니 方者는 以氣方盛也요 以月方滿也요 以日方溫也요 以身方定也니 以息方吸而內鍼하고 乃復候其方吸而轉鍼하고 乃復候其方呼而徐引鍼 故로 曰寫必用方이라야 其氣而

---

8) 身形 若用力汗出 腠理開 逢虛風 : 『太素』에는 '身形飢 若用力汗出 腠理開'로 되어 있다.

9) 救其萌牙 : 朝鮮內醫院本과 기타 판본에는 '救其萌芽'로 되어 있다.

10) 故曰上工 … 因病而敗之也 : 『太素』에는 '故曰下工救其已成者 言不知三部九候之氣以相失 有因而疾敗之'로 되어 있다.

11) 而見邪形也 : 趙本에는 '而見其形也'로 되어 있다.

行焉[12]이요 補必用員하니 員者는 行也요 行者는 移也니 刺必中其榮하고 復以吸에 排鍼也라 故로 員與方은 非鍼也[13]라 故로 養神者는 必知形之肥瘦와 榮衛血氣之盛衰하나니 血氣者는 人之神일새 不可不謹養이니이다

帝 曰妙乎哉라 論也여 合人形於陰陽四時하니 虛實之應과 冥冥之期를 其非夫子면 孰能通之리오 然이나 夫子數言形與神하니 何謂神[14]이요 何謂形고 願卒聞之하노라

岐伯이 曰請言形하노니 形乎形은 目冥冥이라 問其所病하야 索之於經하면 慧然在前이나 按之不得하야 不知其情 故로 曰形이니이다

帝 曰何謂神고

岐伯이 曰請言神하노니 神乎神은 耳不聞이나 目明心開而志先하며 慧然獨悟로대 口弗能言하고 俱視獨見하야 適若昏이나 昭然獨明하야 若風吹雲 故로 曰神이요 三部九候를 爲之原이면 九鍼之論은 不必存也니이다

---

12) 其氣而行焉 : 明抄本, 周本 등에는 '其氣易行焉'으로 되어 있다.
13) 員與方 非鍼也 : 『太素』에는 '員與方也 排鍼也'로 되어 있다.
14) 何謂神 : 吳本에는 없다.

제27편 離合眞邪論

黃帝 問曰余聞컨대 九鍼九篇을 夫子乃因而九之하야 九九八十一篇하니 余盡通其意矣라 經에 言氣之盛衰와 左右傾移에 以上調下하고 以左調右하며 有餘不足에 補寫於榮輸는 余知之矣라 此皆榮衛之傾移하야 虛實之所生이요 非邪氣從外入於經也라 余願聞컨대 邪氣之在經也에 其病人은 何如며 取之奈何오

岐伯이 對曰夫聖人之起度數에 必應於天地 故로 天有宿度하고 地有經水하며 人有經脈하니 天地溫和則經水安靜하고 天寒地凍則經水凝泣하며 天暑地熱則經水沸溢하고 卒風暴起則經水波涌而隴起하니이다 夫邪之入於脈也에 寒則血凝泣하고 暑則氣淖澤[1]하니 虛邪因而入客이 亦如經水之得風也라 經之動脈이 其至也에 亦時隴起하되 其行於脈中엔 循循然[2]이라가 其至寸口中手也에 時大時小하니 大則邪至요 小則平이라 其行無常處하야 在陰與陽하니

1) 氣淖澤 : 『太素』에는 '氣血淖澤'으로 되어 있다.

2) 循循然 : 『太素』에는 '循循然輑'으로 되어 있다.

不可爲度이로되 從而察之三部九候하야 卒然逢之면 早遏其路라 吸則內鍼하야 無令氣忤하고 靜以久留하야 無令邪布하고 吸則轉鍼하야 以得氣爲故하고 候呼引鍼하야 呼盡乃去하면 大氣皆出 故로 命曰寫니이다

帝 曰不足者補之는 奈何오

岐伯이 曰必先捫而循之하고 切而散之하고 推而按之하고 彈而怒之하고 抓[3]而下之하야 通而取之하고 外引其門하야 以閉其神이라 呼盡內鍼하고 靜以久留하야 以氣至爲故하고 如待所貴하야 不知日暮하고 其氣以至어든 適而自護라가 候吸引鍼하고 氣不得出하야 各在其處어든 推闔其門하야 令神氣存하면 大氣留止 故로 命曰補니이다

帝 曰候氣는 奈何오

岐伯이 曰夫邪去絡入於經也에 舍於血脈之中[4]하니 其寒溫未相得이 如涌波之起也하야 時來時去 故로 不常在라 故로 曰方其來也에 必按而止之하고 止而取之나 無逢其衝而寫之니이다

---

3) 抓 : 『太素』에는 '搔'로 되어 있다.

4) 舍於血脈之中 : 『太素』에는 '合於血脈之中'으로 되어 있다.

眞氣者는 經氣也니 經氣太虛 故로 曰其來不可逢이라하니 此之謂也니이다 故로 曰候邪不審하야 大氣已過에 寫之則眞氣脫하고 脫則不復하니 邪氣復至而病益蓄 故로 曰其往不可追라하니 此之謂也니이다 不可挂以髮者는 待邪之至時하야 而發鍼寫矣요 若先若後者는 血氣已盡[5]하여도 其病不可下라 故로 曰知其可取는 如發機하고 不知其取는 如扣椎라 故로 曰知機道者는 不可挂以髮이요 不知機者는 扣之不發이 此之謂也니이다

帝 曰補寫[6]는 奈何오

岐伯이 曰此는 攻邪也에 疾出하야 以去盛血而復其眞氣라 此는 邪新客하야 溶溶未有定處也에 推之則前하고 引之則止라 逆而刺之면 溫血也니 刺出其血하면 其病立已니이다

帝 曰善하다 然이나 眞邪以合하야 波隴不起면 候之는 奈何오

岐伯이 曰審捫하야 循三部九候之盛虛而調之니 察其左右上下의 相失及相減者하야 審其病藏以期之라 不知三部者는 陰陽不別하고 天地不分하니 地以候地하고 天以候天하고 人以候人하야 調之中府하야

---

5) 血氣已盡：全元起本,『甲乙』등에는 '血氣已虛'로 되어 있다.

6) 補寫：明抄本에는 '取血'로 되어 있다.

以定三部라 故로 曰刺에 不知三部九候하면 病脈之處에 雖有大過且至[7]라도 工不能禁也라하니이다 誅罰無過[8]를 命曰大惑이니 反亂大經하야 眞不可復이라 用實爲虛하고 以邪爲眞하면 用鍼無義니 反爲氣賊하야 奪人正氣하고 以從爲逆하야 榮衛散亂하고 眞氣已失하야 邪獨內著[9]하면 絶人長命하야 予人夭殃[10]하니이다 不知三部九候 故로 不能久長이라 因不知合之四時五行하고 因加相勝하야 釋邪攻正하면 絶人長命하니이다 邪之新客來也에 未有定處하야 推之則前하고 引之則止하니 逢而寫之면 其病立已니이다

7) 雖有大過且至 : 明抄本에는 '大過且至'로 되어 있다.
8) 誅罰無過 : 明抄本에는 '誅伐無過'로 되어 있다.
9) 邪獨內著 : 滑抄本에는 '邪獨自著'으로 되어 있다.
10) 予人夭殃 : 胡本, 元殘一, 趙本, 明抄本, 周本, 熊本, 朝鮮內醫院本, 守校本 등도 동일하며, 기타 판본에는 모두 '予人天殃'으로 되어 있다.

제28편 通評虛實論

黃帝 問曰何謂虛實고

岐伯이 對曰邪氣盛則實이요 精氣奪則虛니이다

帝 曰虛實은 何如오

岐伯이 曰氣虛者는 肺虛也요 氣逆者는 足寒也니 非其時則生하고 當其時則死하나니 餘藏도 皆如此니이다

帝 曰何謂重實고

岐伯이 曰所謂重實者는 言大熱病의 氣熱脈滿이니 是謂重實이니이다

帝 曰經絡俱實은 何如며 何以治之오

岐伯이 曰經絡皆實은 是寸脈急而尺緩也니 皆當治之라 故로 曰滑則從이요 澁則逆也라 夫虛實者는 皆從其物類始하니 五藏骨肉이 滑利라야 可以長久也니이다

帝 曰絡氣不足하고 經氣有餘는 何如오

岐伯이 曰絡氣不足하고 經氣有餘者는 脈口熱而尺寒也니 秋冬

爲逆이요 春夏爲從이니 治主病者니이다

帝 曰經虛絡滿은 何如오

岐伯이 曰經虛絡滿者는 尺은 熱滿하고 脈口는 寒濇也니 此는 春夏에 死하고 秋冬에 生也니이다

帝 曰治此者는 奈何오

岐伯이 曰絡滿經虛면 灸陰刺陽하고 經滿絡虛면 刺陰灸陽이니이다

帝 曰何謂重虛오

岐伯이 曰脈氣上虛尺虛[1]를 是謂重虛니이다

帝 曰何以治之오

岐伯이 曰所謂氣虛者는 言無常也요 尺虛者는 行步恇然이요 脈虛者는 不象陰也라 如此者는 滑則生하고 濇則死也니이다

帝 曰寒氣暴上하야 脈滿而實은 何如오

岐伯이 曰實而滑則生하고 實而逆則死니이다

帝 曰脈이 實滿에 手足이 寒하며 頭熱은 何如오

岐伯이 曰春秋則生하고 冬夏則死[2]하니 脈浮而濇커나 濇而身有

1) 脈氣上虛尺虛 : 明抄本에는 '脈虛上虛尺虛'로 되어 있다.

2) 冬夏則死 : 全元起本에는 이하 '脈浮 … 有熱者死'의 11字가 같은 편의 '帝曰形度 … 何以知其度也' 다음에 있다.

熱者도 死니이다

帝 曰其形盡滿은 何如오

岐伯이 曰其形盡滿者[3]는 脈急大堅[4]하고 尺濇而不應也라 如是者는 從則生[5]하고 逆則死니이다

帝 曰何謂從則生하고 逆則死오

岐伯이 曰所謂從者는 手足溫也요 所謂逆者는 手足寒也니이다

帝 曰乳子而病熱에 脈懸小者는 何如오

岐伯이 曰手足溫則生[6]하고 寒則死니이다

帝 曰乳子中風熱에 喘鳴肩息者는 脈이 何如오

岐伯이 曰喘鳴肩息者는 脈이 實大也니 緩則生[7]하고 急則死[8]니이다

帝 曰腸澼便血은 何如오

岐伯이 曰身熱則死하고 寒則生하니이다

帝 曰腸澼下白沫은 何如오

---

3) 其形盡滿者 : 『太素』에는 '擧形盡滿者'로 되어 있다.

4) 脈急大堅 : 明抄二 夾註에서 '脈' 아래 '口'字가 있다고 하였다.

5) 從則生 : 胡本, 讀本, 趙本, 吳本, 明抄本, 周本, 朝鮮內醫院本, 藏本, 熊本, 守校本 등도 동일하며, 기타 판본에는 '故從則生'으로 되어 있다.

6) 手足溫則生 : 『太素』에는 '足溫則生'으로 되어 있다.

7) 緩則生 : 『脈經』에는 '緩浮則生'으로 되어 있다.

8) 急則死 : 『脈經』에는 '急小則死'로 되어 있다.

岐伯이 曰脈沈則生하고 脈浮則死하니이다

帝 曰腸澼下膿血은 何如오

岐伯이 曰脈懸絶則死하고 滑大則生하니이다

帝 曰腸澼之屬에 身不熱[9]하며 脈不懸絶은 何如오

岐伯이 曰滑大者曰生이요 懸濇者曰死[10]니 以藏期之니이다

帝 曰癲疾은 何如오

岐伯이 曰脈搏이 大滑하면 久自已요 脈小堅急하면 死不治니이다

帝 曰癲疾之脈의 虛實은 何如오

岐伯이 曰虛則可治요 實則死니이다

帝 曰消癉의 虛實은 何如오

岐伯이 曰脈이 實大하면 病久라도 可治어니와 脈이 懸小堅[11]하면 病久에 不可治니이다

帝 曰形度 骨度 脈度 筋度는 何以知其度也[12]오

帝 曰春亟治經絡하고 夏亟治經兪하고 秋亟治六府하고 冬則閉

9) 身不熱 : 『脈經』에는 '身熱'로 되어 있다.

10) 滑大者曰生 懸濇者曰死 : 『明抄本』에는 '滑大者生 懸濇者死'로 되어 있다.

11) 脈懸小堅 : 『脈經』에는 '脈懸小堅急'으로 되어 있다.

12) 何以知其度也 : 全元起本에는 이하에 '岐伯曰脈浮而濇 濇而身有熱者死'가 추가되어 있다.

塞일새 閉塞者는 用藥而少鍼石也라 所謂少鍼石者는 非癰疽之謂也니 癰疽는 不得頃時回일새라 癰不知所하야 按之不應手하며 乍來乍已면 刺手太陰傍三痏와 與纓脈各二라 腋癰大熱[13]엔 刺足少陽五하고 刺而熱不止어든 刺手心主三하고 刺手太陰經絡者와 大骨之會를 各三이요 暴癰筋緛하야 隨分而痛하고 魄汗이 不盡은 胞氣不足이니 治在經兪[14]요 腹暴滿하야 按之不下어든 取太陽[15]經絡者와 胃之募也와 少陰兪去脊椎三寸傍五로되 用員利鍼이요 霍亂은 刺兪傍五와 足陽明及上傍三이요 刺癇驚에 脈五니 鍼手太陰各五[16]하고 刺經太陽五하고 刺手少陰經의 絡傍者一과 足陽明一하고 上踝五寸을 刺三鍼[17]이라

凡治消癉仆擊 偏枯痿厥 氣滿發逆에 肥貴人[18]則高梁之疾也요 隔[19]則閉絶하야 上下不通則暴憂之病也요 暴厥而聾커나 偏塞閉不

---

13) 腋癰大熱 : 朝鮮內醫院本,『太素』,『甲乙』 등도 동일하며, 기타 판본에는 모두 '掖癰大熱'로 되어 있다.

14) 暴癰筋緛 隨分而痛 … 治在經兪 : 全元起本에는 이 부분이 같은 편의 마지막 부분에 있다.

15) 取太陽 : 讀本, 趙本, 吳本, 周本, 藏本, 熊本, 守校本, 柯校本 등도 동일하며, 기타 판본에는 모두 '取手太陽'으로 되어 있다.

16) 鍼手太陰各五 : 明抄本에는 '手太陰各五'로 되어 있다.

17) 腹暴滿 按之不下 … 上踝五寸 刺三鍼 : 全元起本에는 이 부분이 '腋癰大熱' 앞에 있다.

18) 肥貴人 : 守校本에는 '甘肥貴人'으로 되어 있다.

通은 內氣暴薄也요 不從內하고 外中風之病은 故瘦留著也요 蹠跛[20]는 寒風濕之病也라

黃帝 曰黃疸 暴痛 癲疾 厥狂은 久逆之所生也요 五藏不平은 六府閉塞之所生也요 頭痛 耳鳴 九竅不利는 腸胃之所生也니라

---

19) 隔則 : 胡本, 趙本, 吳本, 朝鮮內醫院本, 藏本, 滑抄本, 柯校本 등도 동일하며, 기타 판본에는 모두 '隔塞'으로 되어 있다.

20) 蹠跛 : 周本에는 '蹠跛'로 되어 있다.

제29편 太陰陽明論

黃帝 問曰太陰陽明이 爲表裏하야 脾胃脈也나 生病而異者는 何也오

岐伯이 對曰陰陽異位하야 更虛更實하고 更逆更從하며 或從內하고 或從外하야 所從不同 故로 病異名也니이다

帝 曰願聞其異狀也하노라

岐伯이 曰陽者는 天氣也니 主外하고 陰者는 地氣也니 主內 故로 陽道는 實하고 陰道는 虛라 故로 犯賊風虛邪者는 陽受之하고 食飮不節起居不時者는 陰受之하니 陽受之則入六府하고 陰受之則入五藏이라 入六府則身熱不時臥하며 上爲喘呼하고 入五藏則䐜滿閉塞하며 下爲飧泄하며 久爲腸澼이라 故로 喉主天氣하고 咽主地氣 故로 陽受風氣하고 陰受濕氣라 故로 陰氣는 從足上行至頭하야 而下行循臂至指端하고 陽氣는 從手上行至頭하야 而下行至足 故로 曰陽病者는 上行極而下하고 陰病者는 下行極而上 故로 傷於風者는 上先受之하고 傷於濕者는 下先受之하니이다

帝 曰脾病而四支不用은 何也오

岐伯이 曰四支는 皆稟氣於胃而不得至經[1]하고 必因於脾라야 乃得稟也라 今脾病하야 不能爲胃行其精液[2]하면 四支不得稟水穀氣하야 日以衰[3]하고 脈道不利하야 筋骨肌肉이 皆無氣以生이라 故로 不用焉이니이다

帝 曰脾不主時는 何也오

岐伯이 曰脾者는 土也니 治中央하고 常以四時에 長四藏하야 各十八日寄治하야 不得獨主於時也라 脾藏者는 常著胃[4]土之精也요 土者는 生萬物[5]而法天地라 故로 上下至頭足하되 不得主時也니이다

帝 曰脾는 與胃로 以膜相連[6]耳나 而能爲之行其津液은 何也오

岐伯이 曰足太陰者는 三陰也니 其脈이 貫胃屬脾絡嗌[7] 故로 太陰爲之行氣於三陰하고 陽明者는 表也며 五藏六府之海也니 亦爲

---

1) 至經 : 『太素』에는 '徑至'로 되어 있다.

2) 精液 : 讀本, 趙本, 吳本, 朝鮮內醫院本, 藏本 등도 동일하며, 기타 판본에는 모두 '津液'으로 되어 있다.

3) 日以衰 : 元殘一, 趙本, 吳本, 明抄本, 藏本, 熊本, 滑抄本 등도 동일하며, 기타 판본에는 모두 '氣日以衰'으로 되어 있다.

4) 脾藏者 常著胃 : 『太素』에는 '脾藏者 常著'로 되어 있다.

5) 生萬物 : 『太素』에는 '主萬物'로 되어 있다.

6) 以膜相連 : 『太素』에는 '以膜相逆'으로 되어 있다.

7) 貫胃屬脾絡嗌 : 『靈樞・經脈』에는 '絡胃屬脾挾咽'으로 되어 있다.

之行氣於三陽하야 藏府가 各因其經而受氣於陽明 故로 爲胃行其津液이라 四支不得稟水穀氣면 日以益衰하고 陰道不利하야 筋骨肌肉이 無氣以生 故로 不用焉이니이다

제30편 陽明脈解

黃帝 問曰足陽明之脈病에 惡人與火하며 聞木音則惕然而驚하니 鍾[1]鼓不爲動이라가 聞木音而驚은 何也오 願聞其故하노라

岐伯이 對曰陽明者는 胃脈也요 胃者는 土也니 故로 聞木音而驚者는 土惡木也니이다

帝 曰善하다 其惡火는 何也오

岐伯이 曰陽明은 主肉하고 其脈[2]이 血氣盛하니 邪客之則熱하고 熱甚則惡火하니이다

帝 曰其惡人은 何也오

岐伯이 曰陽明厥則喘而惋[3]하고 惋則惡人하니이다

帝 曰或喘而死者와 或喘而生者는 何也오

岐伯이 曰厥逆이 連藏則死하고 連經則生하니이다

---

1) 鍾 : 朝鮮內醫院本도 동일하며, 기타 판본에는 모두 '鐘'으로 되어 있다.

2) 其脈 : 『甲乙』에는 '其肌'로 되어 있다.

3) 喘而惋 : 『太素』에는 '喘而悗'으로, 『甲乙』에는 '喘而悶'으로 되어 있다.

帝 曰善하다 病甚則棄衣而走하며 登高而歌커나 或至不食數日하고 踰垣上屋하니 所上之處가 皆非其素所能也어늘 病反能者는 何也오

岐伯이 曰四支者는 諸陽之本也니 陽盛則四支實하고 實則能登高也니이다

帝 曰其棄衣而走者는 何也오

岐伯이 曰熱盛於身 故로 棄衣欲走也니이다

帝 曰其妄言罵詈하야 不避親疎而歌者는 何也오

岐伯이 曰陽盛則使人妄言罵詈하야 不避親踈而不欲食하고 不欲食 故로 妄走也[4]니이다

---

4) 陽盛則使人妄言罵詈 不避親踈而不欲食不欲食故妄走也 : 明抄本에는 '陽盛則使人妄言罵詈 不避親踈而歌也'로 되어 있고, 『太素』에는 '陽盛則使人不欲食 故妄言'으로 되어 있다.

제31편 熱論

黃帝 問曰今夫熱病者는 皆傷寒之類也라 或愈或死하니 其死皆以六七日之間이요 其愈皆以十日已上[1]者는 何也오 不知其解하니 願聞其故하노라

岐伯이 對曰巨陽者는 諸陽之屬也요 其脈이 連於風府 故로 爲諸陽主氣也라 人之傷於寒也에 則爲病熱하니 熱雖甚이나 不死하고 其兩感於寒而病者는 必不免於死니이다

帝 曰願聞其狀하노라

岐伯이 曰傷寒一日에 巨陽이 受之 故로 頭項痛하며 腰脊强[2]하고 二日에 陽明이 受之하니 陽明은 主肉하고 其脈이 俠鼻絡於目 故로 身熱目疼而鼻乾不得臥也요 三日에 少陽이 受之하니 少陽은 主膽[3]하고

---

1) 以十日已上 : 元殘二, 朝鮮內醫院本 등도 동일하며, 기타 판본에는 모두 '以十日以上'으로 되어 있다.

2) 故頭項痛 腰脊强 : 『新校正』에서 "『甲乙』과 『太素』에는 '頭項腰背皆痛'으로 되어 있다"라고 하였으나, 현재 『甲乙』에는 '故頭項痛 腰脊背强'으로 되어 있으며, 현재 『太素』에는 '故頭項腰脊皆痛'으로 되어 있다.

3) 少陽主膽 : 全元起本, 『太素』, 『甲乙』 등에는 '少陽主骨'로 되어 있다.

其脈이 循脇絡於耳 故로 胸脇痛而耳聾이라 三陽經絡[4]이 皆受其病[5]而未入於藏者[6] 故로 可汗而已니이다

四日에 太陰이 受之하니 太陰脈은 布胃中하고 絡於嗌 故로 腹滿而嗌乾하고 五日에 少陰이 受之하니 少陰脈은 貫腎하야 絡於肺하고 繫舌本 故로 口燥[7]舌乾而渴하고 六日에 厥陰이 受之하니 厥陰脈은 循陰器而絡於肝 故로 煩滿而囊縮이라 三陰三陽과 五藏六府가 皆受病하야 榮衛不行하고 五藏[8]이 不通則死矣니이다

其不兩感於寒者는 七日에 巨陽病衰하야 頭痛少愈하고 八日에 陽明病衰하야 身熱少愈하고 九日에 少陽病衰하야 耳聾微聞하고 十日에 太陰病衰하야 腹減如故則思飮食하고 十一日에 少陰病衰하야 渴止不滿하며 舌乾已而嚏[9]하고 十二日에 厥陰病衰[10]하야 囊縱少腹微下하니 大氣皆去하야 病日已矣니이다

---

4) 三陽經絡 :『太素』에는 '三經'으로 되어 있으며,『甲乙』에는 '三陽'으로 되어 있다.
5) 皆受其病 : 明抄二에는 '皆受病'으로 되어 있다.
6) 未入於藏者 : 全元起本, 明抄本,『甲乙』 등에는 '未入於府者'로 되어 있으며,『太素』에는 '未入通於府也'로 되어 있다.
7) 口燥 :『太素』에는 '口熱'로 되어 있다.
8) 五藏 :『太素』에는 '府藏'으로 되어 있다.
9) 舌乾已而嚏 :『太素』에는 '舌乾已而欬'로 되어 있다.
10) 厥陰病衰 :『太素』에는 '厥陰病愈'로 되어 있다.

帝 曰治之는 奈何오

岐伯이 曰治之에 各通其藏脈하면 病日衰已矣니 其未滿三日者는 可汗而已요 其滿三日者는 可泄而已니이다

帝 曰熱病已愈에 時有所遺者는 何也오

岐伯이 曰諸遺者는 熱甚而强食之 故로 有所遺也니 若此者는 皆病已衰而熱有所藏하야 因其穀氣相薄하야 兩熱이 相合 故로 有所遺也니이다

帝 曰善하다 治遺는 奈何오

岐伯이 曰視其虛實하야 調其逆從하면 可使必已矣니이다

帝 曰病熱엔 當何禁之오

岐伯이 曰病熱少愈에 食肉則復하고 多食則遺하니 此其禁也니이다

帝 曰其病이 兩感於寒者는 其脈應與其病形이 何如오

岐伯이 曰兩感於寒者는 病一日則巨陽與少陰俱病하니 則頭痛口乾而煩滿하고 二日則陽明與太陰俱病하니 則腹滿身熱[11]하고 不欲食하며 譫言하고 三日則少陽與厥陰俱病하니 則耳聾囊縮而厥이라 水漿不入하고 不知人하면 六日에 死하니이다

---

11) 腹滿身熱 :『太素』에는 '腸滿身熱'로 되어 있다.

帝 曰五藏已傷하고 六府不通하야 榮衛不行하면 如是之後에 三日乃死는 何也오

岐伯이 曰陽明者는 十二經脈之長也니 其血氣盛 故로 不知人하고 三日에 其氣乃盡 故로 死矣니이다

凡病傷寒而成溫者는 先夏至日者는 爲病溫하고 後夏至日者는 爲病暑라 暑當與汗皆出이니 勿止[12]니이다

12) 凡病傷寒而成溫者 … 暑當與汗皆出 勿止 : 全元起本에는 이 부분이 『素問 · 奇病論』의 '泄之則精出而病獨擅中 故曰疹成也'의 다음에 있다.

제32편 刺熱

肝熱病者는 小便이 先黃하고 腹痛多臥身熱이라가 熱爭則狂言及驚 脇滿痛 手足躁 不得安臥하니 庚辛에 甚하고 甲乙에 大汗이나 氣逆則庚辛에 死하니 刺足厥陰少陽이라 其逆則頭痛員員하니 脈引衝頭也일새라

心熱病者는 先不樂數日에 乃熱이라가 熱爭則卒心痛 煩悶善嘔頭痛面赤 無汗하니 壬癸에 甚하고 丙丁에 大汗이나 氣逆則壬癸에 死하니 刺手少陰太陽이라

脾熱病者는 先頭重頰痛[1] 煩心顏靑[2] 欲嘔身熱이라가 熱爭則腰痛不可用俛仰[3]하고 腹滿泄 兩頷痛하니 甲乙에 甚하고 戊己에 大汗이나 氣逆則甲乙에 死하니 刺足太陰陽明이라

肺熱病者는 先淅然厥起毫毛[4] 惡風寒 舌上黃 身熱이라가 熱爭

---

1) 頰痛 : 『太素』에는 '顏痛'으로 되어 있다.

2) 顏靑 : 『太素』, 『甲乙』 등에는 없다.

3) 不可用俛仰 : 明抄二에는 '不可俛仰'으로 되어 있다.

4) 先淅然厥起毫毛 : 『太素』에는 '先淅然起毛'로 되어 있고, 『甲乙』에는 '先凄凄然厥 起毫毛'로 되어 있다. 『素問 · 調經論』에는 '洒淅起於毫毛'라는 문구가 있다.

則喘欬하고 痛走胸膺背[5]하야 不得大息하고 頭痛不堪[6] 汗出而寒하니 丙丁에 甚하고 庚辛에 大汗이나 氣逆則丙丁에 死하니 刺手太陰陽明하야 出血如大豆면 立已라

腎熱病者는 先腰痛胻痠 苦渴數飮 身熱이라가 熱爭則項痛而强 胻寒且痠 足下熱 不欲言하며 其逆則項痛員員 澹澹然하니 戊己에 甚하고 壬癸에 大汗이나 氣逆則戊己에 死하니 刺足少陰太陽이라 諸汗者는 至其所勝日하야 汗出也[7]라

肝熱病者는 左頰先赤하고 心熱病者는 顔先赤하고 脾熱病者는 鼻先赤하고 肺熱病者는 右頰先赤하고 腎熱病者는 頤先赤하니 病雖未發이나 見赤色者 刺之를 名曰治未病이라 熱病에 從部所起者는 至期而已나 其刺之反者는 三周而已하고 重逆則死라 諸當汗者는 至其所勝日이라야 汗大出也라

諸治熱病에 以飮之寒水하고 乃刺之하되 必寒衣之하고 居止寒處하야 身寒而止也라

熱病에 先胸脇痛하고 手足躁하면 刺足少陽하고 補足太陰[8]하되 病

---

5) 痛走胸膺背 : 明抄二에는 '痛走胸應背'로 되어 있다.

6) 頭痛不堪 :『太素』,『甲乙』등에는 모두 '頭痛不甚'으로 되어 있다.

7) 汗出也 :『甲乙』에는 '汗甚也'로 되어 있다.

甚者는 爲五十九刺요 熱病이 始手臂痛者[9]는 刺手陽明太陰而汗出止[10]요 熱病이 始於頭首者는 刺項太陽而汗出止요 熱病이 始於足脛者는 刺足陽明而汗出止[11]요 熱病에 先身重骨痛하고 耳聾好瞑[12]하면 刺足少陰호대 病甚하면 爲五十九刺요 熱病에 先眩冒而熱하고 胸脇滿하면 刺足少陰少陽이라

太陽之脈에 色榮顴骨하면 熱病也[13]니 榮未交하면 曰[14]今[15]且得汗하야 待時而已[16]나 與厥陰脈爭見者는 死期不過三日이라 其熱病이 內連腎[17]하면 少陽之脈色也[18]라 少陽之脈에 色榮頰前하면 熱病也[19]니 榮

8) 補足太陰 : 全元起本에는 '補手太陰'으로 되어 있으며, 『太素』에는 '手太陰'으로 되어 있다.

9) 始手臂痛者 : 『太素』에는 '先手臂痛'으로 되어 있고, 『甲乙』에는 '始于手臂者'로 되어 있으며, 『靈樞 · 寒熱病』에는 '始手臂者'로 되어 있다.

10) 汗出止 : 『太素』, 『甲乙』 등에는 모두 '汗出'로 되어 있다.

11) 熱病 始於足脛者 刺足陽明而汗出止 : 全元起本, 『太素』 등에는 없으며, 『甲乙』에는 '始足脛者 先取足陽明而汗出'로 되어 있다.

12) 好瞑 : 元殘二, 趙本, 吳本, 朝鮮內醫院本 등도 동일하며, 기타 판본에는 모두 '好暝'으로 되어 있다.

13) 色榮顴骨 熱病也 : 『太素』, 『甲乙』 등에는 '色榮顴 骨熱病也'로 되어 있다.

14) 榮未交曰 : 『太素』, 『甲乙』 등에는 '榮未夭曰'로 되어 있다.

15) 今 : 『太素』에는 '令'으로 되어 있다.

16) 待時而已 : 『太素』, 『甲乙』, 『脈經』 등에는 모두 '待時自已'로 되어 있다.

17) 其熱病內連腎 : 『甲乙』, 『太素』 등에는 모두 '其熱氣內連腎'으로 되어 있다. 『新校正』에 "或者는 '腎'을 '鼻'로 고쳐야 한다고 하였다"라고 하였다.

18) 少陽之脈色也 : 全元起本, 『太素』, 『甲乙』 등에는 없다.

19) 色榮頰前 熱病也 : 『太素』, 『甲乙』 등에는 '色榮頰 筋熱病也'로 되어 있다.

未交하면 曰今且得汗하야 待時而已나 與少陰脈爭見者는 死期不過三日[20]이라

熱病氣穴에 三椎下間은 主胸中熱하고 四椎下間은 主鬲中熱하고 五椎下間은 主肝熱하고 六椎下間은 主脾熱하고 七椎下間은 主腎熱하니 榮은 在骶也 項上三椎 陷者中也[21]라

頰下逆顴하면 爲太瘕[22]요 下牙車하면 爲腹滿이요 顴後하면 爲脇痛이요 頰上者는 鬲上也라

20) 死期不過三日 : 全元起本, 『太素』, 『甲乙』 등에는 '死'로 되어 있다.

21) 榮在骶也 項上三椎陷者中也 : 『太素』에는 '榮在項上三椎陷者中'으로 되어 있다.

22) 頰下逆顴 爲太瘕 : 『太素』에는 '頰下逆椎 爲大瘦'로 되어 있다.

제33편 評熱病論

黃帝 問曰有病溫者가 汗出에 輒復熱而脈躁疾하야 不爲汗衰하고 狂言不能食하니 病名은 爲何오

岐伯이 對曰病名은 陰陽交니 交者는 死也니이다

帝 曰願聞其說하노라

岐伯이 曰人所以汗出者는 皆生於穀하니 穀生於精이라 今邪氣交爭於骨肉而得汗者는 是邪却而精勝也니 精勝則當能食而不復熱이라 復熱者[1]는 邪氣也요 汗者는 精氣也니 今汗出而輒復熱者는 是邪勝也요 不能食者는 精無俾也[2]니 病而留者는 其壽可立而傾也니이다 且夫熱論에 曰汗出而脈尙躁盛者는 死라하니 今脈이 不與汗相應은 此不勝其病也니 其死明矣요 狂言者는 是失志니 失志者는 死라 今見三死하고 不見一生하니 雖愈라도 必死也니이다

帝 曰有病身熱汗出煩滿에 煩滿이 不爲汗解하니 此爲何病고

1) 復熱者 : 『太素』에는 '熱者'로 되어 있다.

2) 精無俾也 : 『太素』에는 '精毋 精毋䏌也'로 되어 있고, 『甲乙』에는 '精無裨也'로 되어 있다.

岐伯이 曰汗出而身熱者는 風也요 汗出而煩滿不解者는 厥也니 病名曰風厥이니이다

帝 曰願卒聞之하노라

岐伯이 曰巨陽은 主氣 故로 先受邪하고 少陰이 與其爲表裏也[3]니 得熱則上從之하고 從之則厥也니이다

帝 曰治之는 奈何오

岐伯이 曰表裏刺之하고 飮之服湯이니이다

帝 曰勞風爲病은 何如오

岐伯이 曰勞風은 法在肺下니 其爲病也는 使人으로 强上冥視[4]하며 唾出若涕하며 惡風而振寒하니 此爲勞風之病이니이다

帝 曰治之는 奈何오

岐伯이 曰以救俛仰이니 巨陽引精者는 三日이요 中年者는 五日이요 不精者는 七日에 欬出靑黃涕하야 其狀如膿[5]하고 人如彈丸하야 從口中若鼻中出이요 不出則傷肺하고 傷肺則死也니이다

帝 曰有病腎風者는 面胕痝然하고 壅害於言하니 可刺不아

3) 與其爲表裏也：熊本에는 '與其表裏也'로 되어 있다.

4) 强上冥視：『太素』에는 '强上冥視晩'으로 되어 있고, 『甲乙』에는 '强上瞑視'로 되어 있다.

5) 其狀如膿：『太素』에는 '其狀如稠膿'으로 되어 있다.

岐伯이 曰虛不當刺니 不當刺而刺[6]면 後五日에 其氣必至니이다

帝 曰其至는 何如오

岐伯이 曰至必少氣時熱하니 時熱이 從胸背로 上至頭하야 汗出手熱하며 口乾苦渴[7]하며 小便黃하며 目下腫하며 腹中鳴하며 身重難以行하며 月事不來하며 煩而不能食[8]하며 不能正偃하고 正偃則欬하니 病名을 曰風水요 論在刺法中이니이다

帝 曰願聞其說하노라

岐伯이 曰邪之所湊에 其氣必虛하니 陰虛者는 陽必湊之 故로 少氣時熱而汗出也요 小便黃者는 少腹中有熱也[9]요 不能正偃者는 胃中不和也요 正偃則欬甚은 上迫肺也요 諸有水氣者는 微腫[10]이 先見於目下也니이다

帝 曰何以言고

岐伯이 曰水者는 陰也요 目下도 亦陰也요 腹者는 至陰之所居 故로 水在腹者는 必使目下腫也요 眞氣上逆[11] 故로 口苦舌乾하고

---

6) 不當刺而刺 :『太素』에는 '而刺'로 되어 있다.

7) 口乾苦渴 : 吳本에는 '苦渴'로 되어 있으며, 滑抄本에는 '口乾善渴'로 되어 있다.

8) 煩而不能食 : 滑抄本에는 '煩而'로 되어 있다.

9) 少腹中有熱也 :『太素』에는 '中有熱也'로 되어 있다.

10) 微腫 :『太素』에는 '其徵'으로 되어 있다.

臥不得正偃하니 正偃則欬出淸水也요 諸水病者는 故로 不得臥하니 臥則驚하고 驚則欬甚也요 腹中鳴者는 病本於胃也[12]요 薄脾則煩不能食하니 食不能下者[13]는 胃脘鬲[14]也요 身重難以行者는 胃脈이 在足也요 月事不來者는 胞脈이 閉也라 胞脈者는 屬心而絡於胞中하니 今氣上迫肺하야 心氣不得下通 故로 月事不來也니이다

帝 曰善하다

11) 眞氣上逆 : 滑抄本에는 '其氣上逆'으로 되어 있다.

12) 病本於胃也 : 明抄二에는 '病於胃也'로 되어 있다.

13) 食不能下者 : 元殘二, 趙本, 吳本, 朝鮮內醫院本, 藏本, 熊本 등도 동일하며, 기타 판본에는 모두 '食不下者'로 되어 있다.

14) 胃脘鬲 : 朝鮮內醫院本도 동일하며, 기타 판본에는 모두 '胃脘隔'으로 되어 있다.

제34편 逆調論

黃帝 問曰人身이 非常溫也요 非常熱也나 爲之熱而煩滿者는 何也오

岐伯이 對曰陰氣少而陽氣勝 故로 熱而煩滿也니이다

帝 曰人身이 非衣寒也요 中非有寒氣也나 寒從中生[1]者는 何[2]오

岐伯이 曰是人은 多痺氣也니 陽氣少 陰氣多 故로 身寒이 如從水中出이니이다

帝 曰人有四支熱에 逢風寒하면 如灸如火[3]者는 何也오

岐伯이 曰是人者는 陰氣虛하고 陽氣盛하며 四支者는 陽也라 兩陽이 相得而陰氣虛少[4]하야 少水不能滅盛火[5]而陽獨治라 獨治者는 不能生長也요 獨勝而止耳라 逢風而如灸如火[6]者는 是人이 當

---

1) 寒從中生 : 滑抄本, 『太素』 등에는 '寒從中出'로 되어 있다.

2) 何 : 朝鮮內醫院本도 동일하며, 다른 판본에는 '何也'로 되어 있다.

3) 如灸如火 : 全元起本에는 '如灸'로 되어 있고, 『太素』에는 '如炙於火'로 되어 있다.

4) 而陰氣虛少 : 周本에는 '陰氣虛少'로 되어 있다.

5) 少水不能滅盛火 : 『太素』에는 '水不能滅盛火'로 되어 있다.

6) 如灸如火 : 『新校正』에서 "『太素』에는 '如灸於火'로 되어 있다"라고 하였으나, 지금 『太素』에는 '如炙於火'로 되어 있다.

肉爍也니이다

帝 曰人有身寒하야 湯火도 不能熱하고 厚衣도 不能溫이나 然이나 不凍慄하니 是爲何病고

岐伯이 曰是人者는 素腎氣勝이나 以水爲事하야 太陽氣衰하고 腎脂枯不長하니 一水不能勝兩火라 腎者는 水也而生於骨[7]하니 腎不生則髓不能滿 故로 寒甚至骨也라 所以不能凍慄者는 肝은 一陽也요 心은 二陽也며 腎은 孤藏也니 一水不能勝二火 故로 不能凍慄하니 病名曰骨痺요 是人은 當攣節也니이다

帝 曰人之肉苛者는 雖近於衣絮[8]나 猶尙苛也니 是謂何疾고

岐伯이 曰榮氣虛하고 衛氣實也니 榮氣虛則不仁하고 衛氣虛則不用하며 榮衛俱虛則不仁且不用하되 肉如故也[9]라 人身이 與志로 不相有하니 曰死니이다

帝 曰人有逆氣하야 不得臥而息有音者하고 有不得臥而息無音者하고 有起居如故而息有音者하고 有得臥 行而喘者하고 有不得

---

7) 而生於骨 : 『太素』, 『甲乙』 등에는 '而主骨'로 되어 있다.

8) 雖近於衣絮 : 元殘二, 吳本, 朝鮮內醫院本, 藏本, 熊本 등도 동일하며, 기타 판본에는 모두 '雖近衣絮'로 되어 있다.

9) 肉如故也 : 『太素』에는 '肉如苛也'로 되어 있다.

臥 不能行而喘者하고 有不得臥 臥而喘者하니 皆何藏使然고 願聞其故하노라

岐伯이 曰不得臥而息有音者는 陽明之逆也니 足三陽者는 下行이어늘 今逆而上行 故로 息有音也라 陽明者는 胃脈也오 胃者는 六府之海니 其氣亦下行이어늘 陽明逆하야 不得從其道 故로 不得臥也라 下經에 曰胃不和 則臥不安이라하니 此之謂也니이다 夫起居如故而息有音者는 此肺之絡脈[10]이 逆也니 絡脈이 不得隨經上下 故로 留經而不行하니 絡脈之病人也微 故로 起居如故而息有音也라 夫不得臥하고 臥則喘者는 是水氣之客也라 夫水者는 循津液而流也요 腎者는 水藏이니 主津液하고 主臥與喘也니이다

帝 曰善하다

10) 此肺之絡脈 : 『太素』에는 '此脾之絡脈'으로 되어 있다.

제35편 瘧論

黃帝 問曰夫痎瘧[1]이 皆生於風이어늘 其蓄作有時者는 何也오

岐伯이 對曰瘧之始發也엔 先起於毫毛하야 伸欠乃作하고 寒慄鼓頷하며 腰脊俱痛이라가 寒去則內外皆熱하고 頭痛如破하며 渴欲冷飮하니이다

帝 曰何氣使然고 願聞其道하노라

岐伯이 曰陰陽이 上下交爭하야 虛實更作하니 陰陽相移也라 陽幷於陰則陰實而陽虛[2]하니 陽明이 虛則寒慄鼓頷也요 巨陽이 虛則腰背頭項痛[3]이요 三陽이 俱虛則陰氣勝하고 陰氣勝則骨寒而痛하니 寒生於內 故로 中外皆寒이요 陽盛則外熱하고 陰虛則內熱하야 外內皆熱則喘而渴 故로 欲冷飮也니이다 此는 皆得之에 夏傷於暑하야 熱氣盛하면 藏於皮膚之內腸胃之外하니 此榮氣之所舍也라

---

1) 夫痎瘧 : 『太素』에는 '夫瘠瘧者'로 되어 있다.

2) 陰實而陽虛 : 『太素』에는 '陰實而陽明虛'로 되어 있다.

3) 腰背頭項痛 : 朝鮮內醫院本, 『太素』 등도 동일하며, 기타 판본에는 '腰脊頭項疼'으로 되어 있다.

此令人으로 汗空踈[4]하고 腠理開에 因得秋氣커나 汗出遇風커나 及得之以浴[5]하야 水氣舍於皮膚之內하야 與衛氣幷居라 衛氣者는 晝日行於陽하고 夜行於陰하니 此氣得陽而外出하고 得陰而內薄하야 內外相薄하니 是以로 日作하니이다

帝 曰其間日而作者는 何也오

岐伯이 曰其氣之舍深[6]하야 內薄於陰하면 陽氣獨發하고 陰邪內著하야 陰與陽爭하야 不得出하니 是以로 間日而作也니이다

帝 曰善하다 其作日晏與其日早者는 何氣使然고

岐伯이 曰邪氣는 客於風府하야 循膂[7]而下하고 衛氣는 一日一夜에 大會於風府하니 其明日엔 日下一節 故로 其作也晏하니 此는 先客於脊背也라 每至於風府則腠理開하고 腠理開則邪氣入하며 邪氣入則病作하니 以此로 日作稍益晏也라 其出於風府하야 日下一節[8]하면 二十五日[9]에 下至骶骨하고 二十六日[10]에 入於脊內하야 注於

---

4) 汗空踈：全元起本에는 '汗出空踈'로 되어 있다.
5) 及得之以浴：『太素』에는 '乃得之以浴'으로 되어 있다.
6) 其氣之舍深：『太素』에는 '其氣之舍寫'로 되어 있다.
7) 循膂：『太素』에는 '循胎'로 되어 있다.
8) 日下一節：『太素』에는 '日下一椎'로 되어 있다.
9) 二十五日：全元起本, 『太素』, 『甲乙』에는 '二十一日'로 되어 있다.
10) 二十六日：全元起本, 『太素』, 『甲乙』에는 '二十二日'로 되어 있다.

伏膂之脈[11]하야 其氣上行九日에 出於缺盆之中하니 其氣日高 故로 作日益早也니이다 其間日發者[12]는 由邪氣內薄於五藏하야 橫連募原[13]也니 其道遠하고 其氣深하며 其行遲하야 不能與衛氣로 俱行하야 不得皆出 故로 間日乃作也니이다

帝 曰夫子言衛氣가 每至於風府하면 腠理乃發하고 發則邪氣入하고 入則病作이라하니 今衛氣日下一節하야 其氣之發也 不當風府어늘 其日作者는 奈何오

岐伯이 曰此는 邪氣客於頭項하야 循膂而下者也니 故로 虛實不同하고 邪中異所則不得當其風府也라 故로 邪中於頭項者는 氣至頭項而病하고 中於背者는 氣至背而病하고 中於腰脊者는 氣至腰脊而病하고 中於手足者는 氣至手足而病하야 衛氣之所在가 與邪氣로 相合則病作 故[14]로 風無常府요 衛氣之所發에 必開其腠理하야 邪氣之所合이 則其府也[15]니이다

---

11) 注於伏膂之脈 : 周本에는 '注伏膂之脈'으로 되어 있으며, 『甲乙』에는 '注於太衝之脈'으로 되어 있다.

12) 其間日發者 : 『太素』에는 없다.

13) 橫連募原 : 全元起本, 『太素』 등에는 '橫連膜原'으로 되어 있다.

14) 此邪氣客於頭項 … 則病作 故 : 全元起本, 『太素』, 『甲乙』 등에는 이 88字가 없다.

15) 其府也 : 『甲乙』에는 '其病作'으로 되어 있다.

帝 曰善하다 夫風之與瘧也는 相似同類而風獨常在하고 瘧得有時而休者는 何也오

岐伯이 曰風氣는 留其處 故로 常在요 瘧氣는 隨經絡하야 沈以內薄[16] 故로 衛氣應이라야 乃作하니이다

帝 曰瘧에 先寒而後熱者는 何也오

岐伯이 曰夏傷於大暑하야 其汗大出하야 腠理開發에 因遇夏氣凄滄之水寒[17]하야 藏於腠理皮膚之中이라가 秋傷於風則病成矣라 夫寒者는 陰氣也요 風者는 陽氣也니 先傷於寒而後傷於風 故로 先寒而後熱也요 病以時作하니 名曰寒瘧이니이다

帝 曰先熱而後寒者는 何也오

岐伯이 曰此는 先傷於風而後傷於寒 故로 先熱而後寒也요 亦以時作하니 名曰溫瘧이라 其但熱而不寒者는 陰氣先絶[18]하고 陽氣獨發則少氣煩寃하고 手足熱而欲嘔하니 名曰癉瘧이니이다

帝 曰夫經[19]에 言有餘者寫之하고 不足者補之라하니 今熱은 爲有餘하고 寒은 爲不足인대 夫瘧者之寒은 湯火도 不能溫也요 及其

---

16) 沈以內薄 : 『甲乙』에는 '次以內傳'으로 되어 있다.

17) 因遇夏氣凄滄之水寒 : 『太素』에는 '因遇夏凄滄之小寒'으로 되어 있다.

18) 陰氣先絶 : 『太素』에는 '陰氣絶'로 되어 있다.

19) 夫經 : 周本에는 '經'으로 되어 있다.

熱하여는 冰水도 不能寒也라 此는 皆有餘不足之類나 當此之時에 良工不能止하고 必須其自衰라야 乃刺之니 其故는 何也오 願聞其說하노라

岐伯이 曰經에 言無刺熇熇之熱[20]하며 無刺渾渾之脈하며 無刺漉漉之汗이라하니 故로 爲其病逆[21]이면 未可治也니이다 夫瘧之始發也엔 陽氣并於陰하니 當是之時엔 陽虛而陰盛하고 外無氣 故로 先寒慄也라 陰氣逆極則復出之陽하야 陽與陰復并於外則陰虛而陽實[22] 故로 先熱而渴하니이다 夫瘧氣者가 并於陽則陽勝하고 并於陰則陰勝하니 陰勝則寒하고 陽勝則熱이라 瘧者는 風寒之氣不常也[23]니 病極則復하야 至病之發也에 如火之熱하고 如風雨하니 不可當也라 故로 經言 曰方其盛時엔 必毁[24]요 因其衰也라야 事必大昌이라하니 此之謂也니이다 夫瘧之未發也엔 陰未并陽하고 陽未并陰하니 因而調之면 眞氣得安하야 邪氣乃亡이라 故로 工不能治其已發은 爲其氣逆也니이다

---

20) 無刺熇熇之熱 : 全元起本, 『太素』 등에는 '無刺熇熇之氣'로 되어 있다.
21) 故 爲其病逆 : 明抄二, 『甲乙』 등에는 '爲其病逆'으로 되어 있나.
22) 則陰虛而陽實 : 周本에는 '陰虛而陽實'로 되어 있다.
23) 瘧者 風寒之氣不常也 : 全元起本에는 '瘧風寒氣也不常'으로 되어 있다.
24) 必毁 : 『太素』에는 '勿敢必毁'로 되어 있다.

帝 曰善하다 攻之는 奈何며 早晏은 何如오

岐伯이 曰瘧之且發也는 陰陽之且移也로되 必從四末始也라 陽已傷하면 陰從之 故로 先其時에 堅束其處하야 令邪氣로 不得入하고 陰氣로 不得出하며 審候見之하야 在孫絡盛堅而血者면 皆取之니 此는 眞往而未得幷者也니이다

帝 曰瘧不發[25]에 其應은 何如오

岐伯이 曰瘧氣者는 必更盛更虛하야 當氣之所在也[26]니 病在陽則熱而脈躁하고 在陰則寒而脈靜하며 極則陰陽俱衰하야 衛氣相離 故로 病得休[27]라가 衛氣集則復病也니이다

帝 曰時有間二日커나 或至數日發커나 或渴或不渴하니 其故는 何也오

岐伯이 曰其間日者는 邪氣가 與衛氣로 客於六府而有時相失하야 不能相得 故로 休數日에 乃作也라 瘧者는 陰陽更勝也니 或甚或不甚 故로 或渴或不渴하니이다

帝 曰論에 言夏傷於暑하면 秋必病瘧이라하여늘 今瘧不必應者는

---

25) 瘧不發 : 『太素』에는 '病不發'로 되어 있다.

26) 當氣之所在也 : 『太素』, 『甲乙』 등에는 '隨氣之所在也'로 되어 있다.

27) 病得休 : 明抄二에는 '病乃休'로 되어 있다.

何也오

岐伯이 曰此應四時者也요 其病異形者는 反四時也니 其以秋病者는 寒甚하고 以冬病者는 寒不甚하며 以春病者는 惡風하고 以夏病者는 多汗이니이다

帝 曰夫病溫瘧與寒瘧 而皆安舍며 舍於何藏고

岐伯이 曰溫瘧[28]은 得之冬中於風寒하야 氣藏於骨髓之中하야 至春則陽氣大發이나 邪氣不能自出[29]이라가 因遇大暑하야 腦髓爍하고 肌肉消[30]하며 腠理發泄하고 或有所用力하면 邪氣與汗皆出하니 此는 病藏於腎이라가 其氣先從內出之於外也라 如是者는 陰虛而陽盛하니 陽盛則熱矣요 衰則氣復反入하니 入則陽虛하고 陽虛則寒矣라 故로 先熱而後寒하니 名曰溫瘧이니이다

帝 曰癉瘧은 何如오

岐伯이 曰癉瘧者는 肺素有熱하야 氣盛於身하고 厥逆上衝하야 中氣實而不外泄한대 因有所用力하야 腠理開하면 風寒이 舍於皮

28) 溫瘧 : 胡本, 讀本, 趙本, 吳本, 朝鮮內醫院本, 藏本, 熊本 등도 동일하며, 기타 판본에는 모두 '溫瘧者'로 되어 있다.

29) 邪氣不能自出 : 『甲乙』에는 '寒氣不能自出'로 되어 있다.

30) 肌肉消 : 『太素』에는 '脈肉銷澤'으로 되어 있다.

膚之內分肉之間而發하니 發則陽氣盛하고 陽氣盛而不衰則病矣라 其氣不及於陰[31] 故로 但熱而不寒하고 氣內藏於心而外舍於分肉之間하야 令人消爍脫肉 故로 命曰癉瘧이니이다

帝 曰善하다

31) 其氣不及於陰 : 全元起本에는 '其氣不反之陰'으로 되어 있다.

제36편 刺瘧

足太陽之瘧은 令人腰痛頭重하며 寒從背起하고 先寒後熱하야 熇熇暍暍然하며 熱止汗出[1]하니 難已라 刺郄中出血이라 足少陽之瘧은 令人身體解㑊하며 寒不甚하고 熱不甚하며 惡見人하야 見人에 心惕惕然하며 熱多汗出甚하니 刺足少陽이라 足陽明之瘧은 令人先寒하야 洒淅洒淅하고 寒甚久乃熱하야 熱去汗出하며 喜見日月光火氣하야 乃快然하니 刺足陽明跗上이라 足太陰之瘧은 令人不樂하며 好太息하며 不嗜食하며 多寒熱[2]汗出하며 病至則善嘔하야 嘔已乃衰하니 卽取之라 足少陰之瘧은 令人嘔吐甚하며 多寒熱하야 熱多寒少하며 欲閉戶牖而處하니 其病難已라 足厥陰之瘧은 令人腰痛하며 少腹滿하며 小便不利하야 如癃狀이나 非癃也요 數便하며 意恐懼[3]하며 氣

---

1) 熇熇暍暍然 熱止汗出 : 全元起本에는 '渴渴止汗出'로 되어 있다. 『新交正』에서 『甲乙』, 『太素』의 내용도 이와 동일하다고 하였으나, 현재 『太素』에는 '渴渴止而汗出'로 되어 있으며, 『甲乙』에는 '渴渴止汗乃出'로 되어 있다.

2) 多寒熱 : 『甲乙』에는 '多寒少熱'로 되어 있다.

3) 數便 意恐懼 : 『太素』에는 '數小便 意恐懼'로 되어 있으며, 『甲乙』에는 '數噫 恐懼'로 되어 있다.

不足하며 腹中悒悒[4]하니 刺足厥陰이라

肺瘧者는 令人心寒하며 寒甚熱하고 熱間善驚하야 如有所見者니 刺手太陰陽明이라 心瘧者는 令人煩心甚하야 欲得淸水나 反寒多하고 不甚熱하니 刺手少陰이라 肝瘧者는 令人色蒼蒼然하며 太息하야 其狀若死者니 刺足厥陰見血이라 脾瘧者는 令人寒하며 腹中痛하며 熱則腸中鳴하야 鳴已汗出하니 刺足太陰이라 腎瘧者는 令人洒洒然[5]하며 腰脊痛宛轉하며 大便難하며 目眴眴然[6]하며 手足寒하니 刺足太陽少陰이라 胃瘧者는 令人且病也[7]에 善飢而不能食하고 食而支滿腹大하니 刺足陽明太陰橫脈出血이라

瘧發身方熱이면 刺跗上動脈하니 開其空하야 出其血하면 立寒이라 瘧方欲寒이면 刺手陽明太陰 足陽明太陰이라 瘧脈滿大急하면 刺背兪하니 用中鍼傍五[8]胠兪各一하야 適肥瘦出其血也라 瘧脈小實急하면 灸脛少陰하며 刺指井이라 瘧脈滿大急하면 刺背兪하니 用五胠兪背兪各一[9]하야 適行於血也[10]라 瘧脈緩大虛하면 便用藥[11]이요 不宜

4) 腹中悒悒 :『太素』에는 '腸中邑邑'으로 되어 있다.
5) 洒洒然 :『甲乙』에는 '悽悽然'으로 되어 있다.
6) 目眴眴然 :『太素』에는 '目詢詢然'으로 되어 있다.
7) 令人且病也 :『太素』에는 '令人疸病也'로 되어 있다.
8) 用中鍼傍五 : 顧從德本에는 '用中鍼傍伍'로 되어 있다.

用鍼이라 凡治瘧에 先發如食頃이면 乃可以治요 過之則失時也[12]라 諸瘧而脈不見엔 刺十指間出血하야 血去必已로대 先視身之赤如小豆者를 盡取之라 十二瘧者는 其發各不同하니 時察其病形하야 以知其何脈之病也요 先其發時 如食頃而刺之면 一刺則衰하고 二刺則知하며 三刺則已라 不已면 刺舌下兩脈出血하고 不已면 刺郄中盛經出血하며 又刺項已下俠脊者니 必已라 舌下兩脈者는 廉泉也라

刺瘧者는 必先問其病之所先發者하야 先刺之니 先頭痛及重者는 先刺頭上及兩額兩眉間出血하고 先項背痛者는 先刺之하고 先腰脊痛者는 先刺郄中出血하고 先手臂痛者는 先刺手少陰陽明十指間[13]하고 先足脛痠痛者[14]는 先刺足陽明十指間出血이라 風瘧은 瘧發

---

9) 用五胠俞背俞各一 : 『太素』에는 '用第五鍼胠俞各一'로 되어 있다.

10) 適行於血也 : 朝鮮內醫院本도 동일하며, 기타 판본에는 '適行至於血也'로 되어 있다.

11) 便用藥 : 胡本, 讀本, 元殘二, 趙本, 吳本, 朝鮮內醫院本, 藏本, 『甲乙』 등도 동일하며, 기타 판본에는 모두 '便宜用藥'으로 되어 있다. 『太素』에는 '便用藥所宜'로 되어 있다.

12) 瘧脈滿大急 刺背俞 … 過之則失時也 : 全元起本에는 이 부분이 『素問 · 通評虛實論』의 '瘧不知所 按之不應手 乍來乍已 刺手太陰傍三痏 與纓脈各二' 다음에 있다.

13) 先刺手少陰陽明十指間 : 全元起本에는 '先刺手陰陽十指間'으로 되어 있으며, 『太素』에는 '先刺陰陽十指間'으로 되어 있다. 『新校正』에서 "別本에 '手陰陽'으로 되어 있다"라고 하였다.

14) 先足脛痠痛者 : 『太素』에는 '先足胻痠痛者'로 되어 있다.

則汗出惡風하니 刺三陽經背俞之血者라 胻[15]痠痛甚하야 按之不可를 名曰胕髓病[16]이니 以鑱鍼으로 鍼絶骨出血하면 立已라 身體小痛엔 刺至陰이라 諸陰之井[17]은 無出血하며 間日一刺라 瘧不渴[18]하며 間日而作하면 刺足太陽[19]이요 渴而間日作이면 刺足少陽[20]이라 溫瘧汗不出엔 爲五十九刺라

---

15) 胻 : 朝鮮內醫院本도 동일하며, 기타 판본에는 모두 '䯒'으로 되어 있다.

16) 胕髓病 : 吳本에는 '附髓病'으로 되어 있으며, 『太素』에는 '胕髓'로 되어 있다.

17) 刺至陰 諸陰之井 : 『太素』에는 '刺之諸陰之井'으로 되어 있고, 『甲乙』에는 '刺諸陰之井'으로 되어 있다.

18) 瘧不渴 : 『太素』에는 '黃帝曰 瘧而不渴 間日而作 奈何 岐伯曰 瘧而不渴'로 되어 있다.

19) 刺足太陽 : 『太素』에는 '取足陽明'으로 되어 있다.

20) 刺足少陽 : 『太素』에는 '取手少陽'으로 되어 있다. 『新校正』에서 "『九卷』에 '手陰陽'으로 되어 있다"라고 하였다.

제37편 氣厥論

黃帝 問曰五藏六府의 寒熱相移者는 何오

岐伯이 曰腎移寒於肝[1]하면 癰腫少氣하고 脾移寒於肝하면 癰腫筋攣하고 肝移寒於心하면 狂隔中하고 心移寒於肺하면 肺消니 肺消者는 飮一溲二하야 死不治요 肺移寒於腎하면 爲涌水니 涌水者는 按腹不堅하고 水氣客於大腸하야 疾行則鳴濯濯이 如囊裹漿하니 水之病也[2]니이다

脾移熱於肝則爲驚衄하고 肝移熱於心則死하고 心移熱於肺하면 傳爲鬲消하고 肺移熱於腎하면 傳爲柔痓[3]하고 腎移熱於脾하면 傳爲虛腸澼하야 死不可治요

胞移熱於膀胱則癃溺血하고 膀胱移熱於小腸하면 鬲腸不便하며 上爲口糜하고 小腸移熱於大腸하면 爲虑瘕[4]爲沈하고 大腸移熱於

---

1) 腎移寒於肝 : 全元起本, 明抄本, 『太素』, 『甲乙』 등에는 '腎移寒於脾'로 되이 있다.

2) 水之病也 : 『太素』, 『甲乙』 등에는 '治主肺者'로 되어 있다.

3) 傳爲柔痓 : 『太素』, 『甲乙』 등에는 '傳爲柔痙'으로 되어 있다.

4) 爲虑瘕 : 『太素』에는 '爲密疝'으로 되어 있다.

胃하면 善食而瘦入하니 謂之食亦[5]이요 胃移熱於膽도 亦曰食亦이요 膽移熱於腦則辛頞鼻淵하니 鼻淵者는 濁涕下不止也요 傳爲衄衊瞑目이라 故로 得之氣厥也[6]니이다

5) 善食而瘦入 謂之食亦 : 『新校正』에서 "『甲乙』에 '善食而瘦 又謂之食亦'으로 되어 있다"라고 하였으나, 지금 『甲乙』에는 '善食而瘦名曰食㑊又'로 되어 있다.

6) 黃帝問曰五藏六府 寒熱相移者何 … 故得之氣厥也 : 全元起本에는 본편 전체가 『素問 · 厥論』의 마지막에 있다.

제38편 欬論

黃帝 問曰肺之令人欬는 何也오

岐伯이 對曰五藏六府가 皆令人欬요 非獨肺也니이다

帝 曰願聞其狀하노라

岐伯이 曰皮毛者는 肺之合也니 皮毛先受邪氣하면 邪氣以從其合也요 其寒飮食入胃하면 從肺脈하야 上至於肺則肺寒하니 肺寒則外內合邪하야 因而客之則爲肺欬니이다 五藏이 各以其時受病이나 非其時면 各傳以與之라 人은 與天地로 相參 故로 五藏이 各以治時니 感於寒則受病호대 微則爲欬요 甚者는 爲泄爲痛이니이다 乘秋則肺先受邪[1)]하고 乘春則肝先受之하고 乘夏則心先受之하고 乘至陰則脾先受之하고 乘冬則腎先受之하니이다

帝 曰何以異之오

岐伯이 曰肺欬之狀은 欬而喘息有音하고 甚則唾血이요 心欬之

---

1) 甚者爲泄爲痛 乘秋則肺先受邪 : 全元起本에는 '甚者爲泄爲痛 肺先受邪'로 되어 있고, 『太素』에는 '甚則爲溲爲痛 黃帝曰五藏之欬奈何 岐伯曰五藏之久欬乃移於府 肺先受邪'로 되어 있다.

狀은 欬則心痛하고 喉中介介如梗狀[2]하며 甚則咽腫喉痺요 肝欬之狀은 欬則兩脇[3]下痛하고 甚則不可以轉하니 轉則兩胠下滿이요 脾欬之狀은 欬則右胠[4]下痛하고 陰陰引肩背하며 甚則不可以動하니 動則欬劇이요 腎欬之狀은 欬則腰背相引而痛하고 甚則欬涎하니이다

帝 曰六府之欬는 奈何며 安所受病고

岐伯이 曰五藏之久欬는 乃移於六府라 脾欬不已則胃受之하니 胃欬之狀은 欬而嘔요 嘔甚則長蟲出하고 肝欬不已則膽受之하니 膽欬之狀은 欬嘔膽汁[5]하고 肺欬不已則大腸受之하니 大腸欬狀은 欬而遺失하고 心欬不已則小腸受之하니 小腸欬狀은 欬而失氣[6]하니 氣與欬俱失하고 腎欬不已則膀胱受之하니 膀胱欬狀은 欬而遺溺하고 久欬不已則三焦受之하니 三焦欬狀은 欬而腹滿하고 不欲食飮이라 此는 皆聚於胃[7]하고 關於肺하야 使人多涕唾而面浮腫氣逆也니이다

---

2) 喉中介介如梗狀 : 『太素』에는 '喉中介介如哽狀'으로 되어 있다.

3) 兩脇 : 『太素』에는 '兩胠'로 되어 있고, 『千金』에는 '左脇'으로 되어 있다.

4) 右胠 : 朝鮮內醫院本도 동일하며, 기타 판본에는 '右脇'으로 되어 있다.

5) 欬嘔膽汁 : 『太素』에는 '歐歐膽汁'으로 되어 있다.

6) 欬而失氣 : 『太素』에는 '欬而氣'로 되어 있다.

7) 皆聚於胃 : 『太素』에는 '皆聚於胃管'으로 되어 있다.

帝 曰治之는 奈何오

岐伯이 曰治藏者는 治其俞하고 治府者는 治其合하고 浮腫者는 治其經하니이다

帝 曰善하다

제39편 擧痛論

黃帝 問曰余聞컨대 善言天者는 必有驗於人하고 善言古者는 必有合於今하고 善言人者는 必有厭於己하니 如此則道不惑而要數極일새 所謂明明也[1]라 今余問於夫子하야 令言而可知[2]하고 視而可見하고 捫而可得하야 令驗於己如發蒙解惑[3]하노니 可得而聞乎아

岐伯이 再拜稽首하고 對曰 何道之問也니잇고

帝 曰願聞컨대 人之五藏卒痛은 何氣使然고

岐伯이 對曰經脈은 流行不止하고 環周不休나 寒氣入經而稽遲[4]하면 泣而不行하니 客於脈外則血少하고 客於脈中則氣不通故로 卒然而痛하니이다

帝 曰其痛이 或卒然而止者와 或痛甚不休者와 或痛甚不可

---

1) 所謂明明也 : 胡本, 讀本, 元殘二, 周本, 藏本, 熊本, 滑抄本 등도 동일하며, 기타 판본에는 모두 '所謂明也'로 되어 있다. 『太素』에는 '所謂明矣'로 되어 있다.

2) 令言而可知 : 『太素』에는 '令可驗於己 令之可言而知也'로 되어 있다.

3) 如發蒙解惑 : 金本, 胡本, 讀本, 元殘二, 趙本, 『太素』 등도 동일하며, 기타 판본에는 모두 '而發蒙解惑'으로 되어 있다.

4) 寒氣入經而稽遲 : 『太素』에는 '寒氣入焉 經血稽遲'로 되어 있다.

按者와 或按之而痛止者와 或按之無益者와 或喘動應手者와 或心與背相引而痛者[5]와 或脇肋[6]與少腹相引而痛者와 或腹痛引陰股者와 或痛宿昔[7]而成積者와 或卒然痛하야 死不知人이라가 少間에 復生者[8]와 或痛而嘔者[9]와 或腹痛而後泄者와 或痛而閉不通[10]者이니 凡此諸痛이 各不同形하니 別之는 奈何오

岐伯이 曰寒氣客於脈外[11]則脈寒[12]하고 脈寒[12]則縮踡하고 縮踡則脈絀急[13]하고 絀急則外引小絡[14] 故로 卒然而痛이라가 得炅則痛立止나 因重中於寒則痛久矣니이다 寒氣客於經脈之中하야 與炅氣로 相薄則脈滿하고 滿則痛而不可按也[15]니이다 寒氣稽留하야 炅氣從上則脈充大而血氣亂 故로 痛甚不可按也니이다 寒氣客於腸胃之間과

---

5) 心與背相引而痛者 :『太素』에는 '心與背相應而痛者'로 되어 있다.

6) 或脇肋 :『太素』에는 '或心脇肋'으로 되어 있다.

7) 宿昔 : 滑抄本에는 '夙昔'으로 되어 있다.

8) 少間復生者 : 胡本, 元殘二, 趙本, 吳本, 朝鮮內醫院本, 藏本, 熊本, 滑抄本 등도 동일하며, 기타 판본에는 모두 '有少間復生者'로 되어 있다.

9) 或痛而嘔者 :『太素』에는 '或腹痛而悗悗歐者'로 되어 있다.

10) 而閉不通 : 滑抄本에는 '而悶不通'으로 되어 있다.

11) 脈外 :『太素』에는 '腸外'로 되어 있다.

12) 脈寒 :『太素』에는 '腸寒'으로 되어 있다.

13) 脈絀急 :『太素』에는 '腸絀急'으로 되어 있다.

14) 絀急則外引小絡 : 朝鮮內醫院本도 동일하며, 기타 판본에는 '則外引小絡'으로 되어 있다.

15) 痛而不可按也 : 滑抄本에는 '痛甚而不休'로 되어 있다.

膜原之下하면 血不得散[16]하고 小絡이 急引 故로 痛이나 按之則血氣散[17] 故로 按之痛止라 寒氣客於俠脊之脈則深按之라도 不能及 故로 按之無益也니이다 寒氣客於衝脈하면 衝脈은 起於關元하야 隨腹直上하니 寒氣客則脈不通하고 脈不通則氣因之 故로 喘動應手矣니이다 寒氣客於背俞之脈則血脈泣[18]하고 脈泣則血虛하고 血虛則痛하니 其俞注於心 故로 相引而痛이나 按之則熱氣至하고 熱氣至則痛止矣니이다 寒氣客於厥陰之脈하면 厥陰之脈者는 絡陰器하고 繫於肝하니 寒氣客於脈中 則血泣脈急 故로 脇肋與少腹이 相引痛矣니이다 厥氣客於陰股하면 寒氣上及少腹하고 血泣在下하야 相引 故로 腹痛引陰股라 寒氣客於小腸膜原[19]之間하면 絡血之中에 血泣하야 不得注於大經하야 血氣稽留하야 不得行 故로 宿昔而成積矣니이다 寒氣客於五藏하면 厥逆上泄하야 陰氣竭하고 陽氣未入 故로 卒然痛하야 死不知人이라가 氣復反則生矣니이다 寒氣客於腸胃하면 厥逆上出

16) 血不得散：『太素』에는 '而不得散'으로 되어 있다.

17) 按之則血氣散：『太素』에는 '按之則氣散'으로 되어 있다. 王冰의 注에서 '手按之則寒氣散'이라 하였다.

18) 則血脈泣：胡本, 讀本, 元殘二, 趙本, 吳本, 周本, 藏本, 熊本 등도 동일하며, 기타 판본에는 모두 '則脈泣'으로 되어 있다.

19) 寒氣客於小腸膜原：『太素』에는 '寒氣客於腸募關元'으로 되어 있다.

故로 痛而嘔也니이다 寒氣客於小腸하면 小腸不得成聚 故로 後泄腹痛矣니이다 熱氣留於小腸하면 腸中痛하고 癉熱焦渴則堅乾不得出 故로 痛而閉不通矣[20]니이다

帝 曰所謂言而可知者也니 視而可見은 奈何오

岐伯이 曰五藏六府는 固盡有部[21]하니 視其五色하야 黃赤爲熱이요 白爲寒이요 青黑爲痛이니 此所謂視而可見者也니이다

帝 曰捫而可得은 奈何오

岐伯이 曰視其主病之脈하야 堅而血及陷下者[22]는 皆可捫而得也니이다

帝 曰善하다 余知百病이 生於氣也니 怒則氣上하고 喜則氣緩하고 悲則氣消하고 恐則氣下하고 寒則氣收하고 炅則氣泄[23]하고 驚則氣亂[24]하고 勞則氣耗하고 思則氣結하야 九氣不同하니 何病之生고

岐伯이 曰怒則氣逆하고 甚則嘔血及飧泄 故로 氣上矣[25]요 喜則

20) 堅乾不得出故痛而閉不通矣 : 『太素』에는 '故堅乾不得出矣'로 되어 있다.
21) 固盡有部 : 吳本에는 '面盡有部'로 되어 있다.
22) 堅而血及陷下者 : 『太素』에는 '堅而血皮陷下者'로 되어 있다.
23) 炅則氣泄 : 『太素』에는 '炅則腠理開氣泄'로 되어 있다.
24) 驚則氣亂 : 『太素』에는 '憂則氣亂'으로 되어 있다.
25) 飧泄故氣上矣 : 『太素』에는 '食而氣逆上也'로 되어 있다.

氣和志達하야 榮衛通利 故로 氣緩矣요 悲則心系急하고 肺布葉擧而上焦不通[26]하야 榮衛不散하야 熱氣在中 故로 氣消矣요 恐則精却[27]하고 却則上焦閉하고 閉則氣還하고 還則下焦脹 故로 氣不行矣요 寒則腠理閉하야 氣不行 故로 氣收矣요 炅則腠理開하야 榮衛通하야 汗大泄 故로 氣泄矣[28]요 驚則心無所倚[29]하고 神無所歸하고 慮無所定 故로 氣亂矣요 勞則喘且汗出[30]하야 外內皆越 故로 氣耗矣요 思則心有所存[31]하고 神有所歸하야 正氣留而不行[32] 故로 氣結矣니이다

---

26) 而上焦不通 : 『太素』에는 '兩焦不通'으로 되어 있다.

27) 恐則精却 : 『甲乙』에는 '恐則神却'으로 되어 있다.

28) 故氣泄矣 : 『太素』에는 '故汗大洩'로 되어 있다.

29) 驚則心無所倚 : 『太素』에는 '憂則心無所寄'로 되어 있다.

30) 喘且汗出 : 金本, 讀本, 元殘二, 趙本, 吳本, 朝鮮內醫院本, 藏本, 熊本 등도 동일하며, 기타 판본에는 모두 '喘息汗出'로 되어 있다. 『太素』에는 '喘喝汗出'로 되어 있다.

31) 心有所存 : 『太素』에는 '身心有所存'으로 되어 있다.

32) 神有所歸 正氣留而不行 : 『太素』에는 '神有所止氣留而不行'으로 되어 있다.

제40편 腹中論

黃帝 問曰有病心腹滿에 旦食則不能暮食하니 此爲何病고

岐伯이 對曰名爲鼓脹이니이다

帝 曰治之奈何오

岐伯이 曰治之以鷄矢醴하니 一劑知하고 二劑已히니이디

帝 曰其時有復發者는 何也오

岐伯이 曰此는 飮食不節 故로 時有病也라 雖然其病且已라도 時故當病氣[1]聚於腹也니이다

帝 曰有病胸脇支滿者로 妨於食하고 病至則先聞腥臊臭하며 出淸液[2]하며 先唾血하며 四支淸하며 目眩이라가 時時前後血은 病名이 爲何며 何以得之오

岐伯이 曰病名은 血枯니 此는 得之年少時에 有所大脫血커나 若醉入房하야 中氣竭肝傷 故로 月事衰少不來也니이다

---

1) 時故當病氣 : 『太素』에는 '時當痛'으로 되어 있다.

2) 出淸液 : 『甲乙』에는 '出淸涕'로 되어 있다.

帝 曰治之는 奈何며 復以何術고

歧伯이 曰以四烏鰂骨[3]과 一藘茹[4]의 二物을 幷合之[5]하야 丸以雀卵으로 大如小豆하야 以五丸을 爲後飯에 飮以鮑魚汁하면 利腸中[6] 及傷肝也니이다

帝 曰病有少腹盛하고 上下左右에 皆有根하니 此爲何病이며 可治不아

歧伯이 曰病名은 曰伏梁이니이다

帝 曰伏梁은 何因而得之오

歧伯이 曰裹大濃[7]血이 居腸胃之外하니 不可治오 治之에 每切按之면 致死하니이다

帝 曰何以然고

歧伯이 曰此는 下則因陰하야 必下膿血하고 上則迫胃脘하야 生鬲俠胃脘에 內癰[8]하니 此는 久病也니 難治[9]라 居臍上하면 爲逆이요

---

3) 歧伯曰以四烏鰂骨 : 『太素』에는 '答曰四烏賊魚骨'로 되어 있다.

4) 一藘茹 : 『太素』, 『甲乙』 등에는 '一蕳茹'로 되어 있다.

5) 二物 幷合之 : 『太素』에 '二物 幷令三合'으로 되어 있다.

6) 利腸中 : 『太素』에는 '利脇中'으로 되어 있고, 『甲乙』에는 '利傷中'으로 되어 있다. 『新校正』에서 "別本에 '傷中'으로 되어 있다"라고 하였다.

7) 裹大濃 : 朝鮮內醫院本과 기타 판본에는 '濃'이 '膿'으로 되어 있다.

8) 生鬲俠胃脘內癰 : 『太素』에는 '出鬲使胃脘內癰'으로 되어 있다.

居臍下하면 爲從이니 勿動亟奪이라 論在刺法中이니이다

帝 曰人有身體髀股胻이 皆腫[10]하고 環臍而痛은 是爲何病고

岐伯이 曰病名伏梁[11]이니 此는 風根也라 其氣溢於大腸而著於肓하니 肓之原이 在臍下 故로 環臍而痛也[12]라 不可動之니 動之면 爲水溺濇之病[13]이니이다

帝 曰夫子가 數言熱中 消中에 不可服高梁芳草石藥하니 石藥發瘨[14]하고 芳草發狂이라하니 夫熱中消中者는 皆富貴人也라 今禁高梁하면 是는 不合其心이요 禁芳草石藥하면 是病不愈리니 願聞其說하노라

岐伯이 曰夫芳草之氣美와 石藥之氣悍의 二者는 其氣急疾堅勁 故로 非緩心和人이면 不可以服此二者[15]니이다

帝 曰不可以服此二者은 何以然고

---

9) 此久病也 難治 : 『太素』에는 '此人之病 難治也'로 되어 있다.

10) 人有身體髀股胻皆腫 : 朝鮮內醫院本도 동일하며, 기타 판본에는 모두 '人有身體髀股䯒皆腫'으로 되어 있나. 『太素』에는 '人有身體胕股胻皆腫'으로 되어 있다.

11) 帝曰人有身體髀股胻皆腫 … 岐伯曰病名伏梁 : 全元起本에는 이 26字가 없다.

12) 此風根也其氣溢於大腸而著於肓肓之原在臍下故環臍而痛也 : 『太素』에는 이 26字가 '論在刺法中' 아래에 있다.

13) 不可動之動之爲水溺濇之病 : 『太素』에는 '不可動動之爲水溺淸之府'로 되어 있다.

14) 石藥發瘨 : 『甲乙』에는 '石藥發疽'로 되어 있다.

15) 不可以服此二者 : 明抄二에는 '以服此二者'로 되어 있다.

岐伯이 曰夫熱氣慓悍하고 藥氣亦然하니 二者가 相遇하면 恐內傷脾라 脾者는 土也而惡木하니 服此藥者는 至甲乙日更論[16]하리이다

帝 曰善하다 有病膺腫[17]頸痛胸滿腹脹하니 此爲何病이며 何以得之오

岐伯이 曰名厥逆이니이다

帝 曰治之奈何오

岐伯이 曰灸之則瘖하고 石之則狂하니 須其氣幷하면 乃可治也니이다

帝 曰何以然고

岐伯이 曰陽氣重上하야 有餘於上하니 灸之則陽氣入陰하고 入則瘖하며 石之則陽氣虛[18]하고 虛則狂이라 須其氣幷而治之라야 可使全也니이다

帝 曰善하다 何以知懷子之且生也오

岐伯이 曰身有病而無邪脈也니이다

帝 曰病熱而有所痛者는 何也오

---

16) 至甲乙日更論：『甲乙』에 '至甲乙日當愈甚'으로 되어 있다.

17) 有病膺腫：『太素』에는 '有病癰腫'으로 되어 있다.

18) 石之則陽氣虛：胡本, 元殘二, 藏本 등에는 '石之則陽出內'로 되어 있다.

岐伯이 曰病熱者는 陽脈也라 以三陽之動也에 人迎이 一盛하면 少陽이요 二盛하면 太陽이요 三盛하면 陽明이며 入陰也라 夫陽入於陰 故로 病在頭與腹하야 乃䐜脹而頭痛也니이다

帝 曰善하다

제41편 刺腰痛論

足太陽脈이 令人腰痛하면 引項脊尻하며 背如重狀[1]하니 刺其郄中太陽正經하야 出血호대 春無見血이라

少陽이 令人腰痛하면 如以鍼刺其皮中하고 循循然不可以[2]俛仰하며 不可以顧니 刺少陽의 成骨之端을 出血하니 成骨은 在膝外廉之骨獨起者로되 夏無見血이라

陽明이 令人腰痛하면 不可以顧나 顧如有見者하며 善悲니 刺陽明於胻[3]前三痏하야 上下和之出血호대 秋無見血이라

足少陰이 令人腰痛하면 痛引脊內廉[4]하니 刺少陰於內踝上二痏호대 春無見血이니 出血太多[5]면 不可復也라

厥陰之脈이 令人腰痛하면 腰中이 如張弓弩弦하니 刺厥陰之脈에 在腨踵魚腹之外를 循之累累然하야 乃刺之라 其病이 令人

---

1) 重狀 : 『甲乙』에는 '腫牀'으로 되어 있다.
2) 不可以 : 『甲乙』에는 '不可以左右'로 되어 있다.
3) 胻 : 『甲乙』에 '骭'으로 되어 있다.
4) 痛引脊內廉 : 全元起本, 『太素』 등에는 '痛引脊內痛'으로 되어 있다.
5) 太多 : 『太素』에는 '太虛'로 되어 있다.

善言[6] 嘿嘿[7]然不慧하니 刺之三痏라

解脈이 令人腰痛하면 痛而引肩[8]하며 目䀮䀮然하고 時遺溲하니 刺解脈에 在膝筋肉分間이니 郄外廉之橫脈을 出血하야 血變而止라

解脈이 令人腰痛하면 如引帶[9]하야 常如折腰狀하고 善恐[10]하니 刺解脈에 在郄中結絡이 如黍米를 刺之血射호대 以黑[11]見赤血而已라

同陰之脈이 令人腰痛하면 痛如小鍾[12]居其中하고 怫然腫이라 刺同陰之脈하니 在外踝上絶骨之端을 爲三痏라

陽維之脈이 令人腰痛하면 痛上怫然腫[13]이라 刺陽維之脈하니 脈與太陽合腨下間으로 去地一尺所라

衡絡[14]之脈이 令人腰痛하면 不可以俛仰하고 仰則恐仆하니 得之擧重傷腰하야 衡絡絶[15]하야 惡血歸之라 刺之在郄陽筋之間에 上郄

---

6) 人善言 : 全元起本, 『太素』에는 '人言'으로 되어 있다.

7) 嘿嘿 : 朝鮮內醫院本도 동일하며 기타 판본에는 '默默'으로 되어 있다.

8) 痛而引肩 : 胡本, 讀本, 元殘二, 趙本, 吳本, 朝鮮內醫院本, 藏本, 熊本, 守校本 등도 동일하며, 기타 판본에는 모두 '痛引肩'으로 되어 있다. 『太素』에는 '引肩'이 '引脊'으로 되어 있다.

9) 如引帶 : 『太素』에는 '如別'로, 『甲乙』에는 '如裂'로 되어 있다.

10) 善恐 : 『太素』에는 '善怒'로 되어 있다.

11) 以黑 : 『太素』에는 '似黑'으로 되어 있다.

12) 小鍾 : 『太素』에는 '小鍼'으로 되어 있다.

13) 怫然腫 : 『太素』에는 '怫然脈腫'으로 되어 있다.

14) 衡絡 : 『太素』에는 '沖絶'로 되어 있다.

數寸의 衡居爲二痏하야 出血이라

會陰之脈이 令人腰痛하면 痛上[16]에 濈濈然汗出하고 汗乾에 令人欲飮하며 飮已에 欲走라 刺直陽之脈上[17]을 三痏하니 在蹻上郄下五寸[18]에 橫居視其盛者를 出血이라

飛陽[19]之脈이 令人腰痛하면 痛上에 怫怫然[20]하고 甚則悲以恐이라 刺飛陽之脈하니 在內踝上五寸[21]의 少陰之前 與陰維之會라

昌陽之脈이 令人腰痛하면 痛引膺하고 目䀮䀮然하고 甚則反折하며 舌卷不能言이라 刺內筋을 爲二痏하니 在內踝上太筋前 太陰後의 上踝二寸[22]所라

散脈이 令人腰痛而熱하고 熱甚生煩하며 腰下如有橫木居其中[23]하고 甚則遺溲라 刺散脈하니 在膝前骨肉分間[24]絡外廉束脈에 爲三痏라

---

15) 衡絡絶 : 『太素』에는 '沖絶絡'으로 되어 있다.
16) 痛上 : 明抄二에는 '痛止'로 되어 있다.
17) 直陽之脈 : 『太素』 楊上善의 注에서 '直陽'을 '會陽'이라고 한 판본이 있다고 하였다.
18) 五寸 : 『太素』, 『甲乙』에는 '三寸所'로 되어 있다.
19) 飛陽 : 『太素』에는 '蜚陽'으로 되어 있다.
20) 怫怫然 : 元殘二, 趙本, 吳本, 明抄本, 朝鮮內醫院本, 藏本 등도 동일하며, 기타 판본에는 모두 '拂拂'로 되어 있다.
21) 五寸 : 『太素』, 『甲乙』 등에는 '二寸'으로 되어 있다.
22) 二寸 : 『太素』에는 '三寸'으로 되어 있다.
23) 有橫木居其中 : 明抄二 夾注에서 "'木'이 '脈'으로 되어 있는 판본이 있다"라고 하였다.
24) 在膝前骨肉分間 : 『太素』에는 '在膝前肉分間'으로 되어 있다.

肉里之脈이 令人腰痛하면 不可以欬하고 欬則筋縮急[25]이라 刺肉里之脈을 爲二痏하니 在太陽之外 少陽絶骨之後라

腰痛이 俠脊而痛至頭하야 几几然[26]하고 目䀮䀮欲僵仆하면 刺足太陽郄中出血이라

腰痛에 上寒하면 刺足太陽陽明하고 上熱하면 刺足厥陰하고 不可以俛仰하면 刺足少陽하고 中熱而喘하면 刺足少陰하며 刺郄中出血[27]이라

腰痛에 上寒不可顧하면 刺足陽明하고 上熱하면 刺足太陰하고 中熱而喘하면 刺足少陰하고 大便難하면 刺足少陰하고 少腹滿하면 刺足厥陰하고 如折不可以俛仰하며 不可擧하면 刺足太陽하고 引脊內廉하면 刺足少陰[28]이라

腰痛에 引少腹하고 控胁하며 不可以仰하면 刺腰尻交者의 兩髁胂上호대 以月生死로 爲痏數면 發鍼立已하니 左取右하고 右取左라

---

25) 筋縮急 : 『甲乙』에는 '筋攣'으로 되어 있고, 『太素』에는 '筋攣急'으로 되어 있다.

26) 几几然 : 『太素』에는 '沈沈然'으로 되어 있다.

27) 郄中出血 : 『甲乙』에는 '郄中血絡'으로 되어 있다.

28) 腰痛 上寒不可顧 … 刺足少陰 : 全元起本, 『太素』, 『甲乙』 등에는 없다.

제42편 風論

黃帝 問曰風之傷人也에 或爲寒熱하며 或爲熱中하며 或爲寒中하며 或爲癘風하며 或爲偏枯하며 或爲風也[1]하야 其病이 各異하고 其名이 不同[2]하며 或內至五藏六府하야 不知其解하니 願聞其說하노라

岐伯이 對曰風氣가 藏於皮膚之間하야 內不得通하고 外不得泄하면 風者는 善行而數變이라 腠理開則洒然寒하고 閉則熱而悶하니 其寒也 則衰食飮하고 其熱也 則消肌肉 故로 使人으로 怢慄[3]而不能食하니 名曰寒熱이니이다 風氣與陽明[4]으로 入胃하면 循脈而上至目內眥하니 其人肥則風氣不得外泄[5]하야 則爲熱中而目黃하고 人瘦則外泄而寒하야 則爲寒中而泣出이라 風氣與太陽으로 俱入하야 行諸脈兪하면 散於分肉之間하야 與衛氣로 相干하야 其道不利 故로

---

1) 或爲風也 : 『太素』에는 '或爲賊風也'로 되어 있다.

2) 或爲風也 其病各異 其名不同 : 明抄二에는 이 12字가 없다.

3) 怢慄 : 全元起本에는 '失味'로 되어 있다.

4) 風氣與陽明 : 『太素』에는 '風氣與陽'으로 되어 있다.

5) 不得外泄 : 滑抄本에는 '不得外出'로 되어 있다.

使肌肉으로 憤䐜而有瘍하고 衛氣有所凝而不行 故로 其肉有不仁也요 癘者는 有榮衛[6]熱胕[7]하야 其氣不淸[8] 故로 使鼻柱로 壞而色敗[9]하고 皮膚瘍潰하니 風寒이 客於脈而不去일새니 名曰癘風이요 或名曰寒熱이니이다 以春甲乙로 傷於風者는 爲肝風이요 以夏丙丁으로 傷於風者는 爲心風이요 以季夏戊己로 傷於邪者[10]는 爲脾風이요 以秋庚辛으로 中於邪者는 爲肺風이요 以冬壬癸로 中於邪者는 爲腎風이니이다 風中五藏六府之兪하면 亦爲藏府之風이요 各入其門戶하야 所中則爲偏風이요 風氣가 循風府而上則爲腦風이요 風入係頭[11]則爲目風眼寒이요 飮酒中風則爲漏風이요 入房汗出하야 中風則爲內風이요 新沐中風則爲首風이요 久風入中則爲腸風飧泄이요 外在腠理則爲泄風이라 故로 風者는 百病之長也니 至其變化하야 乃爲他病也에 無常方이라 然이나 致有風氣也[12]니이다

---

6) 榮衛 : 胡本, 趙本, 吳本, 朝鮮內醫院本 등도 동일하며, 기타 판본에는 모두 '榮氣'로 되어 있다.

7) 熱胕 : 朝鮮內醫院本과 기타 판본에는 '熱胕'로 되어 있다.

8) 其氣不淸 : 『太素』에는 '其氣不精'으로 되어 있다.

9) 故使鼻柱 壞而色敗 : 胡本, 吳本, 朝鮮內醫院本, 藏本, 熊本, 滑抄本 등도 동일하며, 기타 판본에는 모두 '故使其鼻柱, 壞而色敗'로 되어 있다.

10) 戊己 傷於邪者 : 『太素』에는 '戊己 傷於風者'로 되어 있다.

11) 風入係頭 : 『太素』, 朝鮮內醫院本 등도 동일하며, 기타 판본에는 모두 '風入系頭'로 되어 있다.

帝 曰五藏風之形狀이 不同者는 何[13]오 願聞其診及其病能하노라

岐伯이 曰肺風之狀은 多汗惡風하며 色皏然白하며 時欬短氣호대 晝日則差하고 暮則甚하니 診在眉上에 其色白이요 心風之狀은 多汗惡風하며 焦絶善怒嚇하며 赤色호대 病甚則言不可快하니 診在口에 其色赤이요 肝風之狀은 多汗惡風하며 善悲하며 色微蒼하며 嗌乾善怒하며 時憎女子하니 診在目下에 其色青이요 脾風之狀은 多汗惡風하며 身體怠墮하야 四支不欲動하며 色薄微黃하며 不嗜食하니 診在鼻上에 其色黃이요 腎風之狀은 多汗惡風하며 面痝然浮腫하며 脊痛不能正立[14]하며 其色炲하며 隱曲不利하니 診在肌上에 其色黑[15]이요 胃風之狀은 頸多汗惡風하며 食飮不下하고 鬲塞不通하야 腹善滿하며 失衣則䐜脹하고 食寒則泄하니 診形瘦而腹大요 首風之狀은 頭面多汗惡風하고 當先風一日則病甚하야 頭痛不可以出內라가 至其風[16]日則病少愈요 漏風之狀은 或多汗[17]하며 常不可單衣하며 食則

---

12) 致有風氣也 : 全元起本에는 '故攻有風氣也'로 되어 있다.

13) 五藏風之形狀不同者 何 : 『太素』에는 이 10字가 없다.

14) 脊痛不能正立 : 『太素』에는 '腰脊痛不能正立'으로 되어 있다.

15) 診在肌上 其色黑 : 『太素』, 『甲乙』 등에는 '診在頤上 其色黑'으로 되어 있다.

16) 至其風日 : 『太素』에는 '至其風'으로 되어 있다.

17) 或多汗 : 滑抄本에는 '多汗'으로 되어 있다.

汗出호대 甚則身汗하며 喘息惡風하며 衣常濡[18]하며 口乾善渴하며 不能勞事요 泄風之狀은 多汗하야 汗出이 泄衣上하며 口中乾하며 上漬其風[19]하며 不能勞事하며 身體盡痛則寒하니이다

帝 曰善하다

18) 衣常濡 : 金本, 『太素』 등에는 '衣裳濡'로 되어 있다.

19) 口中乾 上漬其風 : 『太素』에는 '口乾上來', 『甲乙』에는 '咽乾上漬'로 되어 있다. 明抄二에는 '口中乾'으로 되어 있다.

제43편 痺論

黃帝 問曰痺之安生고

岐伯이 對曰風寒濕三氣가 雜至하야 合而爲痺也니 其風氣勝者는 爲行痺요 寒氣勝者는 爲痛痺요 濕氣勝者는 爲著痺也니이다

帝 曰其有五者는 何也오

岐伯이 曰以冬遇此者는 爲骨痺요 以春遇此者는 爲筋痺요 以夏遇此者는 爲脈痺요 以至陰遇此者는 爲肌痺요 以秋遇此者는 爲皮痺니이다

帝 曰內舍五藏六府는 何氣使然고

岐伯이 曰五藏은 皆有合하니 病久而不去者는 內舍於其合也라 故로 骨痺不已에 復感於邪면 內舍於腎하고 筋痺不已에 復感於邪면 內舍於肝하고 脈痺不已에 復感於邪면 內舍於心하고 肌痺不已에 復感於邪면 內舍於脾하고 皮痺不已에 復感於邪면 內舍於肺하나니 所謂痺者는 各以其時로 重感於風寒濕之氣也니이다

凡痺之客五藏者에 肺痺者는 煩滿喘而嘔[1)]하고 心痺者는 脈不

通[2]하야 煩則心下鼓하며 暴上氣而喘하며 嗌乾善噫하며 厥氣上則恐하고 肝痺者는 夜臥則驚하며 多飮數小便하며 上爲引如懷[3]하고 腎痺者는 善脹하야 尻以代踵하며 脊以代頭하고 脾痺者는 四支解墮하며 發欬嘔汁이라가 上爲大塞[4]하고 腸痺者는 數飮而出不得하며 中氣喘爭하야 時發飧泄하고 胞痺者는 少腹膀胱按之內痛[5]하고 若沃以湯하며 澁於小便하고 上爲淸涕니이다

陰氣者는 靜則神藏하고 躁則消亡하며 飮食自倍하면 腸胃乃傷이라 淫氣喘息은 痺聚在肺요 淫氣憂思는 痺聚在心이요 淫氣遺溺[6]는 痺聚在腎이요 淫氣乏竭은 痺聚在肝이요 淫氣肌絶은 痺聚在脾[7]니 諸痺不已하면 亦益內也요 其風氣勝者는 其人易已也니이다

帝 曰痺에 其時有死者와 或疼久者와 或易已者하니 其故何也오

岐伯이 曰其入藏者는 死하고 其留連筋骨間者는 疼久하고 其留

---

1) 煩滿喘而嘔 : 滑抄本에는 '煩滿喘嘔'로 되어 있다.
2) 脈不通 : 『太素·陰陽雜說』에는 '不通'으로 되어 있다.
3) 上爲引如懷 : 『太素』에는 '上爲演環'로 되어 있다.
4) 上爲大塞 : 『太素』에는 '上爲大寒'으로 되어 있다.
5) 按之內痛 : 全元起本, 『太素』에는 '按之兩髀'로 되어 있다.
6) 淫氣遺溺 : 『太素』에는 '淫氣歐唾'로 되어 있다.
7) 凡痺之客五藏者 肺痺者 煩滿喘而嘔 … 淫氣肌絶 痺聚在脾 : 全元起本에는 이 부분이 『素問·陰陽別論』의 끝부분에 있다. 『太素』에는 '淫氣肌絶 痺聚在脾'가 '淫氣飢絶 痺聚於胃 淫氣雍塞 痺聚於脾'로 되어 있다.

皮膚間者는 易已니이다

帝 曰其客於六府者는 何也오

岐伯이 曰此亦其食飮居處가 爲其病本也라 六府亦各有兪하니 風寒濕氣中其兪하고 而食飮應之면 循兪而入하야 各舍其府也니이다

帝 曰以鍼治之는 奈何오

岐伯이 曰五藏有兪하고 六府有合이라 循脈之分하야 各有所發하니 各隨其過[8]면 則病瘳也니이다

帝 曰榮衛之氣 亦令人痺乎[9]아

岐伯이 曰榮者는 水穀之精氣也니 和調於五藏하며 灑陳於六府하야 乃能入於脈也라 故로 循脈上下[10]하야 貫五藏 絡六府也라 衛者는 水穀之悍氣也니 其氣慓疾滑利하야 不能入於脈也라 故로 循皮膚之中과 分肉之間하야 熏於肓膜[11]하고 散於胸腹하니 逆其氣則病하고 從其氣則愈하되 不與風寒濕氣合 故로 不爲痺니이다

帝 曰善하다 痺가 或痛或不痛하고 或不仁하며 或寒或熱하고 或燥

---

8) 各隨其過 : 『太素』에는 '各治其遇'로 되어 있다.

9) 亦令人痺乎 : 『太素』에는 '亦合人痺乎'로 되어 있다.

10) 故循脈上下 : 『太素』에는 '故循脈之下'로 되어 있다.

11) 熏於肓膜 : 『太素』에는 '熏於胃募'로 되어 있다.

或濕하니 其故는 何也오

岐伯이 曰痛者는 寒氣多也니 有寒 故로 痛也요 其不痛不仁者는 病久入深하야 榮衛之行이 濇하야 經絡時踈 故로 不通[12]하며 皮膚不營 故로 爲不仁이라 其寒者는 陽氣少하고 陰氣多하야 與病相益 故로 寒也요 其熱者 不仁이라 其寒者는 陽氣少하고 陰氣多하야 與病相益 故로 寒也요 其熱者는 陽氣多하고 陰氣少하야 病氣勝하야 陽遭陰[13] 故로 爲痺熱이요 其多汗[14]而濡者는 此其逢濕甚也니 陽氣少하고 陰氣盛하야 兩氣相感 故로 汗出而濡也[15]니이다

帝 曰夫痺之爲病에 不痛은 何也오

岐伯이 曰痺在於骨則重하고 在於脈則血凝而不流하며 在於筋則屈不伸하고 在於肉則不仁하며 在於皮則寒 故로 具此五者 則不痛也라

凡痺之類는 逢寒則蟲하고 逢熱則縱[16]하니이다

帝 曰善하다

---

12) 故不通 : 『太素』에는 '踈而不痛'으로 되어 있다.
13) 陽遭陰 : 明抄本, 『甲乙』에는 '陽乘陰'으로 되어 있다.
14) 其多汗 : 『太素』에는 '其多寒汗'으로 되어 있다.
15) 故汗出而濡也 : 『太素』에는 '故寒汗出濡'로 되어 있다.
16) 逢寒則蟲 逢熱則縱 : 『太素』, 『甲乙』에는 '逢寒則急 逢濕則縱'으로 되어 있다.

제44편 痿論

黃帝 問曰五藏使人痿는 何也오

岐伯이 對曰肺主身之皮毛하고 心主身之血脈하고 肝主身之筋膜하고 脾主身之肌肉[1]하고 腎主身之骨髓라 故로 肺熱葉焦[2]則皮毛虛弱急薄하야 著則生痿躄也오 心氣熱則下脈厥而上하고 上則下脈虛하고 虛則生脈痿하니 樞折挈하야 脛縱[3]而不任地也요 肝氣熱則膽泄口苦하고 筋膜乾하며 筋膜乾則筋急而攣하야 發爲筋痿요 脾氣熱則胃乾而渴하고 肌肉不仁하야 發爲肉痿요 腎氣熱則腰脊不擧하고 骨枯而髓減하야 發爲骨痿니이다

帝 曰何以得之오

岐伯이 曰肺者는 藏之長也요 爲心之蓋也니 有所失亡커나 所求[4]不得則發肺鳴[5]하고 鳴則肺熱葉焦라 故로 曰五藏이 因肺熱葉焦하야

---

1) 肌肉 :『太素』에는 '脂肉'으로 되어 있다.

2) 肺熱葉焦 :『太素』에는 '肺氣熱葉焦'로 되어 있다.

3) 縱 :『太素』에는 '瘲'으로 되어 있다.

4) 所求 : 滑抄本에는 '求之'로 되어 있다.

發爲痿躄은 此之謂也니이다 悲哀太甚則胞絡[6]絶하고 胞絡[6]絶則陽氣內動하야 發則心下崩하고 數溲血也라 故로 本病에 曰大經空虛하면 發爲肌[7]痺하고 傳爲脈痿라하고 思想無窮에 所願不得커나 意淫於外하야 入房太甚하면 宗筋弛縱하야 發爲筋痿하고 及爲白淫이라 故로 下經에 曰筋痿者는 生於肝使內也라하고 有漸於溼하고 以水爲事하야 若有所留에 居處相濕[8]하면 肌肉濡潰[9]하야 痺而不仁하야 發爲肉痿라 故로 下經에 曰肉痿者는 得之濕地也라하고 有所遠行勞倦에 逢大熱而渴하고 渴則陽氣內伐하고 內伐則[10]熱舍[11]於腎하니 腎者는 水藏也라 今水不勝火則骨枯而髓虛 故로 足不任身하야 發爲骨痿 故로 下經에 曰骨痿者는 生於大熱也라하니이다

帝 曰何以別之오

岐伯이 曰肺熱者는 色白而毛敗하고 心熱者는 色赤而絡脈溢하고 肝熱者는 色蒼而爪枯하고 脾熱者는 色黃而肉蠕[12]動하고 腎熱者는

---

5) 則發肺鳴 :『太素』에는 '則發肺喝'로 되어 있다.
6) 胞絡 : 全元起本에는 '肌絡'으로 되어 있다.
7) 肌 :『太素』에는 '脈'으로 되어 있다.
8) 相濕 :『甲乙』에는 '傷濕'으로 되어 있다.
9) 肌肉濡潰 : 朝鮮內醫院本도 동일하며, 기타 판본에는 모두 '肌肉濡漬'로 되어 있다.
10) 內伐則 : 明抄二에는 없다.
11) 舍 :『太素』,『甲乙』 등에는 '合'으로 되어 있다.

色黑而齒槁하니이다

帝 曰如夫子言은 可矣어니와 論에 言治痿者 獨取陽明이라하니 何也오

岐伯이 曰陽明者는 五藏六府之海니 主潤宗筋[13]하고 宗筋은 主束骨而利機關也요 衝脈者는 經脈之海也니 主滲灌谿谷하고 與陽明으로 合於宗筋하니 陰陽[14]이 總宗筋之會하야 會於氣街而陽明爲之長하고 皆屬於帶脈而絡於督脈 故로 陽明虛則宗筋縱하며 帶脈不引 故로 足痿不用也니이다

帝 曰治之는 奈何오

岐伯이 曰各補其榮而通其兪하고 調其虛實하며 和其逆順하야 筋脈骨肉이 各以其時受月[15]則病已矣니이다

帝 曰善하다

---

12) 蠕 : 『太素』에는 '濡'로 되어 있다.

13) 主潤宗筋 : 吳本, 朝鮮內醫院本, 『太素』 등도 동일하며, 기타 판본에는 모두 '主閏宗筋'으로 되어 있다.

14) 合於宗筋 陰陽 : 『太素』에는 '合於宗筋陰'으로 되어 있다.

15) 月 : 『太素』에는 '日'로 되어 있다.

제45편 厥論

黃帝 問曰厥之寒熱者는 何也오

岐伯이 對曰陽氣衰於下則爲寒厥이요 陰氣衰於下則爲熱厥이니이다

帝 曰熱厥之爲熱也 必起於足下者는 何也오

岐伯이 曰陽氣는 起於足五指之表하고 陰脈者는 集於足下而聚於足心 故로 陽氣勝則足下熱也니이다

帝 曰寒厥之爲寒也 必從五指而上於膝者[1]는 何也오

岐伯이 曰陰氣는 起於五指之裏하야 集於膝下而聚於膝上 故로 陰氣勝則從五指至膝上寒하니 其寒也는 不從外요 皆從內也[2]니이다

帝 曰寒厥은 何失而然也오

岐伯이 曰前陰者는 宗筋之所聚요 太陰陽明之所合也라 春夏則陽氣多而陰氣少하고 秋冬則陰氣盛而陽氣衰하나니 此人者가 質

---

1) 而上於膝者 : 『太素』에는 '始上于膝下'로 되어 있다.

2) 皆從內也 : 『太素』에는 '皆從內寒'으로 되어 있다.

壯하야 以秋冬에 奪於所用하야 下氣上爭하야 不能復하고 精氣溢下하면 邪氣因從之而上也라 氣因於中[3]하면 陽氣衰하야 不能滲營其經絡하니 陽氣日損하고 陰氣獨在 故로 手足爲之寒也니이다

帝 曰熱厥은 何如而然也오

岐伯이 曰酒入於胃則絡脈滿而經脈虛하니 脾는 主爲胃行其津液者也라 陰氣虛則陽氣入하고 陽氣入則胃不和하며 胃不和則精氣竭하고 精氣竭則不營其四支也니 此人이 必數醉하고 若飽以入房하야 氣聚於脾中하야 不得散하고 酒氣與穀氣相薄하야 熱盛於中 故로 熱遍於身[4]하고 內熱而溺赤也라 夫酒는 氣盛而慓悍하니 腎氣日衰[5]하고 陽氣獨勝 故로 手足爲之熱也니이다

帝 曰厥이 或令人腹滿하며 或令人暴不知人이라가 或至半日하며 遠至一日하야 乃知人者는 何也오

岐伯이 曰陰氣盛於上하면 則下虛하고 下虛則腹脹滿하며 陽氣盛於上[6]하면 則下氣重上而邪氣逆하고 逆則陽氣亂하고 陽氣亂則

---

3) 氣因於中 : 『太素』에는 '氣居於中'으로 되어 있다.

4) 熱遍於身 : 朝鮮內醫院本도 동일하며, 기타 판본에는 모두 '熱徧於身'으로 되어 있다.

5) 腎氣日衰 : 胡本, 元殘二, 吳本, 朝鮮內醫院本, 藏本, 熊本, 滑抄本 등도 동일하며, 기타 판본에는 모두 '腎氣有衰'로 되어 있다.

6) 陽氣盛於上 : 『甲乙』에는 '腹滿'으로 되어 있다.

不知人也니이다

帝 曰善하다 願聞六經脈之厥狀病能也하노라

岐伯이 曰巨陽之厥은 則腫首[7]頭重하며 足不能行하며 發爲眴仆요 陽明之厥은 則癲疾欲走呼하며 腹滿不得臥하며 面赤而熱하며 妄見而妄言이요 少陽之厥은 則暴聾하며 頰腫而熱하며 脇痛하며 胻不可以運이요 太陰之厥은 則腹滿䐜脹하며 後不利하며 不欲食하되 食則嘔하며 不得臥요 少陰之厥은 則口乾[8]溺赤하며 腹滿心痛이요 厥陰之厥은 則少腹腫痛하며 腹脹[9]하며 涇溲不利하며 好臥屈膝하며 陰縮腫하며 胻內熱[10]이니 盛則寫之하고 虛則補之하며 不盛不虛어든 以經取之니이다

太陰厥逆하면 胻急攣[11]하며 心痛引腹하니 治主病者요 少陰厥逆하면 虛滿嘔變하면 下泄淸하니 治主病者요 厥陰厥逆하면 攣腰痛하며 虛滿前閉하며 譫言하니 治主病者요 三陰俱逆하면 不得前後하네 使人手足寒하니 三日에 死하고 太陽厥逆하면 僵仆嘔血하며 善衄하니 治主

---

7) 腫首 : 『病源』, 『太素』 등에는 '踵首'로 되어 있다.

8) 口乾 : 『太素』, 『千金』 등에는 '舌乾'으로 되어 있다.

9) 腹脹 : 『太素』에는 '䐜脹'으로 되어 있다.

10) 胻內熱 : 朝鮮內醫院本도 동일하며 기타 판본에는 모두 '骭內熱'로 되어 있다. 『太素』와 『病源』에는 '脛內熱'로 되어 있다.

11) 胻急攣 : 朝鮮內醫院本도 동일하며 기타 판본에는 모두 '骭急攣'으로 되어 있다.

病者요 少陽厥逆하면 機關不利하니 機關不利者는 腰不可以行하며 項不可以顧니 發腸癰하면 不可治요 驚者는 死라 陽明厥逆하면 喘欬身熱하며 善驚하며 衄嘔血이라 手太陰이 厥逆하면 虛滿而欬하며 善嘔沫하니 治主病者요 手心主少陰이 厥逆하면 心痛引喉하며 身熱하니 死不可治[12]요 手太陽이 厥逆하면 耳聾泣出하며 項不可以顧하며 腰不可以俛仰하니 治主病者요 手陽明少陽이 厥逆하면 發喉痺하며 嗌腫痓[13]하니 治主病者[14]니이다

12) 不可治 : 『太素』, 『甲乙』 등에는 '不熱可治'로 되어 있다.

13) 痓 : 全元起本에는 '痙'으로 되어 있다.

14) 太陰厥逆 胻急攣 … 治主病者 : 全元起本에는 이 부분이 분리되어 卷九의 「厥論」 중에 있다.

제46편 病能論

黃帝 問曰人病胃脘[1]癰者는 診當何如오

岐伯이 對曰診此者는 當候胃脈하니 其脈이 當沈細[2]라 沈細[2]者는 氣逆이요 逆者는 人迎이 甚盛하니 甚盛則熱이라 人迎者는 胃脈也니 逆而盛則熱聚於胃口而不行 故로 胃脘爲癰也니이다

帝 曰善하다 人有臥而有所不安者는 何也오

岐伯이 曰藏有所傷 及精有所之寄則安 故로 人不能懸其病也[3]니이다

帝 曰人之不得偃臥者는 何也오

岐伯이 曰肺者는 藏之蓋也니 肺氣盛則脈大하고 脈大則不得偃臥하니 論在奇恒陰陽中하니이다

帝 曰有病厥者에 診右脈은 沈而緊하고 左脈은 浮而遲하니 不

---

1) 胃脘 : 『太素』에는 '胃管'으로 되어 있다.

2) 沈細 : 『甲乙』에는 '沈澀'으로 되어 있다.

3) 岐伯曰 藏有所傷 及精有所之寄則安 故人不能懸其病也 : 『太素』에는 "岐伯曰 藏有所傷 及精有所乏 倚則不安 故人不能注懸其病"으로 되어 있다.

然病主安在[4]오

岐伯이 曰冬診之하야 右脈이 固當沈緊은 此應四時요 左脈이 浮而遲는 此逆四時니 在左하면 當主病이 在腎이요 頗關在肺니 當腰痛也니이다

帝 曰何以言之오

岐伯이 曰少陰脈은 貫腎絡肺하니 今得肺脈은 腎爲之病 故로 腎爲腰痛之病也니이다

帝 曰善하다 有病頸癰者를 或石治之하고 或鍼灸治之而皆已하니 其眞安在[5]오

岐伯이 曰此는 同名異等者也라 夫癰氣之息者는 宜以鍼開除去之하고 夫氣盛血聚者는 宜石而寫之니 此所謂同病異治也니이다

帝 曰有病怒狂[6]者하니 此病安生고

岐伯이 曰生於陽也이니이다

帝 曰陽何以使人으로 狂고

岐伯이 曰陽氣者 因暴折而難決 故로 善怒也니 病名을 曰陽

---

4) 不然病主安在 :『甲乙』에는 '不知病生安在'로 되어 있다.

5) 其眞安在 :『甲乙』에는 '其治安在'로 되어 있다.

6) 怒狂 :『太素』에는 '喜怒'로 되어 있다.

厥이니이다

帝 曰何以知之오

岐伯이 曰陽明者는 常動하고 巨陽少陽은 不動하니 不動而動大疾이 此其候也니이다

帝 曰治之는 奈何오

岐伯이 曰奪其食하면 卽已[7]라 夫食入於陰하야 長氣於陽 故로 奪其食卽已요 使之服以生鐵洛爲飮하니 夫生鐵洛者는 下氣疾也[8]일새니이다

帝 曰善하다 有病身熱解墯하고 汗出如浴하며 惡風少氣하면 此爲何病고

岐伯이 曰病名을 曰酒風이니이다

帝 曰治之奈何오

岐伯이 曰以澤瀉 朮 各十分과 麋御[9]五分으로 合以三指撮을 爲後飯이니이다

所謂深之細者는 其中手如鍼也요 摩之切之에 聚者는 堅也요

---

7) 奪其食卽已 : 『太素』, 『甲乙』에는 '衰其食卽已'로 되어 있다.

8) 夫生鐵洛者 下氣疾也 : 『太素』에는 '夫生長氣椎鐵落者 下氣疾'로 되어 있다.

9) 麋御 : 朝鮮內醫院本도 동일하며, 기타 판본에는 '麋銜'으로 되어 있다.

博者는 大也라 上經者는 言氣之通天也요 下經者는 言病之變化也요 金匱者는 決死生也요 揆度者는 切度之也요 奇恒者는 言奇病也니 所謂奇者는 使奇病으로 不得以四時死也요 恒者는 得以四時死也라 所謂揆者는 方切求之也니 言切求其脈理也[10]요 度者는 得其病處하야 以四時로 度之也니이다

10) 言切求其脈理也 : 『太素』에는 없다.

제47편 奇病論

黃帝 問曰人有重身九月而瘖하니 此爲何也오

岐伯이 對曰胞之絡脈이 絶也니이다

帝 曰何以言之오

岐伯이 曰胞絡者는 繫於腎하고 少陰之脈은 貫腎하야 繫舌本故로 不能言하니이다

帝 曰治之는 奈何오

岐伯이 曰無治也니 當十月에 復이라 刺法에 曰無損不足하며 益有餘하야 以成其疹하고 然後에 調之[1]라하니 所謂無損不足者는 身羸瘦에 無用鑱石也요 無益其有餘者는 腹中有形而泄之니 泄之則精出而病獨擅中이라 故로 曰疹成也니이다

帝 曰病脇下滿하고 氣逆하아 二三歲不已는 是爲何病고

岐伯이 曰病名曰息積[2]이니 此는 不妨於食이라 不可灸刺요 積爲

---

1) 然後 調之：全元起本에는 없다.

2) 息積：『甲乙』에는 '息賁'으로 되어 있다.

導引服藥이니 藥不能獨治也니이다

帝 曰人有身體髀股胻[3]이 皆腫하고 環臍而痛하면 是爲何病고

岐伯이 曰病名曰伏梁이라 此는 風根也니 其氣溢於大腸而著於肓하되 肓之原이 在臍下하니 故로 環臍而痛也[4]라 不可動之니 動之면 爲水溺濇之病也니이다

帝 曰人有尺脈數甚[5]하고 筋急而見하면 此爲何病고

岐伯이 曰此는 所謂疹筋[6]이니 是는 人腹必急하고 白色黑色見則病甚이니이다

帝 曰人有病頭痛하야 以數歲不已하니 此는 安得之며 名爲何病고

岐伯이 曰當有所犯大寒하야 內至骨髓니 髓者는 以腦爲主라 腦逆 故로 令頭痛 齒亦痛하니 病名曰厥逆이니이다

帝 曰善하다

帝 曰有病口甘者는 病名爲何며 何以得之오

---

3) 身體髀股胻 : 朝鮮內醫院本도 동일하며, 기타 판본에는 모두 '身體髀股䯒'으로 되어 있다. 『太素』에는 '身體胕股脛'으로 되어 있다.

4) 其氣溢於大腸而著於肓 肓之原在臍下 故環臍而痛也 : 『太素』, 『甲乙』에는 이 22字가 없다.

5) 人有尺脈數甚 : 『甲乙』에는 '人有尺膚緩'으로 되어 있다.

6) 所謂疹筋 : 『甲乙』에는 '所謂狐筋'으로 되어 있다.

岐伯이 曰此는 五氣之溢也니 名曰脾癉이라 夫五味入口하야 藏於胃하면 脾爲之行其精氣하니 津液在脾 故로 令人口甘也니 此는 肥美之所發也[7]라 此는 人必數食甘美而多肥也니 肥者는 令人內熱하고 甘者는 令人中滿 故로 其氣上溢하야 轉爲消渴하니 治之는 以蘭으로 除陳氣也니이다

帝 曰有病口苦에 取陽陵泉[8]하니 口苦者는 病名爲何며 何以得之오

岐伯이 曰病名을 曰膽癉이라 夫肝者는 中之將也로 取決於膽하며 咽爲之使니 此人者는 數謀慮不決 故로 膽虛하야 氣上溢而口爲之苦라 治之는 以膽募兪니 治在陰陽十二官相使中이니이다

帝 曰有癃者一日數十溲는 此不足也요 身熱如炭하고 頸膺如格하며 人迎躁盛하고 喘息氣逆은 此有餘也요 太陰脈이 微細如髮者[9]는 此不足也니 其病安在며 名爲何病고

岐伯이 曰病在太陰하야 其盛在胃하며 頗在肺하니 病名曰厥이요 死不治니 此所謂得五有餘二不足也니이다

7) 肥美之所發也 : 『太素』에는 '肥美之所致也'로 되어 있다.
8) 口苦 取陽陵泉 : 全元起本, 明抄本, 明抄二, 『太素』에는 없다.
9) 微細如髮者 : 明抄本에는 '細如髮者'로 되어 있다.

帝 曰何爲五有餘二不足고

岐伯이 曰所謂五有餘者는 五病之氣有餘也요 二不足者는 亦病에 氣之不足也니 今外得五有餘하고 內得二不足하면 此는 其身不表不裏니 亦正死明矣[10]니이다

帝 曰人生而有病巓疾者하니 病名曰何며 安所得之오

岐伯이 曰病名爲胎病이니 此는 得之在母腹中時에 其母有所大驚하야 氣上而不下하야 精氣幷居 故로 令子로 發爲巓疾也이니이다

帝 曰有病痝然如有水狀하고 切其脈大緊하며 身無痛者가 形不瘦나 不能食커나 食少하니 名爲何病고

岐伯이 曰病生在腎하야 名爲腎風이니 腎風而不能食하고 善驚하며 驚已에 心氣痿者는 死[11]하니이다

帝 曰善하다

---

10) 亦正死明矣 :『太素』에는 '亦明死矣'로 되어 있고,『甲乙』에는 '亦死正明矣'로 되어 있다.

11) 心氣痿者 死 :『太素』에는 '心痿者 死'로 되어 있다.

제48편 大奇論

肝滿腎滿肺滿하야 皆實하면 卽爲腫[1]이라 肺之雍은 喘而兩胠滿하고 肝雍은 兩胠滿[2]하며 臥則驚하며 不得小便하고 腎雍은 脚下[3]至少腹滿히며 胻有大小하며 髀胻大跛[4]하니 易偏枯라

心脈滿大하면 癎瘛筋攣하고 肝脈小急하면 癎瘛筋攣이라 肝脈鶩暴[5]은 有所驚駭요 脈不至하고 若瘖하면 不治自已라

腎脈小急과 肝脈小急과 心脈小急에 不鼓면 皆爲瘕[6]라 腎肝이 并沈하면 爲石水요 并浮하면 爲風水요 并虛하면 爲死요 并小弦하면 欲驚이라 腎脈이 大急沈하며 肝脈도 大急沈하면 皆爲疝이요 心脈이 搏滑急[7]하면 爲心疝이요 肺脈이 沈搏하면 爲肺疝이라 三陽急爲瘕요

1) 卽爲腫 : 『太素』에는 '皆爲腫'으로 되어 있다.

2) 兩胠滿 : 『太素』에는 '兩脇滿'으로 되어 있다.

3) 脚下 : 『太素』, 『甲乙』에는 '胠下'로 되어 있다.

4) 髀胻大跛 : 朝鮮內醫院本도 동일하며, 기타 판본에는 모두 '髀骱大跛'로 되어 있다. 『甲乙』에는 '髀脛跛'로 되어 있다.

5) 鶩暴 : 『甲乙』에는 '瞀暴'으로 되어 있다.

6) 腎脈小急 … 皆爲瘕 : 全元起本에는 이 부분이 卷九 『素問 · 厥論』의 '手陽明相火厥逆 … 治主病者'의 다음에 있다.

三陰急爲疝이라 二陰急爲痼厥이요 二陽急爲驚[8]이라

脾脈이 外鼓沈하면 爲腸澼이나 久自已요 肝脈이 小緩하면 爲腸澼이나 易治라 腎脈이 小搏沈하면 爲腸澼下血이니 血溫[9]身熱者는 死하고 心肝澼도 亦下血이나 二藏同病者는 可治요 其脈이 小沈濇하면 爲腸澼이로되 其身熱者는 死하니 熱見七日에 死라

胃脈이 沈鼓濇커나 胃外鼓大하고 心脈이 小堅急하면 皆鬲偏枯라 男子發左하고 女子發右나 不瘖舌轉하면 可治니 三十日에 起라 其從者라도 瘖하면 三歲에 起하며 年不滿二十者는 三歲에 死라 脈至而搏[10]에 血衄身熱者는 死하니 脈來懸鉤浮爲常脈[11]이라 脈至如喘하면 名曰暴厥[12]이니 暴厥者는 不知與人言하고 脈至如數하면 使人暴驚이니 三四日에 自已라 脈至浮合하면 浮合은 如數하야 一息十至以上이니 是經氣予不足也니 微見九十日에 死라 脈至如火薪然[13]하면 是心

---

7) 心脈 搏滑急 : 『太素』, 『甲乙』에는 '心脈揣滑急'으로 되어 있고, 아래의 '搏'字도 동일하다.

8) 三陽急爲瘕 … 二陽急爲驚 : 全元起本에는 이 부분이 卷九 『素問 · 厥論』의 마지막에 있다.

9) 血溫 : 『太素』에는 '溫'으로 되어 있고, 『甲乙』에는 '血濕'으로 되어 있다.

10) 脈至而搏 : 『太素』, 『甲乙』 등에는 '脈至而揣'으로 되어 있다.

11) 爲常脈 : 『太素』에는 '爲脈鼓'로 되어 있다.

12) 暴厥 : 『太素』, 『脈經』 등에는 '氣厥'로 되어 있다.

13) 火薪然 : 明抄本, 『太素』, 『脈經』 등에는 '火新燃'으로 되어 있다.

精之予奪也니 草乾而死하고 脈至如散葉[14]하면 是肝氣予虛也니 木葉落而死하고 脈至如省客하면 省客者는 脈塞而鼓[15]니 是腎氣予不足也니 懸去棗華而死하고 脈至如丸泥하면 是胃精予不足也니 楡莢落而死라 脈至如橫格하면 是膽氣予不足也니 禾熟而死하고 脈至如弦縷하면 是胞精予不足也니 病善言하면 下霜而死하고 不言하면 可治라 脈至如交漆[16]하면 交漆者는 左右傍至也니 微見三十日에 死라 脈至如涌泉하야 浮鼓肌中[17]하면 太陽氣予不足也니 少氣味하야 韭英而死라 脈至如頹土[18]之狀하야 按之不得하면 是肌氣予不足也니 五色先見黑하면 白壘發에 死라 脈至如懸雍[19]하면 懸雍[19]者는 浮揣切之益大니 是十二兪之予不足也니 水凝而死[20]라 脈至如偃刀하면 偃刀者는 浮之小急하고 按之堅大急하니 五藏菀熟에 寒熱이 獨幷於腎也라 如此면 其人不得坐하고 立春而死라 脈至如丸滑하야 不直手하면 不直手者는 按之不可得也니 是大腸氣予不足也라 棗

---

14) 散葉 :『太素』에는 '散采'로 되어 있다.
15) 脈塞而鼓 :『太素』에는 '脈寒而鼓'로 되어 있다.
16) 交漆 :『太素』에는 '交莢'으로,『甲乙』에는 '交棘'으로 되어 있다.
17) 肌中 :『太素』에는 '胞中'으로 되어 있다.
18) 頹土 :『太素』,『甲乙』 등에는 '委土'로 되어 있다.
19) 懸雍 : 全元起本,『太素』 등에는 '懸離'로 되어 있다.
20) 死 :『太素』에는 '死亟'으로 되어 있다.

葉生而死하고 脈至如華者는 令人善恐하야 不欲坐臥하고 行立常聽하니 是는 小腸氣予不足也니 季秋而死라

제49편 脈解

太陽에 所謂腫腰脽痛者는 正月은 太陽이며 寅이니 寅은 太陽也라 正月에 陽氣出在上[1]이나 而陰氣盛하야 陽未得自次也 故로 腫腰脽痛也요

病偏虛爲跛者는 正月에 陽氣東解地氣而出也[2]니 所謂偏虛者는 冬寒頗有不足者 故로 偏虛爲跛也요

所謂强上引背者는 陽氣大上而爭 故로 强上也요

所謂耳鳴者는 陽氣萬物盛上而躍 故로 耳鳴也요

所謂甚則狂巓疾者는 陽盡在上而陰氣從下하야 下虛上實 故로 狂巓疾也요

所謂浮爲聾者는 皆在氣也요

所謂入中[3]爲瘖者는 陽盛已衰 故로 爲瘖也요

---

1) 出在上 : 明抄本에는 '出於上'으로 되어 있다.

2) 陽氣東解地氣而出也 : 讀本, 趙本, 吳本, 朝鮮內醫院本, 藏本, 熊本 등도 동일하며, 기타 판본에는 모두 '陽氣凍解地氣而出也'로 되어 있다.

3) 入中 : 『太素』에는 '人中'으로 되어 있다.

內奪而厥則爲瘖俳[4]는 此腎虛也니 少陰不至者가 厥也라

少陽에 所謂心脇痛者는 言少陽盛也니 盛者[5]는 心之所表也라 九月에 陽氣盡而陰氣盛 故로 心脇痛也요

所謂不可反側者는 陰氣藏物也니 物藏則不動 故로 不可反側也라

所謂甚則躍者는 九月에 萬物이 盡衰하야 草木이 畢落而墮則氣去陽而之陰하며 氣盛而陽之下長 故로 謂躍이라

陽明에 所謂洒洒振寒者는 陽明者는 午也요 五月은 盛陽之陰也니 陽盛而陰氣加之 故로 洒洒振寒也요 所謂脛腫而股不收者는 是五月盛陽之陰也니 陽者는 衰於五月而一陰氣上[6]하야 與陽으로 始爭 故로 脛腫而股不收也라 所謂上喘而爲水者는 陰氣下而復上하니 上則邪客於藏府間 故로 爲水也라 所謂胸痛少氣者는 水氣在藏府也니 水者는 陰氣也요 陰氣는 在中 故로 胸痛少氣也라 所謂甚則厥하며 惡人與火하며 聞木音則惕然而驚者는 陽氣與陰氣로 相薄하야 水火相惡 故로 惕然而驚也라 所謂欲獨閉戶牖而

---

4) 瘖俳 : 『太素』에는 '瘖痱'로 되어 있다.

5) 言少陽盛也 盛者 : 『太素』에는 '言少陽戌也 戌者'로 되어 있다.

6) 一陰氣上 : 『太素』에는 '陰氣一下'로 되어 있다.

處者는 陰陽相薄也니 陽盡而陰盛 故로 欲獨閉戶牖而居라 所謂病至則欲乘高而歌하며 棄衣而走者는 陰陽復爭而外幷於陽 故로 使之棄衣而走也라 所謂客孫脈則頭痛鼻鼽腹腫者는 陽明幷於上이니 上者則其孫絡太陰[7]也라 故로 頭痛鼻鼽腹腫也라

太陰에 所謂病脹者는 太陰은 子也니 十一月에 萬物氣皆藏於中 故로 曰病脹이요 所謂上走心爲噫者는 陰盛而上走於陽明하고 陽明絡은 屬心 故로 曰上走心爲噫也요 所謂食則嘔者는 物盛滿而上溢 故로 嘔也요 所謂得後與氣則快然如衰者는 十一月[8]에 陰氣下衰而陽氣且出 故로 曰得後與氣則快然如衰也라

少陰에 所謂腰痛者는 少陰者는 腎也니 十月[9]에 萬物陽氣皆傷 故로 腰痛也요 所謂嘔欬上氣喘者는 陰氣在下하고 陽氣在上하야 諸陽氣浮하야 無所依從 故로 嘔欬上氣喘也요 所謂色色不能久立久坐[10]하니 起則目䀮䀮無所見者는 萬物陰陽不定하야 未有主也니 秋氣始至에 微霜始下而方殺萬物하고 陰陽內奪 故로 目䀮䀮無

---

7) 其孫絡太陰 :『太素』에는 '其孫脈太陰'으로 되어 있다.

8) 十一月 : 胡本, 讀本, 趙本, 吳本, 朝鮮內醫院本, 藏本, 熊本, 守校本,『太素』등도 동일하며, 기타 판본에는 모두 '十二月'로 되어 있다.

9) 十月 :『太素』에는 '七月'로 되어 있다.

10) 色色不能久立久坐 :『太素』에는 '邑邑不能久立坐'로 되어 있다.

所見也요 所謂少氣善怒者는 陽氣不治니 陽氣不治則陽氣不得出하야 肝氣當治而未得 故로 善怒하니 善怒者를 名曰煎厥이요 所謂恐如人將捕之者는 秋氣에 萬物이 未有畢去하야 陰氣少陽氣入하야 陰陽相薄 故로 恐也요 所謂惡聞食臭者는 胃無氣 故로 惡聞食臭也요 所謂面黑如地色者는 秋氣內奪 故로 變於色也요 所謂欬則有血者는 陽脈傷也라 陽氣未盛於上而脈滿하니 滿則欬 故로 血見於鼻也라

厥陰에 所謂㿗疝婦人少腹腫者는 厥陰者는 辰也라 三月은 陽中之陰이니 邪在中 故로 曰㿗疝少腹腫也요 所謂腰脊痛不可以俛仰者는 三月에 一振榮華萬物하니 一俛而不仰也요 所謂㿗癃疝[11] 膚脹者는 曰陰亦盛而脈脹不通[12] 故로 曰㿗癃疝[13]也요 所謂甚則嗌乾熱中者는 陰陽相薄而熱 故로 嗌乾也라

11) 㿗癃疝 : 『太素』에는 '釘癃'으로 되어 있다.

12) 曰陰亦盛而脈脹不通 : 『太素』에는 '曰陰一盛而脹陰脹不通'으로 되어 있다.

13) 故曰㿗癃疝 : 『太素』에는 '故曰㿗癃'으로 되어 있다.

제50편 刺要論

黃帝 問曰願聞刺要하노라

岐伯이 對曰病有浮沈하고 刺有淺深하니 各至其理하야 無過其道라 過之則內傷하고 不及則生外壅하니 壅則邪從之라 淺深不得하면 反爲大賊하야 內動[1]五藏하고 後生大病이라 故로 曰病에 有在毫毛腠理者하고 有在皮膚者하고 有在肌肉者하고 有在脈者하고 有在筋者하고 有在骨者하고 有在髓者라하니 是故로 刺毫毛腠理에 無傷皮니 皮傷則內動肺하고 肺動則秋病溫瘧하야 泝泝然寒慄하고 刺皮에 無傷肉이니 肉傷則內動脾하고 脾動則七十二日 四季之月에 病腹脹煩不嗜食하고 刺肉에 無傷脈이니 脈傷則內動心하고 心動則夏病心痛하고 刺脈에 無傷筋이니 筋傷則內動肝하고 肝動則春病熱而筋弛하고 刺筋에 無傷骨이니 骨傷則內動腎하고 腎動則冬病脹 腰痛하고 刺骨에 無傷髓니 髓傷則銷鑠胻酸하니 體解㑊然不去矣[2]니이다

---

1) 內動 : 『甲乙』에는 '內傷'으로 되어 있다.

2) 黃帝 問曰願聞刺要 … 體解㑊然不去矣 : 全元起本에는 『素問 · 刺要論』 전체가 『素問 · 刺齊論』의 '刺筋無傷骨者 過筋中骨也 此謂之反也' 다음에 있다.

제51편 刺齊論

黃帝 問曰願聞刺淺深之分하노라 歧伯이 對曰刺骨者는 無傷筋하고 刺筋者는 無傷肉하고 刺肉者는 無傷脈하고 刺脈者는 無傷皮하고 刺皮者는 無傷肉하고 刺肉者는 無傷筋하고 刺筋者는 無傷骨이니이다

帝 曰余未知其所謂하니 願聞其解하노라 歧伯이 曰刺骨無傷筋者는 鍼至筋而去하야 不及骨也요 刺筋無傷肉者는 至肉而去하야 不及筋也요 刺肉無傷脈者는 至脈而去하야 不及肉也요 刺脈無傷皮者는 至皮而去하야 不及脈也오 所謂刺皮無傷肉者는 病在皮中에 鍼入皮中하야 無傷肉也요 刺肉無傷筋者는 過肉中筋也요 刺筋無傷骨者는 過筋中骨也니 此謂之反也[1]니이다

---

1) 此謂之反也 : 趙本, 吳本, 明抄本, 朝鮮內醫院本 등도 동일하며, 기타 판본에는 모두 '此之謂反也'로 되어 있다.

제52편 刺禁論

黃帝 問曰願聞禁數하노라 岐伯이 對曰 藏有要害하니 不可不察이라 肝은 生於左하고 肺는 藏於右하고 心은 部於表하고 腎은 治於裏하고 脾는 謂之使[1]하고 胃는 爲之市라 鬲肓[2]之上에 中有父母하고 七節之傍에 中有小心[3]하니 從之면 有福이요 逆之면 有咎니이다

刺中心하면 一日에 死[4]하니 其動은 爲噫요 刺中肝하면 五日에 死하니 其動은 爲語[5]요 刺中腎하면 六日에 死[6]하니 其動은 爲嚏[7]요 刺中肺하면 三日에 死하니 其動은 爲欬요 刺中脾하면 十日에 死[8]하니 其動은 爲呑이요 刺中膽하면 一日半에 死니 其動은 爲嘔[9]니이다

---

1) 脾謂之使 : 朝鮮內醫院本, 趙本, 吳本, 藏本 등도 동일하며, 기타 판본에는 '脾爲之使'로 되어 있다.
2) 鬲肓 : 朝鮮內醫院本도 동일하며, 기타 판본에는 '膈肓'으로 되어 있다.
3) 中有小心 : 『太素』, 『甲乙』 등에는 '中有志心'으로 되어 있다.
4) 一日死 : 『素問 · 診要經終論』에는 '環死'로 되어 있다.
5) 其動爲語 : 全元起本, 『甲乙』 등에는 '其動爲欠'으로 되어 있다.
6) 六日死 : 全元起本, 『甲乙』 등에는 '三日死'로 되어 있으며, 『素問 · 診要經終論』에는 '七日死'로 되어 있다.
7) 其動爲嚏 : 『素問 · 四時刺逆終論』에는 '其動爲嚏欠'으로 되어 있다.
8) 十日死 : 全元起本, 『甲乙』 등에는 '十五日死'로 되어 있으며, 『素問 · 診要經終論』에는 '五日死'로 되어 있다.

刺跗上에 中大脈하면 血出不止하야 死하고 刺面에 中溜脈하면 不幸爲盲하고 刺頭에 中腦戶하야 入腦하면 立死하고 刺舌下에 中脈太過하야 血出不止면 爲瘖하고 刺足下布絡에 中脈하야 血不出하면 爲腫하고 刺郄中大脈하면 令人으로 仆脫色하고 刺氣街에 中脈하야 血不出하면 爲腫鼠僕하고 刺脊間에 中髓하면 爲傴하고 刺乳上에 中乳房하면 爲腫根蝕하고 刺缺盆에 中內陷하면 氣泄하야 令人으로 喘欬逆하고 刺手魚腹에 內陷하면 爲腫하니이다

無刺大醉니 令人으로 氣亂하고 無刺大怒니 令人으로 氣逆이라 無刺大勞人하고 無刺新飽人하고 無刺大饑人하고 無刺大渴人하고 無刺大驚人하니이다

刺陰股에 中大脈하야 出血이 不止하면 死하고 刺客主人에 內陷中脈하면 爲內漏爲聾하고 刺膝髕에 出液하면 爲跛하고 刺臂의 太陰脈에 出血多하면 立死하고 刺足少陰脈에 重虛出血하면 爲舌難以言하고 刺膺中에 陷中肺하면 爲喘逆仰息하고 刺肘中에 內陷하야 氣歸之면 爲不屈伸하고 刺陰股下三寸에 內陷하면 令人遺溺하고

---

9) 其動爲嘔 : 『素問·診要經終論』에는 이하에 '中膈者 皆爲傷中 其病雖愈 不過一歲必死'가 더 있다.

刺腋下脇間에 內陷하면 令人欬하고 刺少腹에 中膀胱하야 溺出하면 令人으로 少腹滿하고 刺腨腸에 內陷하면 爲腫하고 刺匡上陷骨에 中脈하면 爲漏爲盲하고 刺關節中에 液出하면 不得屈伸하니이다

제53편 刺志論

黃帝 問曰願聞虛實之要하노라

岐伯이 對曰氣實形實하고 氣虛形虛하면 此其常也니 反此者는 病이라 穀盛氣盛하고 穀虛氣虛하면 此其常也니 反此者는 病이라 脈實血實하고 脈虛血虛하면 此其常也니 反此者는 病이니이다

帝 曰如何而反고

岐伯이 曰氣虛身熱이면 此謂反也[1]요 穀入多而氣少면 此謂反也요 穀不入而氣多면 此謂反也요 脈盛血少면 此謂反也요 脈少血多면 此謂反也라 氣盛身寒은 得之傷寒이요 氣虛身熱은 得之傷暑라 穀入多而氣少者는 得之有所脫血커나 濕居下也요 穀入少而氣多者는 邪在胃及與肺也라 脈小血多者는 飮中熱也요 脈大血少者는 脈有風氣하야 水漿不入하니 此之謂也라 夫實者는 氣入也요 虛者는 氣出也니 氣實者는 熱也요 氣虛者는

1) 氣虛身熱 此謂反也 : 『新校正』에서 "『甲乙』에 '氣盛身寒 氣虛身熱 此謂反也'로 되어 있다"라고 하였으나, 지금 『甲乙』에는 '氣盛身寒 氣虛身熱曰反'으로 되어 있다.

寒也니이다

入實者는 右手[2]開鍼空也요 入虛者는 左手閉鍼空也니이다

2) 右手 : 朝鮮內醫院本도 동일하며, 기타 판본에는 '左手'로 되어 있다.

제54편 鍼解

黃帝 問曰願聞九鍼之解와 虛實之道하노라

岐伯이 對曰 刺虛則實之者는 鍼下熱也니 氣實乃熱也요 滿而泄之者는 鍼下寒也니 氣虛乃寒也일새라 菀陳則除之者는 出惡血也요 邪盛[1]則虛之者는 出鍼勿按이라 徐而疾則實者는 徐出鍼而疾按之요 疾而徐則虛者는 疾出鍼而徐按之라 言實與虛者는 寒溫氣多少也요 若無若有者는 疾不可知也요 察後與先者는 知病先後也라 爲虛與實者는 工勿失其法이요 若得若失者는 離其法也요 虛實之要에 九鍼最妙者는 爲其各有所宜也요 補寫之時[2]者는 與氣開闔相合也요 九鍼之名에 各不同形者는 鍼窮其所當補寫也[3]니이다

刺實須其虛者는 留鍼하야 陰氣隆至[4]면 乃去鍼也요 刺虛須其

---

1) 邪盛 : 朝鮮內醫院本도 동일하며, 기타 판본에는 '邪勝'으로 되어 있다.

2) 虛實之要 九鍼最妙者 爲其各有所宜也 補寫之時 : 『甲乙』에는 '虛實之要 九鍼最妙 補瀉之時 以鍼爲之'로 되어 있다.

3) 鍼窮其所當補寫也 : 『太素』에는 '鍼官其所之當補寫'로 되어 있다.

實者는 陽氣隆至하야 鍼下熱하면 乃去鍼也니이다 經氣[5]已至에 愼守勿失者는 勿變更也라 淺深[6]在志者는 知病之內外也요 近遠如一者는 深淺其候等也며 如臨深淵者는 不敢墯也[7]요 手如握虎者는 欲其壯也니이다 神無營於衆物者는 靜志觀病人하고 無左右視也요 義無邪下者는 欲端以正也요 必正其神者[8]는 欲瞻病人目하야 制其神하야 令氣易行也니이다 所謂三里者는 下膝三寸也요 所謂跗之[9]者는 擧膝分易見也니이다 巨虛者는 蹻足胻獨陷者[10]요 下廉者는 陷下者也니이다

帝 曰余聞九鍼이 上應天地四時陰陽이라하니 願聞其方하야 令可傳於後世하야 以爲常也하노라

岐伯이 曰夫一天 二地 三人 四時 五音 六律 七星 八風 九野에 身形도 亦應之하야 鍼各有所宜 故로 曰九鍼이라 人皮는

---

4) 陰氣隆至 : 明抄本에는 '陰氣隆至 鍼下寒'으로 되어 있으며, 『太素』에는 '陰氣降至'로 되어 있다.

5) 經氣 : 『太素』에는 '降之'로 되어 있다.

6) 淺深 : 朝鮮內醫院本도 동일하며, 기타 판본에는 '深淺'으로 되어 있다.

7) 不敢墯也 : 守校本에는 '不敢惰也'로 되어 있다.

8) 必正氣神者 : 『太素』에는 없다.

9) 跗之 : 全元起本에는 '低胻'으로 되어 있으며, 『太素』에는 '付之'로 되어 있다.

10) 蹻足胻獨陷者 : 『太素』에는 '搖喬胻獨陷者'로 되어 있다.

應天이요 人肉은 應地요 人脈은 應人이요 人筋은 應時요 人聲은 應音이요 人陰陽合氣는 應律이요 人齒面目은 應星이요 人出入氣[11]는 應風이요 人九竅三百六十五絡은 應野라 故로 一鍼皮 二鍼肉 三鍼脈 四鍼筋 五鍼骨 六鍼調陰陽 七鍼益精 八鍼除風 九鍼通九竅하야 除三百六十五節氣하니 此之謂各有所主也니이다

人心意는 應八風이요 人氣는 應天[12]이요 人髮齒耳目五聲은 應五音六律이요 人陰陽脈血氣는 應地요 人肝目은 應之九니이다

九竅三百六十五[13]人一以觀動靜天二以候五色七星應之以候髮毋澤五音一以候宮商角徵羽六律有餘不足應之二地一以候高下有餘九野一節兪應之以候閉節三人變一分人候齒泄多血少十分角之變五分以候緩急六分不足三分寒關節第九分四時人寒溫燥濕四時一應之以候相反一四方各作解

11) 人出入氣：『太素』에는 '人出入氣口'로 되어 있다.

12) 人氣應天：『太素』에는 '人邪氣應天地 人面應七星'으로 되어 있다.

13) 九竅三百六十五：全元起本에는 없다.

제55편 長刺節論

刺家는 不診하고 聽病者言하니라 在頭頭疾痛하면 爲藏鍼之[1]하야 刺至骨하야 病已止[2]호대 無傷骨肉及皮니 皮者는 道也라 陰刺[3]는 入一傍四處하야 治寒熱이라 深專者는 刺大藏호대 迫藏이면 刺背背俞也니 刺之迫藏은 藏會일새 腹中寒熱[4]去而止라 與刺之要는 發鍼而淺出血이라 治腐[5]腫者는 刺腐[5]上호대 視癰小大深淺하야 刺라 刺大者는 多血하고 小者는 深之호대 必端內鍼爲故正[6]이라

病在少腹有積하면 刺皮髃[7]以下로 至少腹而止하고 刺俠脊兩傍四椎間하고 刺兩髂髎季脇肋間하야 導腹中氣熱[8]下已[9]라 病在少

---

1) 爲藏鍼之 : 全元起本에는 '爲鍼之'로 되어 있다.

2) 病已止 : 朝鮮內醫院本, 明抄本 등도 동일하며, 기타 판본에는 모두 '病已上'으로 되어 있다. 『太素』에는 '病已'로 되어 있다.

3) 陰刺 : 『太素』에는 '陽刺'로 되어 있다.

4) 寒熱 : 『太素』에는 '寒熱氣'로 되어 있다.

5) 腐 : 全元起本, 『甲乙』, 『太素』 등에는 '癰'으로 되어 있다.

6) 刺大者多血 小者深之 必端內鍼爲故正 : 朝鮮內醫院本도 동일하며, 기타 판본에는 '爲故止'로 되어 있다. 『甲乙』에는 '刺大者多而深之 必端內鍼爲故正也'로 되어 있다. 『太素』에는 '刺大者多血 深之必喘 內藏爲故止'로 되어 있다.

7) 皮髃 : 全元起本에는 '皮髓'로 되어 있으며, 『太素』에는 '腹齊'로 되어 있다.

腹하야 腹痛[10]하고 不得大小便을 病名曰疝이니 得之寒이라 刺少腹兩股間하고 刺腰髁骨間호대 刺而多之니 盡炅이면 病已라

病在筋하야 筋攣節痛하고 不可以行을 名曰筋痺라 刺筋上爲故하야 刺分肉間호대 不可中骨也니 病起筋炅하면 病已止라 病在肌膚하야 肌膚盡痛을 名曰肌痺[11]라 傷於寒濕일새 刺大分小分호대 多發鍼而深之하야 以熱爲故요 無傷筋骨이니 傷筋骨하면 癰發若變[12]이어니와 諸分盡熱하면 病已止라 病在骨하야 骨重不可擧하며 骨髓酸痛하며 寒氣至를 名曰骨痺라 深者는 刺無傷脈肉爲故요 其道는 大分小分[13]이니 骨熱이면 病已止라

病在諸陽脈하야 且寒且熱하고 諸分且寒且熱을 曰[14]狂이라 刺之虛脈하야 視分盡熱하면 病已止라 病初發에 歲一發[15]이나 不治면 月一發[16]이요 不治면 月四五發[17]이니 名曰癲病이라 刺諸分諸脈호대 其無

---

8) 氣熱 : 金本에는 '熱氣'로 되어 있다.
9) 下已 : 『太素』에는 '下氣已'로 되어 있다.
10) 腹痛 : 『太素』와 『甲乙』에는 '痛'으로 되어 있다.
11) 名曰肌痺 : 『太素』에는 '痛痺'로 되어 있다.
12) 癰發若變 : 『甲乙』에는 '寒發若變'으로 되어 있다.
13) 其道大分小分 : 『太素』에는 '至其大分小分'으로 되어 있다.
14) 曰 : 朝鮮內醫院本도 동일하며, 기타 판본에는 '名曰'로 되어 있다.
15) 病初發 歲一發 : 『太素』에는 '病初發 盛一發'로 되어 있다.
16) 月一發 : 『太素』에는 '日一發'로 되어 있다.

寒者는 以鍼調之면 病已止[18]라 病風하야 且寒且熱하며 炅汗出이 一日數過면 先刺諸分理絡脈하고 汗出에 且寒且熱하면 三日一刺니 百日而已라 病大風하야 骨節重하고 鬚眉墮를 名曰大風이니 刺肌肉爲故하야 汗出百日하고 刺骨髓하야 汗出百[19]하야 凡二百日에 鬚眉生而止鍼이라

---

17) 月四五發 : 『太素』에는 '月'字가 없다.

18) 病已止 : 金本, 胡本, 讀本, 趙本, 吳本, 朝鮮內醫院本, 藏本, 熊本, 守校本 등도 동일하며, 기타 판본에는 모두 '病止'로 되어 있다.

19) 汗出百 : 朝鮮內醫院本과 기타 판본에는 '汗出百日'로 되어 있다.

제56편 皮部論

黃帝 問曰余聞컨대 皮有分部하고 脈有經紀하며 筋有結絡하고 骨有度量하여 其所生病이 各異라하니 別其分部와 左右上下와 陰陽所在와 病之始終하니 願聞其道하노라

岐伯이 對曰欲知皮部엔 以經脈爲紀者니 諸經皆然이니이다 陽明之陽을 名曰害蜚니 上下同法이라 視其部中하여 有浮絡者는 皆陽明之絡也니 其色이 多靑則痛하고 多黑則痺하고 黃赤則熱하고 多白則寒하고 五色皆見則寒熱也라 絡盛則入客於經하니 陽主外하고 陰主內하니이다 少陽之陽을 名曰樞持[1]니 上下同法이라 視其部中하여 有浮絡者는 皆少陽之絡也니 絡盛則入客於經 故로 在陽者는 主內하고 在陰者는 主出하여 以滲於內니 諸經이 皆然이니이다 太陽之陽을 名曰關樞니 上下同法이라 視其部中하여 有浮絡者는 皆太陽之絡也니 絡盛則入客於經이니이다 少陰之陰을 名曰樞儒[2]니

---

1) 樞持 : 『太素』에는 '樞特'으로 되어 있다.

上下同法이라 視其部中하여 有浮絡者는 皆少陰之絡也니 絡盛則入客於經이라 其入經也는 從陽部注於經하고 其出者는 從陰內注於骨이니이다 心主之陰을 名曰害肩이니 上下同法이라 視其部中하여 有浮絡者는 皆心主之絡也니 絡盛則入客於經이니이다 太陰之陰을 名曰關蟄[3]이니 上下同法이라 視其部中하여 有浮絡者는 皆太陰之絡也니 絡盛則入客於經이니이다 凡十二經絡脈者[4]는 皮之部也라 是故로 百病之始生也에 必先於皮毛하니 邪中之則腠理開하고 開則入客於絡脈하고 留而不去하면 傳入於經하고 留而不去하면 傳入於府하여 廩於腸胃라 邪之始入於皮也에 泝然[5]起毫毛하며 開腠理하고 其入於絡也則絡脈盛하여 色變하고 其入客於經也則感虛하여 乃陷下[6]하고 其留於筋骨之間하여 寒多則筋攣骨痛하고 熱多則筋弛骨消하며 肉爍䐃破하며 毛直而敗니이다

---

2) 樞儒：『太素』에는 '樞檽'로 되어 있다. 『新校正』에서 "『甲乙』에 '儒'가 '檽'로 되어 있다"라고 하였으나, 지금 『甲乙』에는 '樞儒'로 되어 있다.

3) 關蟄：『太素』에는 '關樞'로 되어 있다. 『新校正』에서 "『甲乙』에 '蟄'이 '執'으로 되어 있다"라고 하였으나, 지금 『甲乙』에는 '關蟄'으로 되어 있다.

4) 凡十二經絡脈者：『太素』에는 '凡十二經脈者'로 되어 있다.

5) 泝然：『甲乙』에는 '淅然'으로 되어 있다.

6) 感虛乃陷下：『太素』에는 '減虛乃陷下'로 되어 있고, 『甲乙』에는 '盛虛乃陷下'로 되어 있다.

帝 曰夫子言皮之十二部하니 其生病은 皆何如오

岐伯이 曰皮者는 脈之部也니 邪客於皮則腠理開하고 開則邪入客於絡脈하고 絡脈滿則注於經脈하고 經脈滿則入舍於府藏也라 故로 皮者는 有分部하니 不與而生大病也[7]니이다

帝 曰善[8]하다

---

7) 不與而生大病也 : 『甲乙』에는 '不愈而生大病也'로 되어 있다.

8) 帝曰善 : 全元起本에는 이하에 『素問 · 經絡論』의 원문이 연결되어 있다.

제57편 經絡論

黃帝 問曰夫絡脈之見也에 其五色各異하야 靑黃赤白黑으로 不同하니 其故는 何也오

岐伯이 對曰經有常色이나 而絡無常變也니이다

帝 曰經之常色은 何如오

岐伯이 曰心赤 肺白 肝靑 脾黃 腎黑이니 皆亦[1]應其經脈之色也니이다

帝 曰絡之陰陽도 亦應其經乎아

岐伯이 曰陰絡之色은 應其經이나 陽絡之色은 變無常하야 隨四時而行也라 寒多則凝泣하고 凝泣則靑黑하며 熱多則淖澤하고 淖澤則黃赤하니 此는 皆常色으로 謂之無病이나 五色具見者는 謂之寒熱이니이다

帝 曰善하다

1) 皆亦 : 明抄二에는 '皆'로 되어 있다.

제58편 氣穴論

黃帝 問曰余聞컨대 氣穴이 三百六十五로 以應一歲나 未知其所[1]니 願卒聞之하노라

岐伯이 稽首再拜하고 對曰窘乎哉라 問也여 其非聖帝면 孰能窮其道焉이리오 因請溢意하야 盡言其處호리이다

帝捧手하고 逡巡[2]而却曰夫子之開余道也에 目未見其處하고 耳未聞其數나 而目以明하고 耳以聰矣로다

岐伯이 曰此는 所謂聖人은 易語하고 良馬는 易御也니이다

帝 曰余非聖人之易語也라 世言眞數는 開人意라하니 今余所訪問者는 眞數니 發蒙解惑은 未足以論也라 然이나 余願聞夫子溢志하야 盡言其處하야 令解其意하시면 請藏之金匱하야 不敢復出호리라

岐伯이 再拜而起曰 臣請言之호리다

背與心이 相控而痛하야는 所治는 天突과 與十椎及上紀[3]니 上紀

---

1) 未知其所 : 『太素』에는 '未知其所謂'로 되어 있다.

2) 逡巡 : 『太素』에는 '遵循'으로 되어 있다.

3) 及上紀 : 『太素』에는 '及上紀下紀'로 되어 있다.

者는 胃脘也요 下紀者는 關元也라 背胸邪繫하면 陰陽左右如此하니 其病이 前後痛濇하고 胸脇痛而不得息커나 不得臥 上氣 短氣 偏痛[4]하니 脈滿起하면 斜出尻脈하야 絡胸脇[5]하야 支心貫鬲하야 上肩加天突하고 斜下肩하야 交十椎下[6]하니이다

藏兪五十穴이요 府兪七十二穴이요 熱兪五十九穴이요 水兪五十七穴이요 頭上五行에 行五니 五五二十五穴이요 中䐈兩傍에 各五[7]니 凡十穴이요 大椎上[8]兩傍에 各一이니 凡二穴이요 目瞳子浮白이 二穴이요 兩髀厭分中에 二穴이요 犢鼻二穴이요 耳中多所聞에 二穴이요 眉本에 二穴이요 完骨이 二穴이요 項中央[9]에 一穴이요 枕骨에 二穴이요 上關二穴이요 大迎二穴이요 下關二穴이요 天柱二穴이요 巨虛上下廉이 四穴이요 曲牙二穴이요 天突一穴이요 天府二穴이요 天牖二穴이요 扶突二穴이요 天窓二穴이요 肩解二穴이요 關元一穴이요 委陽二穴이요 肩貞二穴이요 瘖門一穴[10]이요 臍一穴[11]이요 胸兪

---

4) 偏痛 : 『新校正』에서 "別本에는 '偏'이 '滿'으로 되어 있다"라고 하였다.
5) 絡胸脇 : 『太素』에는 '絡胸'으로 되어 있다.
6) 交十椎下 : 『太素』에는 '交十椎下藏'으로 되어 있다.
7) 中䐈兩傍各五 : 『太素』에는 '中侶兩傍傍五'로 되어 있다.
8) 大椎上 : 『太素』에는 '大杼上'으로 되어 있다.
9) 項中央 : 金本, 朝鮮內醫院本, 趙本, 藏本 등도 동일하며, 기타 판본에는 모두 '頂中央'으로 되어 있다.

十二穴[12]이요 背兪二穴이요 膺兪十二穴이요 分肉二穴이요 踝上에 橫으로 二穴[13]이요 陰陽蹻四穴이니이다 水兪는 在諸分하고 熱兪는 在氣穴하고 寒熱兪[14]는 在兩骸厭中하니 二穴이요 大禁이 二十五니 在天府下五寸이라 凡三百六十五穴이 鍼之所由行也[15]니이다

帝 曰余已知氣穴之處와 遊鍼之居하니 願聞孫絡谿谷이 亦有所應乎아

岐伯이 曰孫絡三百六十五穴會도 亦以應一歲하야 以溢奇邪[16]하며 以通榮衛라 榮衛稽留하면 衛散榮溢하고 氣竭[17]血著하야 外爲發熱하고 內爲少氣하니 疾寫無怠하야 以通榮衛리니 見而寫之요 無問所會니이다

帝 曰[18]願聞谿谷之會也하노라

---

10) 瘖門一穴 : 『太素』에는 '肩髃二穴'로 되어 있다.
11) 臍 : 朝鮮內醫院本도 동일하며, 기타 판본에는 '齊'로 되어 있다.
12) 胸兪十二穴 : 『太素』에는 '肓兪二穴'로 되어 있다.
13) 踝上 橫 二穴 : 『太素』에는 '踝上橫骨 二穴'로 되어 있다.
14) 寒熱兪 : 『太素』에는 '寒兪'로 되어 있다.
15) 凡三百六十五穴 鍼之所由行也 : 『太素』에는 '陰陽蹻四穴' 다음에 있다.
16) 以溢奇邪 : 『太素』에는 '以洫奇邪'로 되어 있다.
17) 氣竭 : 『太素』에는 '氣濁'으로 되어 있다.
18) 帝曰: 胡本, 讀本, 朝鮮內醫院本, 趙本, 藏本 등도 동일하며, 기타 판본에는 모두 '帝曰善'으로 되어 있다.

岐伯이 曰肉之大會爲谷이요 肉之小會爲谿니 肉分之間과 谿谷之會로 以行榮衛하며 以會大氣[19]라 邪溢氣壅[20]하면 脈熱肉敗하고 榮衛不行하야 必將爲膿하야 內銷骨髓하고 外破大膕이라 留於節湊[21]하면 必將爲敗하고 積寒이 留舍하야 榮衛不居하면 卷內縮筋[22]하고 肋肘不得伸[23]하며 內爲骨痺하고 外爲不仁하니 命曰不足이니 大寒이 留於谿谷也라 谿谷三百六十五穴會도 亦應一歲하니 其小痺淫溢하야 循脈往來엔 微鍼所及이니 與法相同이니이다

帝 乃辟左右而起하야 再拜曰今日에 發蒙解惑하니 藏之金匱하야 不敢復出이라하시고 乃藏之金蘭之室하고 署曰氣穴所在라하시다

岐伯이 曰孫絡之脈은 別經者라 其血이 盛而當寫者는 亦三百六十五脈이니 並注於絡하야 得傳注[24]十二絡脈이요 非獨十四絡脈也라 內解寫於中者 十脈이니이다

---

19) 以會大氣 : 『甲乙』에는 '以舍大氣'로 되어 있다.

20) 邪溢氣壅 : 藏本에는 '邪益氣壅'으로 되어 있다.

21) 節湊 : 『太素』, 『類說』에는 '節腠'로 되어 있다.

22) 卷內縮筋 : 金本, 趙本, 吳本, 朝鮮內醫院本 등도 동일하며, 기타 판본에는 모두 '卷肉縮筋'으로 되어 있다. 全元起本, 『太素』에는 '寒肉縮筋'으로 되어 있다.

23) 肋肘不得伸 : 『太素』에는 '時不得伸'으로 되어 있다.

24) 得傳注 : 朝鮮內醫院本도 동일하며, 기타 판본에는 모두 '傳注'로 되어 있다.

제59편 氣府論

足太陽脈氣所發者는 七十八穴[1]이니 兩眉頭가 各一이요 入髮至項三寸半하야 傍五相去三寸[2]에 其浮氣在皮中者는 凡五行 行五니 五五二十五요 項中大筋兩傍이 各一이요 風府兩傍이 各一이요 俠背以下[3]로 至尻尾히 二十一節이니 十五間에 各一이요 五藏之兪가 各五요 六府之兪가 各六[4]이요 委中以下로 至足小指傍히 各六兪라

足少陽脈氣所發者는 六十二穴[5]이니 兩角上이 各二요 直目上髮際內가 各五[6]요 耳前角上이 各一이요 耳前角下가 各一이요 銳髮下가 各一[7]이요 客主人이 各一이요 耳後陷中이 各一[8]이요 下關이 各一이요 耳下牙車之後가 各一이요 缺盆이 各一이요 腋下[9]가 三寸이요 脇下

---

1) 七十八穴 : 『太素』에는 '七十三穴'로 되어 있다.
2) 相去三寸 : 『太素』에는 '相去二寸'으로 되어 있다.
3) 俠背以下 : 『太素』에는 '俠脊以下'로 되어 있다.
4) 五藏之兪各五 六府之兪各六 : 『太素』에는 없다.
5) 六十二穴 : 『太素』에는 '五十二穴'로 되어 있다.
6) 直目上髮際內 各五 : 『太素』에는 없다.
7) 耳前角下 各一 銳髮下 各一 : 『太素』에는 없다.
8) 耳後陷中 各一 : 『太素』에는 없다.

至肱八間이 各一이요 髀樞中傍이 各一이요 膝以下至足小指次指가 各六兪라

足陽明脈氣所發者는 六十八穴[10]이니 額顱髮際傍이 各三이요 面鼽骨空이 各一이요 大迎之骨空이 各一이요 人迎이 各一이요 缺盆外骨空이 各一이요 膺中骨間이 各一이요 俠鳩尾之外 當乳下三寸에 俠胃脘이 各五요 俠臍[11]廣三寸이 各三이요 下臍[11]二寸俠之各三이요 氣街動脈이 各一이요 伏菟上이 各一이요 三里以下로 至足中指히 各八兪니 分之所在穴空이라

手太陽脈氣所發者는 三十六穴이니 目內眥가 各一이요 目外가 各一[12]이요 鼽骨下가 各一이요 耳郭上이 各一이요 耳中이 各一이요 巨骨穴이 各一이요 曲腋[13]上骨穴이 各一이요 柱骨上陷者[14]가 各一이요 上天窓四寸이 各一이요 肩解가 各一이요 肩解下三寸이 各一이요 肘以下로 至手小指本히 各六兪라

9) 腋下 : 朝鮮內醫院本도 동일하며, 기타 판본에는 '掖下'로 되어 있다.
10) 六十八穴 : 『太素』에는 '六十二穴'로 되어 있다.
11) 臍 : 朝鮮內醫院本도 동일하며, 기타 판본에는 '齊'로 되어 있다.
12) 目外 各一 : 明抄本에는 '目外眥 各一'로 되어 있다.
13) 曲腋 : 朝鮮內醫院本과 기타 판본에는 '掖掖'으로 되어 있다.
14) 柱骨上陷者 : 『太素』에는 '柱骨出陷者'로 되어 있다.

手陽明脈氣所發者는 二十二穴이니 鼻空外廉項上이 各二요 大迎骨空이 各一이요 柱骨之會가 各一이요 髃骨之會가 各一이요 肘以下로 至手大指次指本히 各六兪라

手少陽脈氣所發者은 三十二穴이니 鼽骨下가 各一이요 眉後가 各一이요 角上이 各一이요 下完骨後가 各一이요 項中足太陽之前이 各一이요 俠扶突이 各一이요 肩貞이 各一이요 肩貞下三寸分間이 各一이요 肘以下로 至手小指次指本히 各六兪라

督脈氣所發者는 二十八穴[15]이니 項中央이 二[16]요 髮際後中이 穴[17]이요 面中이 三[18]이요 大椎以下로 至尻尾及傍이 十五穴이라 至骶下凡二十一節이니 脊椎法也라

任脈之氣所發者는 二十八穴[19]이니 喉中央이 二요 膺中骨陷中이 各一[20]이라 鳩尾下三寸 胃脘五寸 胃脘以下至橫骨六寸半一[21]이 腹脈法也라 下陰別이 一이요 目下가 各一이요 下脣이 一이요 齗交가 一이라

---

15) 二十八穴 :『太素』에는 '二十六穴'로 되어 있다.

16) 項中央 二 :『太素』에는 '項中央 三'으로 되어 있다.

17) 髮際後中穴 : 朝鮮內醫院本과 기타 판본에는 '髮際後中 八'로 되어 있다.

18) 面中 三 :『太素』에는 없다.

19) 二十八穴 :『太素』에는 '十八穴'로 되어 있다.

20) 膺中骨陷中 各一 :『太素』에는 없다.

21) 六寸半一 :『太素』에는 '八寸一'로 되어 있다.

衝脈氣所發者는 二十二穴이니 俠鳩尾外各半寸至臍[22]寸이 一이요 俠臍[22]下傍各五分至橫骨寸이 一이니 腹脈法也라

足少陰舌下와 厥陰毛中急脈이 各一이요 手少陰이 各一이요 陰陽蹻가 各一이요 手足諸魚際도 脈氣所發者니 凡三百六十五穴也라

22) 臍 : 朝鮮內醫院本도 동일하며, 기타 판본에는 '齊'로 되어 있다.

제60편 骨空論

黃帝 問曰余聞風者는 百病之始也라하니 以鍼治之는 奈何오

岐伯이 對曰風從外入하면 令人으로 振寒 汗出 頭痛 身重 惡寒하니 治在風府하야 調其陰陽호대 不足則補하고 有餘則寫요 大風으로 頸項痛하면 刺風府하니 風府는 在上椎요 大風으로 汗出하면 灸譩譆하니 譩譆는 在背下俠脊傍三寸所하고 厭之면 令病者로 呼譩譆하며 譩譆應手요 從風憎風하면 刺眉頭요 失枕하면 在肩上橫骨間이요 折하면 使榆臂[1]하야 齊肘正灸脊中이요 䏚絡季脇[2]이 引少腹而痛脹하면 刺譩譆요 腰痛으로 不可以轉搖하고 急引陰卵하면 刺八髎[3]와 與痛上하니 八髎는 在腰尻分間이요 鼠瘻寒熱하면 還刺寒府하니 寒府는 在附膝外解營이라 取膝上外者는 使之拜하고 取足心者는 使之跪니이다

1) 使榆臂 : 吳本, 『類經』 등에는 '使搖臂'로 되어 있다.
2) 䏚絡季脇 : 『太素』에는 '除䏚絡季脇'으로 되어 있다.
3) 刺八髎 : 『太素』에는 '刺九窌'로 되어 있다.

任脈者는 起於中極之下하야 以上毛際[4]하고 循腹裏하야 上關元하고 至咽喉하야 上頤循面入目하며 衝脈者는 起於氣街하야 並少陰之經하야 俠臍上行하야 至胸中而散하니 任脈爲病하면 男子는 內結七疝하고 女子는 帶下瘕聚하며 衝脈爲病하면 逆氣裏急이니이다

督脈爲病하면 脊强反折[5]하니 督脈者는 起於少腹하야 以下骨中央호대 女子는 入繫廷孔하니 其孔은 溺孔之端也라 其絡이 循陰器하야 合篡間[6]하야 繞篡後하고 別은 繞臀하야 至少陰하야 與巨陽中絡者로 合少陰하고 上股內後廉하야 貫脊屬腎하고 與太陽으로 起於目內眥하야 上額交巓上하야 入絡腦하며 還出別下項하야 循肩髆內하고 俠脊하야 抵腰中하고 入循膂絡腎이라 其男子는 循莖下至篡이 與女子로 等이라 其少腹直上者는 貫臍中央하야 上貫心하고 入喉上頤하야 環脣하고 上繫兩目之下中央이라 此生病하면 從少腹으로 上衝心而痛하고 不得前後하니 爲衝疝이요 其女子는 不孕하며 癃痔遺溺嗌乾이라 督脈生病하면 治督脈하니 治在骨上이요 甚者는 在臍下營[7]이라 其上氣有音者는 治其喉中央하니 在缺盆中者요 其

---

4) 以上毛際 : 『甲乙』에는 '以下毛際'로 되어 있다.

5) 反折 : 滑抄本에는 '反張'으로 되어 있다.

6) 合篡間 : 『太素』, 『甲乙』 등에는 '合纂間'으로 되어 있다.

病上衝喉者는 治其漸하니 漸者는 上俠頤也니이다

蹇膝伸不屈하면 治其楗하고 坐而膝痛하면 治其機하고 立而暑解하면 治其骸關[8]하고 膝痛이 痛及拇指하면 治其膕하고 坐而膝痛如物隱者는 治其關하고 膝痛不可屈伸하면 治其背內하고 連胻若折하면 治陽明中俞髎[9]하며 若別하면 治巨陽少陰[10]滎[11]하고 淫濼脛痠하야 不能久立하면 治少陽之維하니 在外上五寸[12]이니이다

輔骨上橫骨下가 爲楗이요 俠髖이 爲機요 膝解가 爲骸關이요 俠膝之骨이 爲連骸[13]요 骸下가 爲輔요 輔上이 爲膕이요 膕上이 爲關이요 頭橫骨이 爲枕이라

水俞五十七穴者는 尻上五行에 行五요 伏菟上兩行에 行五요 左右各一行에 行五요 踝上各一行에 行六穴이니이다

髓空은 在腦後五分[14]하야 在顱際銳骨之下[15]하니 一在齗基[16]下하고

---

7) 臍 : 朝鮮內醫院本도 동일하며, 기타 판본에는 '齊'로 되어 있다.

8) 骸關 : 『太素』에는 '厭關'으로 되어 있다.

9) 中俞髎 : 『太素』에는 '中輸窌'로 되어 있다.

10) 少陰 : 『太素』에는 '少陽'으로 되어 있다.

11) 滎 : 朝鮮內醫院本, 『太素』, 『類經』도 동일하며, 기타 판본에는 '榮'으로 되어 있다.

12) 在外上五寸 : 『太素』에는 '在外踝上五寸'으로 되어 있다.

13) 連骸 : 『太素』에는 '患骸'로 되어 있다.

14) 在腦後五分 : 胡本, 讀本, 趙本, 吳本, 明抄本, 朝鮮內醫院本, 藏本, 熊本, 守校本 등도 동일하며, 기타 판본에는 모두 '在腦後三分'으로 되어 있다.

一在項後中復骨下하며 一在脊骨上空이니 在風府上이니이다 脊骨下空은 在尻骨下空하고 數髓空은 在面俠鼻 或骨空在口下 當兩肩[17]이니이다 兩髆骨空은 在髆中之陽하고 臂骨空은 在臂陽[18] 去踝四寸 兩骨空之間하며 股骨上空은 在股陽出上膝四寸하고 䯒骨空은 在輔骨之上端하며 股際骨空은 在毛中動下[19]이니이다 尻骨空은 在髀骨之後이니 相去四寸이며 扁骨은 有滲理湊[20]나 無髓孔이니 易髓無空이니이다

灸寒熱之法은 先灸項大椎[21]니 以年爲壯數하며 次灸橛骨[22]이니 以年爲壯數하며 視背兪陷者를 灸之하며 擧臂[23]肩上陷者를 灸之하며 兩季脇之間을 灸之하며 外踝上絶骨之端을 灸之하며 足小指次指間을 灸之하며 腨下陷脈을 灸之하며 外踝後를 灸之하며 缺盆骨

---

15) 在顱際銳骨之下 : 明抄本에는 '顱際銳骨之下'로 되어 있다.

16) 斷基 : 『太素』에는 '新篡'으로 되어 있다.

17) 兩肩 : 『太素』 楊上善의 注에는 "본래 '肩'으로 되어 있다"라고 하였다.

18) 在臂陽 : 『太素』에는 '在陽'으로 되어 있다.

19) 在毛中動下 : 『太素』에는 '在毛中動脈下'로 되어 있다.

20) 扁骨有滲理湊 : 『太素』에는 '扁骨有滲理'로 되어 있다.

21) 先灸項大椎 : 『太素』, 『甲乙』 등에는 '先取項大椎'로 되어 있다.

22) 撅骨 : 趙本, 朝鮮內醫院本, 吳本, 藏本 등도 동일하며, 기타 판본에는 모두 '橛骨'로 되어 있다. 『太素』에는 '厥骨'로 되어 있다.

23) 擧臂 : 『太素』에는 '與臂'로 되어 있다.

上切之堅動[24]如筋者를 灸之하며 膺中陷骨間을 灸之하며 掌束[25]骨下를 灸之하며 臍下關元三寸을 灸之하며 毛際動脈을 灸之하며 膝下三寸分間을 灸之하며 足陽明跗上動脈을 灸之[26]하며 巓上을 一灸之[27]하며 犬所嚙之處를 灸之三壯호대 卽以犬傷病法으로 之灸[28]니 凡當灸二十九處[29]라 傷食에 灸之호대 不已者는 必視其經之過於陽者하야 數刺其兪而藥之[30]니이다

---

24) 堅動 : 胡本, 朝鮮內醫院本, 趙本, 吳本, 『太素』, 『甲乙』, 『類經』 등도 동일하며, 기타 판본에는 모두 '堅痛'으로 되어 있다.

25) 掌束 : 『太素』에는 '髃骭'로 되어 있다.

26) 足陽明跗上動脈灸之 : 全元起本, 『太素』에는 '足陽明灸之跗上動脈 灸之'로 되어 있다.

27) 巓上 一灸之 : 『太素』에는 '巓上動脈 灸之'로 되어 있다.

28) 以犬傷病法之灸 : 朝鮮內醫院本과 기타 판본에는 '以犬傷病法之灸'로 되어 있고, 『太素』에는 '痛壯數灸也'로 되어 있다.

29) 二十九處 : 朝鮮內醫院本과 기타 판본에는 '以大傷病'으로 되어 있고, 『太素』에는 '二十處'로 되어 있다.

30) 灸寒熱之法 先灸項大椎 … 數刺其兪而藥之 : 全元起本에는 이 부분 183字가 『素問 · 刺齊論』의 마지막에 있다.

제61편 水熱穴論

黃帝 問曰少陰은 何以主腎하며 腎은 何以主水오

岐伯이 對曰腎者는 至陰也니 至陰者는 盛水也요 肺者는 太陰也[1]요 少陰者는 冬脈也리 故로 其本在腎하고 其末在肺하니 皆積水也니이다

帝 曰腎은 何以能聚水而生病고

岐伯이 曰腎者는 胃之關也니 關門不利[2] 故로 聚水而從其類也요 上下溢於皮膚 故로 爲胕腫하니 胕腫者는 聚水而生病也[3]니이다

帝 曰諸水는 皆生於腎乎아

岐伯이 曰腎者는 牝藏也요 地氣上者는 屬於腎而生水液也라 故로 曰至陰이니 勇而勞甚則腎汗出하니 腎汗出에 逢於風[4]이면 內不得入於藏府[5]하고 外不得越於皮膚하야 客於玄府[6]하고 行於皮裏[7]하야

---

1) 肺者太陰也 : 『太素』에는 '腎者少陰也'로 되어 있다.

2) 關門不利 : 趙本에는 '關閤不利'로 되어 있으며, 朝鮮內醫院本, 『太素』 등에는 '關閉不利'로 되어 있다.

3) 胕腫者 聚水而生病也 : 『太素』에는 없다.

4) 腎汗出 逢於風 : 『太素』에는 '汗出 逢風'으로 되어 있다.

傳於[8]胕腫하니 本之於腎이라 名曰風水요 所謂玄府者는 汗空也니이다

帝 曰水兪五十七處者는 是何主也오

岐伯이 曰腎兪五十七穴은 積陰之所聚也요 水所從出入也라 尻上五行의 行五者는 此腎兪라 故로 水病에 下爲胕腫大腹[9]하고 上爲喘呼하며 不得臥者는 標本俱病이라 故로 肺爲喘呼하고 腎爲水腫이요 肺爲逆하야 不得臥하니 分爲相輸하야 俱受者는 水氣之所留也라 伏菟上各二行의 行五者는 此腎之街也니 三陰之所交結於脚也라 踝上各一行의 行六者는 此腎脈之下行也니 名曰大衝[10]이라 凡五十七穴者는 皆藏之陰絡[11]이요 水之所客也니이다

帝 曰春取絡脈分肉은 何也오

岐伯이 曰春者는 木始治하고 肝氣始生하니 肝氣急하고 其風疾이나 經脈常深하니 其氣少하야 不能深入 故로 取絡脈分肉間이니이다

帝 曰夏取盛經分湊[12]는 何也오

---

5) 內不得入於藏府 : 『太素』에는 '內不得入其藏'으로 되어 있다.

6) 玄府 : 『太素』에는 '六府'로 되어 있다.

7) 皮裏: 『太素』에는 '皮膚'로 되어 있다.

8) 於 : 朝鮮內醫院本도 동일하며, 기타 판본에는 '爲'로 되어 있다.

9) 胕腫大腹 : 金本, 朝鮮內醫院本, 趙本, 吳本, 熊本 등도 동일하며, 기타 판본에는 모두 '胕腫大腹'으로 되어 있다.

10) 大衝 : 『太素』에는 '太衝'으로 되어 있다.

11) 皆藏之陰絡 : 『太素』에는 '皆藏陰之終也'로 되어 있다.

岐伯이 日夏者는 火始治하고 心氣始長하니 脈瘦氣弱하고 陽氣留溢[13]하야 熱熏分腠하야 內至於經 故로 取盛經分腠니 絶膚而病去者는 邪居淺也요 所謂盛經者는 陽脈也니이다

帝 曰秋取經兪는 何也오

岐伯이 曰秋者는 金始治하고 肺將收殺하니 金將勝火에 陽氣在合하고 陰氣初勝하야 濕氣及體나 陰氣未盛하야 未能深入 故로 取兪以寫陰邪하고 取合以虛陽邪하니 陽氣始衰 故로 取於合이니이다

帝 曰冬取井榮[14]은 何也오

岐伯이 曰冬者는 水始治하고 腎方閉하니 陽氣衰少하고 陰氣堅盛[15]하야 巨陽伏沈하야 陽氣[16]乃去 故로 取井以下陰逆하고 取榮以實陽氣[17] 故로 曰冬取井榮이면 春不鼽衄이라하니 此之謂也니이다

帝 曰夫子言治熱病五十九兪를 余論其意나 未能領別其處하니 願聞其處하고 因聞其意하노라

---

12) 分湊 : 朝鮮內醫院本도 동일하며, 기타 판본에는 '分腠'로 되어 있다.

13) 陽氣留溢 : 『太素』, 『甲乙』에는 모두 '陽氣流溢'로 되어 있다.

14) 冬取井榮 : 金本, 胡本, 朝鮮內醫院本, 吳本 등도 동일하며, 기타 판본에는 모두 '冬取井滎'으로 되어 있다.

15) 堅盛 : 『太素』에는 '緊盛'으로 되어 있다.

16) 陽氣 : 趙本, 朝鮮內醫院本 등도 동일하며, 기타 판본에는 모두 '陽脈'으로 되어 있다.

17) 取榮以實陽氣 : 全元起本에는 '取榮以遣陽氣'로 되어 있다.

岐伯이 曰頭上五行의 行五者는 以越諸陽之熱逆也요 大杼 膺兪 缺盆 背兪 此八者는 以寫胸中之熱也요 氣街 三里 巨虛上下廉 此八者는 以寫胃中之熱也요 雲門 髃骨 委中 髓空 此八者는 以寫四支之熱也요 五藏兪傍五 此十者는 以寫五藏之熱也니 凡此五十九穴者는 皆熱之左右也니이다

帝 曰人傷於寒而傳爲熱은 何也오

岐伯이 曰夫寒盛則生熱也니이다

제62편 調經論

黃帝 問曰余聞컨대 刺法에 言有餘는 寫之하고 不足은 補之라하니 何謂有餘며 何謂不足고

岐伯이 對曰有餘에 有五하고 不足도 亦有五하니 帝欲何問이시니잇고

帝 曰願盡聞之하노라

岐伯이 曰神有餘有不足하며 氣有餘有不足하며 血有餘有不足하며 形有餘有不足하며 志有餘有不足하니 凡此十者는 其氣不等也니이다

帝 曰人有精氣津液과 四支九竅五藏十六部와 三百六十五節하야 乃生百病하고 百病之生에 皆有虛實이어늘 今夫子 乃言有餘有五하고 不足亦有五라하시니 何以生之乎오

岐伯이 曰皆生於五藏也니이다 夫心藏神 肺藏氣 肝藏血 脾藏肉 腎藏志하야 而此成形[1]하고 志意通하며 內連骨髓而成形五藏[2]이니이다 五藏之道는 皆出於經隧하야 以行血氣하니 血氣不和하면 百病이

---

1) 而此成形 : 明抄本에는 '而各成形'으로 되어 있다.

2) 成形五藏 : 金本, 藏本, 朝鮮內醫院本 등도 동일하며, 기타 판본에는 모두 '成身形五藏'으로 되어 있다.

乃變化而生이라 是故로 守經隧焉이니이다

帝 曰神有餘不足은 何如오

岐伯이 曰神有餘則笑不休하고 神不足則悲[3]라 血氣未并하면 五藏이 安定[4]하고 邪客於形하면 洒淅[5]이 起於毫毛하니 未入於經絡也라 故로 命曰[6]神之微라하니이다

帝 曰補寫는 奈何오

岐伯이 曰神有餘則寫其小絡之血[7]하야 出血하되 勿之深斥하고 無中其大經이라야 神氣乃平이라 神不足者는 視其虛絡하야 按而致之[8]하고 刺而利之하되 無出其血하고 無泄其氣하야 以通其經이라야 神氣乃平이니이다

帝 曰刺微는 奈何오

岐伯이 曰按摩勿釋하고 著鍼勿斥하면 移氣於不足[9]하야 神氣乃得復이니이다

---

3) 神不足則悲 : 全元起本, 『太素』 등에는 '神不足則憂'로 되어 있다. 『新校正』에서 『甲乙』의 내용도 이와 동일하다고 하였으나, 지금 『甲乙』에는 '不足則憂'로 되어 있다.

4) 五藏安定 : 『太素』에는 이하에 '神不定則' 4字가 더 있다.

5) 洒淅 : 『太素』에는 '洫泝'로 되어 있다.

6) 命曰 : 朝鮮內醫院本도 동일하며, 기타 판본에는 '名曰'로 되어 있다.

7) 小絡之血 : 守校本에는 '小絡之脈'으로 되어 있다.

8) 按而致之 : 『太素』에는 '切而致之'로 되어 있다.

9) 移氣於不足 : 『太素』에는 '移氣足'으로 되어 있다.

帝 曰善하다 氣有餘不足[10]은 奈何오

岐伯이 曰氣有餘則喘欬上氣하고 不足則息利少氣라 血氣未幷하면 五藏은 安定이나 皮膚微病을 命曰白氣微泄이니이다

帝 曰補寫는 奈何오

岐伯이 曰氣有餘則寫其經隧호대 無傷其經하며 無出其血하며 無泄其氣하고 不足則補其經隧하야 無出其氣하니이다

帝 曰刺微는 奈何오

岐伯이 曰按摩勿釋하고 出鍼視之에 曰我將深之[11]라하면 適人必革하야 精氣自伏하고 邪氣散亂하야 無所休息하고 氣泄腠理하야 眞氣乃相得이니이다

帝 曰善하다 血有餘不足은 奈何오

岐伯이 曰血有餘則怒하고 不足則恐[12]이라 血氣未幷하면 五藏安定이나 孫絡水溢[13]則經有留血이니이다

帝 曰補寫는 奈何오

10) 氣有餘不足 : 金本, 胡本, 讀本, 趙本, 吳本, 明抄本, 朝鮮內醫院本, 藏本, 守校本, 『太素』 등도 동일하며, 기타 판본에는 모두 '有餘不足'으로 되어 있다.

11) 我將深之 : 『甲乙』에는 '故將深之'로 되어 있다.

12) 不足則恐 : 全元起本, 『太素』 등에는 '不足則悲'로 되어 있다.

13) 水溢 : 金本, 趙本, 明抄本, 朝鮮內醫院本 등에는 모두 '外溢'로 되어 있다.

岐伯이 曰血有餘則寫其盛經하야 出其血하고 不足則視其虛經[14]하야 內鍼其脈中하야 久留而視[15]에 脈大면 疾出其鍼하야 無令血泄이니이다

帝 曰刺留血은 奈何오

岐伯이 曰視其血絡하야 刺出其血이니 無令惡血로 得入於經하야 以成其疾이니이다

帝 曰善하다 形有餘不足은 奈何오

岐伯이 曰形有餘則腹脹하고 涇溲不利하며 不足則四支不用이라 血氣未并하면 五藏은 安定하나 肌肉蠕動[16]을 命曰微風이니이다

帝 曰補寫는 奈何오

岐伯이 曰形有餘則寫其陽經하고 不足則補其陽絡이니이다

帝 曰刺微는 奈何오

岐伯이 曰取分肉間하야 無中其經하고 無傷其絡하면 衛氣得復하야 邪氣乃索이니이다

帝 曰善하다 志有餘不足은 奈何오

---

14) 則視其虛經 : 『太素』에는 '則補其虛經'으로 되어 있다.

15) 久留而視 : 『太素』에는 '久留血至'로 되어 있고, 『甲乙』에는 '久留之血至'로 되어 있다.

16) 肌肉蠕動 : 全元起本, 『甲乙』 등에는 '肌肉溢動'으로 되어 있으며, 『太素』에는 '肌肉濡動'으로 되어 있다.

岐伯이 曰志有餘則腹脹飧泄하고 不足則厥이라 血氣未并하면 五藏은 安定하나 骨節有動이니이다

帝 曰補寫는 奈何오

岐伯이 曰志有餘則寫然筋血者하고 不足則補其復溜하니이다

帝 曰刺未并은 奈何오

岐伯이 曰卽取之하고 無中其經하면 邪所乃能立虛이니이다

帝 曰善하다 余已聞虛實之形이나 不知其何以生이니이다

岐伯이 曰氣血以并[17]하야 陰陽이 相傾하면 氣亂於衛하고 血逆於經[18]하야 血氣離居하야 一實一虛라 血并於陰하고 氣并於陽 故로 爲驚狂이요 血并於陽하고 氣并於陰이면 乃爲炅中이요 血并於上하고 氣并於下면 心煩惋[19]善怒요 血并於下하고 氣并於上이면 亂而喜忘이니이다

帝 曰血并於陰하고 氣并於陽하야 如是血氣離居하면 何者爲實이며 何者爲虛오

岐伯이 曰血氣者는 喜溫而惡寒하니 寒[20]則泣不能流하고 溫則消而

---

17) 氣血以并 : 趙本에는 '氣血已并'으로 되어 있다.

18) 血逆於經 : 『太素』에는 '血留於經'으로 되어 있다.

19) 煩惋 : 『太素』에는 '煩悗'으로 되어 있고, 『甲乙』에는 '煩悶'으로 되어 있다. 明抄二 夾注에서 "'惋'은 '悗'로 해야 마땅하다"라고 하였다.

去之라 是故로 氣之所幷爲血虛요 血之所幷爲氣虛니이다

帝 曰人之所有者는 血與氣耳라 今夫子乃言血幷爲虛하고 氣幷爲虛라하시니 是無實乎아

岐伯이 曰有者爲實이요 無者爲虛 故로 氣幷則無血하고 血幷則無氣하니 今血與氣相失 故로 爲虛焉이요 絡之與孫脈[21]이 俱輸於經하야 血與氣幷則爲實焉이요 血之與氣幷走於上則爲大厥하니 厥則暴死나 氣復反則生하고 不反則死하니이다

帝 曰實者는 何道從來며 虛者는 何道從去오 虛實之要를 願聞其故하노라

岐伯이 曰夫陰與陽은 皆有兪會하니 陽注於陰하고 陰滿之外하야 陰陽勻平[22]하야 以充其形하야 九候若一을 命曰平人이라 夫邪之生也는 或生於陰하고 或生於陽하니 其生於陽者는 得之風雨寒暑요 其生於陰者는 得之飮食居處와 陰陽喜怒이니이다

帝 曰風雨之傷人은 奈何오

岐伯이 曰風雨之傷人也는 先客於皮膚하야 傳入於孫脈하고 孫

20) 則 : 朝鮮內醫院本과 기타 판본에는 '寒則'으로 되어 있다.

21) 孫脈 : 明抄本에는 '孫絡'으로 되어 있다.

22) 勻平 : 『太素』에는 '旬平'으로 되어 있다.

脈滿則傳入於絡脈하며 絡脈滿則輸於大經脈하야 血氣與邪 幷客於分腠之間하야 其脈堅大 故로 曰實이니 實者는 外堅充滿하야 不可按之하니 按之則痛이니이다

帝 曰寒濕之傷人은 奈何오

岐伯이 曰寒濕之中人也는 皮膚不收[23]하고 肌肉堅緊하야 榮血泣하고 衛氣去 故로 曰虛니 虛者는 聶辟[24]氣不足[25]하니 按之則氣足以溫之 故로 快然而不痛이니이다

帝 曰善하다 陰之生實은 奈何오

岐伯이 曰喜怒不節則陰氣上逆하고 上逆則下虛하고 下虛則陽氣走之 故로 曰實矣니이다

帝 曰陰之生虛는 奈何오

岐伯이 曰喜則氣下하고 悲則氣消하니 消則脈虛空하고 因寒飮食하야 寒氣熏滿[26]則血泣氣去 故로 曰虛矣니이다

帝 曰經에 言陽虛則外寒하고 陰虛則內熱하며 陽盛則外熱하고

---

23) 皮膚不收 :『太素』,『甲乙』에는 '皮膚收'로 되어 있다.

24) 聶辟 :『太素』에는 '懾辟'으로 되어 있고,『甲乙』에는 '攝辟'으로 되어 있다.

25) 氣不足 :『太素』에는 '氣不足 血泣'으로 되어 있고,『甲乙』에는 '血濇'으로 되어 있다.

26) 熏滿 :『太素』에는 '熏藏'으로 되어 있고,『甲乙』에는 '動藏'으로 되어 있다.

陰盛則內寒을 余已聞之矣나 不知其所由然也로다

岐伯이 曰陽은 受氣於上焦하야 以溫皮膚分肉之間이나 今[27]寒氣在外則上焦不通하고 上焦不通則寒氣獨留於外 故로 寒慄하니이다

帝 曰陰虛生內熱은 奈何오

岐伯이 曰有所勞倦하야 形氣衰少하고 穀氣不盛하면 上焦不行하고 下脘不通[28]하야 胃氣熱하니 熱氣熏胸中 故로 內熱하니이다

帝 曰陽盛生外熱은 奈何오

岐伯이 曰上焦不通利則皮膚緻密하야 腠理閉塞하고 玄府不通하야 衛氣不得泄越 故로 外熱하니이다

帝 曰陰盛生內寒은 奈何오

岐伯이 曰厥氣上逆하야 寒氣積於胸中而不寫하니 不寫則溫氣去[29]하고 寒獨留則血凝泣하고 凝則脈不通하야 其脈盛大以濇 故로 中寒하니이다

帝 曰陰與陽幷[30]에 血氣以幷하야 病形以成을 刺之는 奈何오

---

27) 今 : 金本, 讀本, 趙本, 朝鮮內醫院本 등도 동일하며, 기타 판본에는 모두 '令'으로 되어 있다.

28) 下脘不通 : 『甲乙』에는 '下焦不通'으로 되어 있다.

29) 不寫則溫氣去 : 吳本에는 '則溫氣去'로 되어 있다.

30) 陰與陽幷 : 『太素』에는 '陰之與陽'으로 되어 있다.

岐伯이 曰刺此者는 取之經隧하니 取血於營하고 取氣於衛호대 用形哉하고 因四時하야 多少高下하니이다

帝 曰血氣以并하야 病形以成하야 陰陽相傾에 補寫는 奈何오

岐伯이 曰寫實者는 氣盛乃內鍼호대 鍼與氣俱內하고 以開其門을 如利其戶하고 鍼與氣俱出하면 精氣不傷하고 邪氣乃下하니 外門不閉하야 以出其疾이요 搖大其道를 如利其路하니 是謂大寫니 必切而出하면 大氣乃屈하니이다

帝 曰補虛는 奈何오

岐伯이 曰持鍼勿置하고 以定其意에 候呼內鍼하고 氣出內鍼入[31]하야 鍼空四塞하면 精無從去하니 方實而疾出鍼호대 氣入鍼出하면 熱不得還하니 閉塞其門하면 邪氣布散하고 精氣乃得存이요 動氣候時[32]하면 近氣不失하고 遠氣乃來하니 是謂追之니이다

帝 曰夫子言虛實者有十하야 生於五藏이러히니 五藏은 五脈耳라 夫十二經脈이 皆生其病[33]이이늘 今夫子獨言五藏하니 夫十二經脈者는 皆絡三百六十五節하야 節有病이면 必被經脈하고 經脈之病에

31) 氣出內鍼入 : 朝鮮內醫院本과 기타 판본에는 '氣出鍼入'으로 되어 있다.

32) 動氣候時 : 『太素』에는 '動無候時'로 되어 있다.

33) 皆生其病 : 『太素』에는 '皆生百病'으로 되어 있다.

皆有虛實하니 何以合之오

岐伯이 曰五藏者는 故得六府與爲表裏나 經絡支節에 各生虛實하면 其病所居를 隨而調之라 病在脈엔 調之血[34]하고 病在血엔 調之絡[35]하고 病在氣엔 調之衛하고 病在肉엔 調之分肉하고 病在筋엔 調之筋하고 病在骨엔 調之骨[36]이라 燔鍼劫刺는 其下及與急者요 病在骨엔 焠鍼藥熨이요 病不知所痛이면 兩蹻爲上이요 身形有痛이나 九候莫病則繆刺之요 痛在於左而右脈病者는 巨刺之니 必謹察其九候면 鍼道備矣니이다

34) 病在脈 調之血 : 全元起本,『甲乙』,『太素』 등에는 '病在血 調之脈'으로 되어 있다.
35) 病在血 調之絡 :『太素』에는 없다.
36) 病在骨 調之骨 :『太素』에는 없다.

제63편 繆刺論

黃帝 問曰余聞繆刺나 未得其意하니 何謂繆刺오

岐伯이 對曰夫邪之客於形也에 必先舍於皮毛하나니 留而不去면 入舍於孫脈[1]하고 留而不去면 入舍於絡脈하고 留而不去면 入舍於經脈하야 內連五藏하며 散於腸胃하니 陰陽俱感[2]이면 五藏乃傷이라 此는 邪之從皮毛而入하야 極於五藏之次也니 如此則治其經焉이라 今邪客於皮毛하야 入舍於孫絡하고 留而不去하야 閉塞不通하면 不得入於經하야 流溢於大絡而生奇病也니이다 夫邪客大絡者는 左注右하고 右注左하야 上下左右에 與經相干而布於四末하야 其氣無常處하고 不入於經俞하니 命曰繆刺니이다

帝 曰願聞컨대 繆刺에 以左取右하고 以右取左는 奈何며 其與巨刺로 何以別之오

岐伯이 曰邪客於經하야 左盛則右病하고 右盛則左病하며 亦有移

1) 孫脈 : 明抄本에는 '孫絡'으로 되어 있다.

2) 陰陽俱感 :『太素』에는 '陰陽更盛'으로 되어 있다.

易者는 左痛未已而右脈이 先病하니 如此者는 必巨刺之하야 必中其經이요 非絡脈也라 故로 絡病者는 其痛이 與經脈으로 繆處 故로 命曰繆刺니이다

帝 曰願聞컨대 繆刺는 奈何며 取之는 何如오

岐伯이 曰邪客於足少陰之絡하면 令人으로 卒心痛하며 暴脹하며 胸脇支滿하니 無積者는 刺然骨之前하야 出血하면 如食頃而已요 不已면 左取右하고 右取左라 病新發者는 取五日已니이다

邪客於手少陽之絡하면 令人으로 喉痺舌卷하고 口乾心煩하며 臂外[3]廉痛하야 手不及頭하니 刺手中指[4]次指爪甲上 去端如韭葉호대 各一痏면 壯者는 立已나 老者는 有頃에 已하니 左取右하고 右取左요 此新病은 數日에 已니이다

邪客於足厥陰之絡하면 令人으로 卒疝暴痛하니 刺足大指爪甲上與肉交者호대 各一痏하면 男子는 立已나 女子는 有頃已하니 左取右하고 右取左하니이다

邪客於足太陽之絡하면 令人으로 頭項肩痛하나니 刺足小指爪甲

3) 外 : 『太素』에는 '內'로 되어 있다.

4) 中指 : 『太素』에는 '小指'로 되어 있다.

上 與肉交者호대 各一痏하면 立已요 不已면 刺外踝下三痏호대 左取右하고 右取左하면 如食頃에 已니이다

邪客於手陽明之絡하면 令人으로 氣滿胸中하며 喘息而支胠하며 胸中熱하니 刺手大指次指爪甲上 去端如韭葉을 各一痏호대 左取右하고 右取左하면 如食頃已니이다

邪客於臂掌之間하면 不可得屈하니 刺其踝後호대 先以指로 按之痛이라야 乃刺之니 以月死生爲數[5]하야 月生一日에 一痏하고 二日에 二痏하고 十五日에 十五痏[6]하며 十六日엔 十四痏니이다

邪客於足陽蹻之脈하면 令人으로 目痛이 從內眥始하니 刺外踝之下半寸所[7]에 各二痏하되 左刺右右刺左면 如行十里頃而已하니이다

人有所墮墜하야 惡血留內하야 腹中滿脹하고 不得前後하면 先飮利藥이니 此는 上傷厥陰之脈하고 下傷少陰之絡이라 刺足內踝之下 然骨之前이 血脈하야 出血하고 刺足跗上動脈이라 不已어는 刺三毛上 各一痏하야 見血하면 立已니 左刺右右刺左하고 善悲驚不樂이면 刺如右方하니이다

---

5) 數 : 『太素』에는 '痏數'로 되어 있다.

6) 十五日 十五痏 : 『太素』에는 없다.

7) 半寸所 : 『太素』에는 '半寸所合'으로 되어 있다.

邪客於手陽明之絡하면 令人으로 耳聾하야 時不聞音하니 刺手大指次指爪甲上 去端如韭葉에 各一痏하면 立聞이요 不已어든 刺中指爪甲上 與肉交者면 立聞이나 其不時聞者는 不可刺也요 耳中生風者도 亦刺之如此數니 左刺右하고 右刺左하니이다

凡痺往來에 行無常處者는 在分肉間이니 痛而刺之호대 以月死生으로 爲數라 用鍼者는 隨氣盛衰하야 以爲痏數[8]니 鍼過其日[9]數則脫氣요 不及日數則氣不寫라 左刺右右刺左하야 病已면 止하고 不已[10]면 復刺之如法이니 月生一日엔 一痏하고 二日엔 二痏하고 漸多之[11]하야 十五日엔 十五痏하고 十六日엔 十四痏하야 漸少之[12]니이다

邪客於足陽明之經[13]하면 令人으로 鼽衄하고 上[14]齒寒하니 刺足中指次指[15]爪甲上與肉交者호대 各一痏니 左刺右하고 右刺左니이다

邪客於足少陽之絡하면 令人으로 脇痛하고 不得息하며 欬而汗出하니

---

8) 用鍼者 隨氣盛衰 以爲痏數 : 明抄本에는 없다.

9) 日 : 『太素』에는 '月'로 되어 있다.

10) 病已止 不已 : 『甲乙』에는 '病如故'로 되어 있다.

11) 漸多之 : 『太素』에는 없다.

12) 漸少之 : 『太素』에는 없다.

13) 足陽明之經 : 全元起本, 『太素』 등에는 '足陽明之絡'으로 되어 있다.

14) 上 : 『太素』에는 '下'로 되어 있다.

15) 次指 : 『太素』, 『甲乙』에는 없다.

刺足小指次指爪甲上 與肉交者호대 各一痏면 不得息은 立已하고 汗出도 立止나 欬者는 溫衣飮食一日에 已니 左刺右하고 右刺左하면 病立已요 不已어든 復刺如法하니이다

邪客於足少陰之絡하면 令人으로 嗌痛[16]하야 不可內食하며 無故善怒하며 氣上走賁上하니 刺足下中央之脈호대 各三痏하야 凡六刺면 立已니 左刺右하고 右刺左라 嗌中腫하야 不能內唾하고 時不能出唾者는 刺[17]然骨之前하야 出血하면 立已니 左刺右하고 右刺左[18]하니이다

邪客於足太陰之絡하면 令人으로 腰痛引少腹하며 控胗不可以仰息하니 刺腰尻之解 兩胂之上하니 是는 腰兪[19]라 以月死生으로 爲痏數하야 發鍼하면 立已니 左刺右하고 右刺左하니이다

邪客於足太陽之絡하면 令人으로 拘攣背急하고 引脇而痛[20]하니 刺之호대 從項始 數脊椎하야 俠脊 疾按之하야 應手如[21]痛에 刺之傍三痏면 立已니이다

---

16) 嗌痛 :『太素』,『甲乙』등에는 '咽痛'으로 되어 있다.
17) 刺 :『太素』에는 '繆刺'로 되어 있다.
18) 嗌中腫 … 右刺左 : 全元起本,『太素』등에는 이 부분이 뒤에 나오는 '邪客於手足少陰太陰 足陽明之絡'의 앞에 있다.
19) 是腰兪 : 全元起本,『太素』등에는 이 3字가 없다.
20) 引脇而痛 : 全元起本,『太素』,『甲乙』등에는 '引脇而痛 內引心而痛'으로 되어 있다.
21) 如 :『太素』에는 '而'로 되어 있다.

邪客於足少陽之絡하면 令人으로 留於樞中하야 痛하고 髀不可擧하니 刺樞中以毫鍼하고 寒則久留鍼호대 以月死生으로 爲數하면 立已니이다

治諸經刺之호대 所過者不病則繆刺之나 耳聾에 刺手陽明하야 不已어든 刺其通脈 出耳前者요 齒齲에 刺手陽明하야 不已어든 刺其脈入齒中者[22]이라야 立已니이다

邪客於五藏之間하면 其病也는 脈引而痛이 時來時止하니 視其病하야 繆刺之於手足爪甲上하고 視其脈하야 出其血호대 間日에 一刺하고 一刺에 不已면 五刺에 已라 繆傳引[23]上齒하면 齒脣寒痛[24]하니 視其手背脈血者하야 去之하고 足陽明中指爪甲上을 一痏하고 手大指次指爪甲上을 各一痏면 立已하니 左取右右取左하니이다

邪客於手足少陰太陰과 足陽明之絡하면 此五絡이 皆會於耳中하야 上絡左角하니 五絡이 俱竭하면 令人으로 身脈이 皆動而形無知也하야 其狀이 若尸하니[25] 或曰尸厥[26]이라 刺其足大指內側爪甲上[27]

22) 齒中者 : 金本, 胡本, 讀本, 朝鮮內醫院本, 趙本 등도 동일하며, 기타 판본에는 모두 '齒中'으로 되어 있다.

23) 引 : 『太素』에는 '刺'로 되어 있다.

24) 齒脣寒痛 : 『甲乙』에는 '齒脣寒'으로 되어 있다.

25) 若尸 或曰尸厥 : 『太素』에는 '若尸厥'로 되어 있다.

去端如韭葉하고 後刺足心하고 後刺足中指爪甲上호대 各一痏하고 後刺手大指內側 去端如韭葉하고 後刺手心主[28]少陰銳骨之端호대 各一痏면 立已요 不已어든 以竹管[29]으로 吹其兩耳[30]하고 鬄[31]其左角之髮을 方一寸[32]하야 燔治하야 飮以美酒一杯요 不能飮者는 灌之면 立已니이다

凡刺之數는 先視其經脈하야 切[33]而從之하야 審其虛實而調之라 不調者는 經刺之요 有痛而經不病者는 繆刺之호대 因視其皮部하야 有血絡者를 盡取之니 此는 繆刺之數也니이다

---

26) 其 : 『太素』에는 없다.
27) 爪甲上 : 『太素』에는 '甲下'로 되어 있다.
28) 後刺手心主 : 『太素』에는 없다.
29) 管 : 『太素』에는 '筒'으로 되어 있다.
30) 耳 : 『甲乙』에는 '耳中'으로 되어 있다.
31) 鬄 : 『甲乙』에는 '剔'으로 되어 있다.
32) 方一寸 : 『太素』, 『甲乙』 등에는 '方寸'으로 되어 있다.
33) 切 : 『太素』에는 '順'으로 되어 있다.

제64편 四時刺逆從論

厥陰이 有餘하면 病陰痹요 不足하면 病生熱痹[1]요 滑則病狐疝風이요 濇則病少腹積氣라 少陰이 有餘하면 病皮痺隱軫이요 不足하면 病肺痹요 滑則病肺風疝이요 濇則病積溲血이라 太陰이 有餘하면 病肉痹寒中이요 不足하면 病脾痹요 滑則病脾風疝이요 濇則病積心腹時滿이라 陽明이 有餘하면 病脈痹身時熱이요 不足하면 病心痹요 滑則病心風疝이요 濇則病積時善驚이라 太陽이 有餘하면 病骨痹身重[2]이요 不足하면 病腎痹요 滑則病腎風疝이요 濇則病積善時巓疾[3]이라 少陽이 有餘하면 病筋痹脇滿이요 不足하면 病肝痹요 滑則病肝風疝이요 濇則病積時筋急目痛이라

是故로 春氣는 在經脈하고 夏氣는 在孫絡하고 長夏氣는 在肌肉하고 秋氣는 在皮膚하고 冬氣는 在骨髓中이니이다

帝 曰余는 願聞其故하노라

---

1) 不足 病生熱痹 : 明抄本과 明抄二 등에는 '不足病熱痹'로 되어 있다.

2) 身重 : 明抄二에는 '身重滿'으로 되어 있다.

3) 病積善時巓疾 : 明抄二에는 '病積巓疾'로 되어 있다.

岐伯이 曰春者는 天氣始開하고 地氣始泄하야 凍解冰釋하야 水行經通 故로 人氣在脈이요 夏者는 經滿氣溢하야 入孫絡受血하야 皮膚充實이요 長夏者는 經絡皆盛하야 內溢肌中이요 秋者는 天氣始收하야 腠理閉塞하야 皮膚引急이요 冬者는 蓋藏血氣在中하야 內著骨髓하야 通於五藏이라 是故로 邪氣者는 常隨四時之氣血而入客也나 至其變化엔 不可爲度[4]이라 然이나 必從其經氣하야 辟除其邪니 除其邪 則亂氣不生[5]하니이다

帝 曰逆四時而生亂氣는 奈何오

岐伯이 曰春刺絡脈하면 血氣外溢하야 令人少氣요 春刺肌肉하면 血氣環逆하야 令人上氣요 春刺筋骨하면 血氣內著하야 令人腹脹이요 夏刺經脈하면 血氣乃竭하야 令人解㑊이요 夏刺肌肉하면 血氣內却하야 令人善恐이요 夏刺筋骨하면 血氣上逆하야 令人善怒요 秋刺經脈하면 血氣上逆하야 令人善忘이요 秋刺絡脈하면 氣不外行[6]하야 令人臥不欲動이요 秋刺筋骨하면 血氣內散하야 令人寒慄이요 冬刺

4) 不可爲度 : 明抄二에는 '不可以度'으로 되어 있다.

5) 辟除其邪 除其邪 則亂氣不生 : 明抄二에는 '辟除其邪 則亂氣不生'으로 되어 있다.

6) 氣不外行 : 全元起本에는 '氣不衛外'로 되어 있다. 『新交正』에서 『太素』의 내용도 이와 동일하다고 하였으나, 지금 『太素』에는 빠져 있다. 『新校正』에서 "別本에는 '血氣不行'으로 되어 있다"라고 하였다.

經脈하면 血氣皆脫하야 令人目不明이요 冬刺絡脈하면 內氣外泄[7]하야 留爲大痹요 冬刺肌肉하면 陽氣竭絶하야 令人善忘[8]하니 凡此四時刺者는 大逆之病[9]이니 不可不從也라 反之則生亂氣하야 相淫病焉故로 刺不知四時之經과 病之所生하야 以從爲逆하면 正氣內亂하야 與精相薄하나니 必審九候라야 正氣不亂하고 精氣不轉하니이다

帝 曰善하다 刺五藏에 中心하면 一日死하니 其動爲噫요 中肝하면 五日死하니 其動爲語[10]요 中肺하면 三日死하니 其動爲欬요 中腎하면 六日死하니 其動爲嚏欠이요 中脾하면 十日死하니 其動爲呑이라 刺傷人五藏하면 必死요 其動則依其藏之所變候하야 知其死也니이다

7) 內氣外泄 :『素問 · 診要經終論』에는 '血氣外泄'로 되어 있다.

8) 令人善忘 :『素問 · 診要經終論』에는 '令人善渴'로 되어 있다.

9) 大逆之病 : 全元起本에는 '六經之病'으로 되어 있다.

10) 爲語 :『甲乙』에는 '爲欠'으로 되어 있다.

제65편 標本病傳論

黃帝 問曰病有標本하고 刺有逆從은 奈何오

岐伯이 對曰凡刺之方은 必別陰陽하고 前後相應하야 逆從得施히면 標本相移하니 故로 曰有其在標而求之於標하며 有其在本而求之於本하며 有其在本而求之於標하며 有其在標而求之於本이라하니 故로 治有取標而得者하며 有取本而得者하며 有逆取而得者하며 有從取而得者라 故로 知逆與從하면 正行無問이니 知標本者는 萬擧萬當하고 不知標本이면 是謂妄行[1]이니이다

夫陰陽逆從과 標本之爲道也는 小而大하니 言一而知百病之害요 少而多하며 淺而博하야 可以言一而知百也니 以淺而知深하며 察近而知遠이니라 言標與本이 易而勿及이리 治反爲逆이요 治得爲從이니 先病而後逆者는 治其本하고 先逆而後病者도 治其本하고 先寒而後生病者는 治其本하고 先病而後生寒者도 治其本하고 先熱而後

1) 是謂妄行 : 『素問 · 至眞要大論』의 '夫標本之道'의 『新校正』에서 「標本病傳論」을 인용하면서 '是爲妄行'이라 하였다.

生病者는 治其本하고 先熱而後生中滿者는 治其標하고 先病而後泄者는 治其本하고 先泄而後生他病者도 治其本이니 必且調之하야 乃治其他病이라 先病而後生中滿者[2]는 治其標하고 先中滿而後煩心者는 治其本이라 人有客氣하며 有同氣[3]하니 小大不利하면 治其標하고 小大利[4]하면 治其本이라 病發而有餘하면 本而標之니 先治其本하고 後治其標요 病發而不足하면 標而本之니 先治其標하고 後治其本이라 謹察間甚하야 以意調之하니 間者는 幷行하고 甚者는 獨行이라 先小大不利而後生病者는 治其本[5]이니이다

夫病傳者는 心病은 先心痛호대 一日而欬하고 三日에 脇支痛하고 五日에 閉塞不通하고 身痛體重하야 三日不已하면 死하니 冬夜半 夏日中이요 肺病은 喘欬호대 三日而脇支滿痛하고 一日에 身重體痛하고 五日而脹하야 十日不已면 死하니 冬日入 夏日出이요 肝病은 頭目眩하고 脇支滿[6]호대 三日[7]에 體重身痛하고 五日而脹하고 三日에

---

2) 先病而後生中滿者 : 金本, 胡本, 趙本, 吳本, 明抄本, 朝鮮內醫院本, 滑抄本, 守校本 등도 동일하며, 기타 판본에는 모두 '先病而後先中滿者'로 되어 있다.

3) 同氣 : 全元起本에는 '固氣'로 되어 있다.

4) 小大利 : 『靈樞 · 病本』에는 '大小便利'로 되어 있다.

5) 先小大不利而後生病者 治其本 : 明抄本, 明抄二에는 이 句節이 앞의 '小大利治其本' 다음에 있다. 『甲乙』에는 '小大不利而後生他病者 治其本'으로 되어 있고, 『靈樞 · 病本』에는 '先小大便不利而後生他病者 治其本也'로 되어 있다.

腰脊少腹痛하고 脛痠하야 三日不已면 死하니 冬日入[8] 夏早食이요 脾病은 身痛體重호대 一日而脹하고 二日에 少腹腰脊이 痛하고 脛痠하고 三日에 背胎筋痛하고 小便閉하야 十日不已면 死하니 冬人定 夏晏食이요 腎病은 少腹腰脊痛하고 胻痠호대 三日에 背胎筋痛하고 小便閉하고 三日에 腹脹하고 三日에 兩脇支痛하야 三日不已면 死하니 冬大晨 夏晏晡요 胃病에 脹滿호대 五日에 少腹腰脊痛하고 胻痠하고 三日에 背胎筋痛하고 小便閉하고 五日에 身體重하야 六日不已면 死하니 冬夜半後[9] 夏日昳이요 膀胱病은 小便閉호대 五日에 少腹脹하고 腰脊痛하고 胻痠하고 一日에 腹脹하고 一日[10]에 身體痛하고 二日不已면 死하니 冬鷄鳴 夏下晡라 諸病이 以次로 是相傳[11]하니 如是者는 皆有死期라 不可刺요 間一藏止커나 及至三四藏者[12]라야 乃可刺也니이다

6) 脇支滿 : 金本에는 '脇支痛'으로 되어 있다.
7) 三日 : 『甲乙』에는 '一日'로 되어 있다.
8) 日入 : 『甲乙』에는 '日中'으로 되어 있다.
9) 冬夜半後 : 『靈樞 · 病傳』에는 '冬夜半'으로 되어 있다.
10) 一日 : 『甲乙』에는 '二日'로 되어 있다.
11) 諸病以次是相傳 : 金本에는 '諸病以次相傳'으로 되어 있다.
12) 及至三四藏者 : 『靈樞 · 病傳』에는 '及二三四藏者'로 되어 있다.

제66편 天元紀大論

黃帝 問曰天有五行하야 御五位하야 以生寒暑燥濕風하고 人有五藏하야 化五氣하야 以生喜怒思憂恐[1]이라 論에 言五運이 相襲而皆治之하고 終朞之日에 周而復始는 余已知之矣어니와 願聞其與三陰三陽之候로 奈何合之오

鬼臾區 稽首再拜하고 對曰昭乎哉라 問也시여 夫五運陰陽者는 天地之道也요 萬物之綱紀요 變化之父母요 生殺之本始요 神明之府也니 可不通乎아 故로 物生을 謂之化요 物極을 謂之變이요 陰陽不測을 謂之神이요 神用無方을 謂之聖이니이다

夫變化之爲用也는 在天爲玄이요 在人爲道요 在地爲化니 化生五味하고 道生智하고 玄生神이라

神이 在天爲風은 在地爲木하고 在天爲熱은 在地爲火하고 在天爲濕은 在地爲土하고 在天爲燥는 在地爲金하고 在天爲寒은 在地爲水라 故로 在天爲氣요 在地成形하니 形氣相感하야 而化生萬物矣라

---

1) 以生喜怒思憂恐 :『素問 · 陰陽應象大論』에는 '思'가 '悲'로 되어 있다.

然天地者는 萬物之上下也요 左右者는 陰陽之道路也요 水火者는 陰陽之徵兆也요 金木者는 生成之終始也라 氣有多少하고 形有盛衰하니 上下相召하야 而損益彰矣니이다

帝 曰願聞五運之主時也는 何如오

鬼臾區 曰五氣運行이 各終朞日이요 非獨主時也니이다

帝 曰請聞其所謂也[2]하노라

鬼臾區 曰臣이 積考太始天元冊文하니 曰太虛廖廓[3]이 肇基化元하니 萬物이 資始하고 五運이 終天이오 布氣眞靈하야 總統坤元이라 九星이 懸朗하고 七曜周旋하니 曰陰曰陽이요 曰柔曰剛이라 幽顯既位하고 寒暑弛張하야 生生化化에 品物咸章이라하니 臣斯十世此之謂也니이다

帝 曰善하다 何謂氣有多少며 形有盛衰오

鬼臾區 曰陰陽之氣에 各有多少하니 故로 曰三陰三陽也요 形有盛衰는 謂五行之治에 各有太過不及也라 故로 其始也에 有餘而往하면 不足隨之하고 不足而往하면 有餘從之하니 知迎知隨면 氣

---

2) 請聞其所謂也 : 守校本에는 '請問其所謂也'로 되어 있다.

3) 太虛廖廓 :『素問 · 五常政大論』, 守校本 등에는 '太虛寥廓'으로 되어 있다.

可與期라 應天이 爲天符요 承歲爲歲直이요 三合爲治니이다

帝 曰上下相召는 奈何오

鬼臾區 曰寒暑燥濕風火는 天之陰陽也니 三陰三陽이 上奉之하고 木火土金水火는 地之陰陽也니 生長化收藏이 下應之라 天은 以陽生陰長하고 地는 以陽殺陰藏하니 天有陰陽하고 地亦有陰陽이라 木火土金水火 地之陰陽也 生長化收藏 故로 陽中有陰하고 陰中有陽이라 所以欲知天地之陰陽者는 應天之氣는 動而不息 故로 五歲而右遷하고 應地之氣는 靜而守位 故로 六朞而環會하니 動靜相召하고 上下相臨하며 陰陽相錯하야 而變由生也니이다

帝 曰上下周紀에 其有數乎아

鬼臾區 曰天은 以六爲節하고 地는 以五爲制하니 周天氣者는 六朞爲一備요 終地紀者는 五歲爲一周라 君火以名이요 相火以位[4]라 五六相合하야 而七百二十氣爲一紀니 凡三十歲요 千四百四十氣의 凡六十歲가 而爲一周니 不及太過 斯皆見矣니이다

帝 曰夫子之言이 上終天氣하고 下畢地紀하니 可謂悉矣로다 余

4) 君火以名 相火以位 : 朝鮮內醫院本도 동일하며, 기타 판본에는 모두 '君火以明 相火以位'로 되어 있다. 明抄本에는 이 8字가 없다.

願聞而藏之하야 上以治民하고 下以治身하며 使百姓昭著하야 上下和親하며 德澤下流하야 子孫無憂[5]하며 傳之後世하야 無有終時케하노니 可得聞乎아

鬼臾區 曰至數之機는 迫迮以微나 其來可見이요 其往可追니 敬之者는 昌하고 慢之者는 亡하며 無道行私면 必得天殃이니 謹奉天道하야 請言眞要호리이다

帝 曰善言始者는 必會於終하고 善言近者는 必知其遠이니 是則至數極而道不惑이니 所謂明矣라 願夫子는 推而次之하야 令有條理하야 簡而不匱하며 久而不絶하고 易用難忘하야 爲之綱紀하노니 至數之要를 願盡聞之하노라

鬼臾區 曰昭乎哉라 問이여 明乎哉라 道여 如鼓之應桴요 響之應聲也라 臣聞之하니 甲己之歲엔 土運統之하고 乙庚之歲엔 金運統之하고 丙辛之歲엔 水運統之하고 丁壬之歲엔 木運統之하고 戊癸之歲엔 火運統之니이다

帝 曰其於三陰三陽에 合之는 奈何오

鬼臾區 曰子午之歲엔 上見少陰하고 丑未之歲엔 上見太陰하고

5) 使百姓昭著 上下和親 德澤下流 子孫無憂 : 明抄本에는 이 17字가 없다.

寅申之歲엔 上見少陽하고 卯酉之歲엔 上見陽明하고 辰戌之歲엔 上見太陽하고 巳亥之歲엔 上見厥陰하니 少陰이 所謂標也요 厥陰이 所謂終也니이다

厥陰之上엔 風氣主之하고 少陰之上엔 熱氣主之하고 太陰之上엔 濕氣主之하고 少陽之上엔 相火主之[6]하고 陽明之上엔 燥氣主之하고 太陽之上엔 寒氣主之하니 所謂本也요 是謂六元이니이다

帝 曰光乎哉라 道여 明乎哉라 論이여 請著之玉版하야 藏之金匱하고 署曰天元紀호리라

---

6) 相火主之 : 『素問 · 六微旨大論』에는 '相火'가 '火氣'로 되어 있다.

제67편 五運行大論

黃帝 坐明堂하사 始正天綱하시고 臨觀八極하시며 考建五常하실새 請天師而問之曰論에 言天地之動靜은 神明爲之紀하고 陰陽之升降[1]은 寒暑彰其兆라하니 余聞五運之數於夫子에 夫子之所言은 正五氣之各主歲耳[2]라 首甲定運을 余因論之한데 鬼臾區 曰土主甲己하고 金主乙庚하고 水主丙辛하고 木主丁壬하고 火主戊癸하고 子午之上은 少陰主之하고 丑未之上은 太陰主之하고 寅申之上은 少陽主之하고 卯酉之上은 陽明主之하고 辰戌之上은 太陽主之하고 巳亥之上은 厥陰主之라하야 不合陰陽하니 其故는 何也오

岐伯이 曰是明道也니 此는 天地之陰陽也라 夫數之可數者는 人中之陰陽也라 然이나 所合은 數之可得者也라 夫陰陽者는 數之可十이면 推之可百이오 數之可千이면 推之可萬이나 天地陰陽者는 不以數推요 以象之謂也니이다

1) 陰陽之升降 : 『素問 · 氣交變大論』에는 '陰陽之往復'으로 되어 있다.

2) 耳 : 朝鮮內醫院本도 동일하며, 기타 판본에는 '爾'로 되어 있다.

帝 曰願聞其所始也하노라

岐伯이 曰昭乎哉라 問也시여 臣覽太始天元冊文하니 丹天之氣는 經于牛女戊分하고 黅天之氣는 經于心尾己分하고 蒼天之氣는 經于危室柳鬼하고 素天之氣는 經于亢氐昴畢하고 玄天之氣는 經于張翼婁胃요 所謂戊己分者는 奎壁角軫이니 則天地之門戶也라 夫候之所始요 道之所生이니 不可不通也니이다

帝 曰善하다 論에 言天地者는 萬物之上下요 左右者는 陰陽之道路라하니 未知其所謂也라

岐伯이 曰所謂上下者는 歲上下에 見陰陽之所在也오 左右者는 諸上에 見厥陰하면 左少陰 右太陽이요 見少陰하면 左太陰 右厥陰이요 見太陰하면 左少陽 右少陰이요 見少陽하면 左陽明 右太陰이요 見陽明하면 左太陽 右少陽이요 見太陽하면 左厥陰 右陽明이니 所謂面北而命其位하야 言其見也니이다

帝 曰何謂下오

岐伯이 曰厥陰在上 則少陽在下하니 左陽明 右太陰이요 少陰在上 則陽明在下하니 左太陽 右少陽이요 太陰在上 則太陽在下하니 左厥陰 右陽明이요 少陽在上 則厥陰在下하니 左少陰 右太

陽이요 陽明在上 則少陰在下하니 左太陰 右厥陰이요 太陽在上 則太陰在下하니 左少陽 右少陰이니 所謂面南而命其位하야 言其見也라 上下相遘하고 寒暑相臨에 氣相得則和이니 不相得則病이니이다

帝 曰氣相得而病者는 何也오

岐伯이 曰以下臨上은 不當位也일새니이다

帝 曰動靜은 何如오

岐伯이 曰上者右行하고 下者左行하야 左右周天하며 餘而復會也니이다

帝 曰余聞컨대 鬼臾區 曰應地者靜이라하야날 今夫子는 乃言下者左行이라하니 不知其所謂也라 願聞何以生之乎오

岐伯이 曰天地動靜과 五行遷復은 雖鬼臾區라도 其上候而已요 猶不能偏明이니이다 夫變化之用은 天垂象하고 地成形하며 七曜緯虛하고 五行麗地하니 地者는 所以載生成之形類也요 虛者는 所以列應天之精氣也라 形精之動은 猶根本之與枝葉也니 仰觀其象이번 雖遠可知也니이다

帝 曰地之爲下 否乎아

岐伯이 曰地爲人之下요 太虛之中者也[3]니이다

帝 曰馮乎아

岐伯이 曰大氣擧之也니 燥以乾之하고 暑以蒸之하고 風以動之하고 濕以潤之하고 寒以堅之하고 火以溫之 故로 風寒在下하고 燥熱在上하고 濕氣在中하고 火遊行其間하야 寒暑六入 故로 令虛而化生也[4]라 故로 燥勝則地乾하고 暑勝則地熱하고 風勝則地動하고 濕勝則地泥하고 寒勝則地裂하고 火勝則地固矣니이다

帝 曰天地之氣를 何以候之오

岐伯이 曰天地之氣의 勝復之作은 不形於診也니 脈法에 曰天地之變은 無以脈診이라하니 此之謂也니이다

帝 曰間氣는 何如오

岐伯이 曰隨氣所在하야 期於左右니이다

帝 曰期之奈何오

岐伯이 曰從其氣則和요 違其氣則病이요 不當其位者病이요 迭移其位者病이요 失守其位者危요 尺寸反者死요 陰陽交者死니 先立其年하야 以知其氣의 左右應見然後라야 乃可以言死生之逆

---

3) 太虛之中者也 : 明抄本에는 '太虛之中也'로 되어 있다.

4) 故令虛而化生也 : 胡本, 趙本, 吳本, 朝鮮內醫院本 등도 동일하며, 기타 판본에는 모두 '故令虛而生化也'로 되어 있다.

順이니이다

帝 曰寒暑燥濕風火 在人合之는 奈何며 其於萬物에 何以生化오 岐伯이 曰東方生風하니 風生木하고 木生酸하고 酸生肝하고 肝生筋하고 筋生心이라 其在天爲玄이요 在人爲道요 在地爲化니 化生五味하고 道生智하고 玄生神하고 化生氣라

神은 在天爲風이요 在地爲木이요 在體爲筋이요 在氣爲柔요 在藏爲肝이라 其性爲暄이요 其德爲和[5]요 其用爲動이요 其色爲蒼이요 其化爲榮[6]이요 其蟲毛요 其政爲散[7]이요 其令宣發[8]이요 其變摧拉[9]이요 其眚爲隕[10]이요 其味爲酸이요 其志爲怒라 怒傷肝하니 悲勝怒하고 風傷肝[11]하니 燥勝風하고 酸傷筋하니 辛勝酸하니이다

南方生熱하니 熱生火하고 火生苦하고 苦生心하고 心生血하고 血生脾라 其在天爲熱이요 在地爲火요 在體爲脈이요 在氣爲息이요 在藏爲心이라 其性爲暑요 其德爲顯[12]이요 其用爲躁요 其色爲赤이요

---

5) 其德爲和 :『素問 · 氣交變大論』에는 '其德敷和'로 되어 있다.
6) 其化爲榮 :『素問 · 氣交變大論』에는 '其化生榮'으로 되어 있다.
7) 其政爲散 :『素問 · 氣交變大論』에는 '其政舒啓'로 되어 있다.
8) 其令宣發 :『素問 · 氣交變大論』에는 '其令風'으로 되어 있다.
9) 其變摧拉 :『素問 · 氣交變大論』에는 '其變振發'로 되어 있다.
10) 其眚爲隕 :『素問 · 氣交變大論』에는 '其災散落'으로 되어 있다.
11) 風傷肝 :『素問 · 陰陽應象大論』에는 '風傷筋'으로 되어 있다.

其化爲茂[13]요 其蟲羽요 其政爲明[14]이요 其令鬱蒸[15]이요 其變炎爍[16]이요 其眚燔焫[17]이요 其味爲苦요 其志爲喜라 喜傷心하니 恐勝喜하고 熱傷氣하니 寒勝熱하고 苦傷氣하니 鹹勝苦하니이다

中央生濕하니 濕生土하고 土生甘하고 甘生脾하고 脾生肉하고 肉生肺라 其在天爲濕이요 在地爲土요 在體爲肉이요 在氣爲充이요 在藏爲脾라 其性靜兼이요 其德爲濡[18]요 其用爲化요 其色爲黃이요 其化爲盈[19]이요 其蟲倮요 其政爲謐[20]이요 其令雲雨[21]요 其變動注[22]요 其眚淫潰[23]요 其味爲甘이요 其志爲思라 思傷脾하니 怒勝思하고 濕傷肉하니 風勝濕하고 甘傷脾[24]하니 酸勝甘하니이다

西方生燥하니 燥生金하고 金生辛하고 辛生肺하고 肺生皮毛하고

---

12) 其德爲顯 : 『素問 · 氣交變大論』에는 '其德彰顯'으로 되어 있다.
13) 其化爲茂 : 『素問 · 氣交變大論』에는 '其化蕃茂'로 되어 있다.
14) 其政爲明 : 『素問 · 氣交變大論』에는 '其政明曜'로 되어 있다.
15) 其令鬱蒸 : 『素問 · 氣交變大論』에는 '其令熱'로 되어 있다.
16) 其變炎爍 : 『素問 · 氣交變大論』에는 '其變銷爍'으로 되어 있다.
17) 其眚燔焫 : 『素問 · 氣交變大論』에는 '其災燔焫'로 되어 있다.
18) 其德爲濡 : 『素問 · 氣交變大論』에는 '其德溽蒸'으로 되어 있다.
19) 其化爲盈 : 『素問 · 氣交變大論』에는 '其化豊備'로 되어 있다.
20) 其政爲謐 : 『素問 · 氣交變大論』에는 '其政安靜'으로 되어 있다.
21) 其令雲雨 : 『素問 · 氣交變大論』에는 '其令濕'으로 되어 있다.
22) 其變動注 : 『素問 · 氣交變大論』에는 '其變驟注'로 되어 있다.
23) 其眚淫潰 : 『素問 · 氣交變大論』에는 '其災霖潰'로 되어 있다.
24) 甘傷脾 : 『素問 · 陰陽應象大論』에는 '甘傷肉'으로 되어 있다.

皮毛生腎이라 其在天爲燥요 在地爲金이요 在體爲皮毛요 在氣爲成이요 在藏爲肺라 其性爲凉이요 其德爲淸[25]이요 其用爲固요 其色爲白이요 其化爲斂[26]이요 其蟲介요 其政爲勁[27]이요 其令霧露[28]요 其變肅殺이요 其眚蒼落[29]이요 其味爲辛이요 其志爲憂라 憂傷肺하니 喜勝憂하고 熱傷皮毛하니 寒勝熱[30]하고 辛傷皮毛하니 苦勝辛하니이다

北方生寒하니 寒生水하고 水生鹹하고 鹹生腎하고 腎生骨髓하고 髓生肝이라 其在天爲寒이요 在地爲水요 在體爲骨이요 在氣爲堅이요 在藏爲腎이라 其性爲凜이요 其德爲寒[31]이요 其用爲[32]이요 其色爲黑이요 其化爲肅[33]이요 其蟲鱗이요 其政爲靜[34]이요 其令[35]이요 其變凝冽[36]이요 其眚冰雹[37]이요 其味爲鹹이요 其志爲恐이라 恐傷腎하니 思勝恐하고 寒

---

25) 其德爲淸 : 『素問 · 氣交變大論』에는 '其德淸潔'로 되어 있다.

26) 其化爲斂 : 『素問 · 氣交變大論』에는 '其化緊斂'으로 되어 있다.

27) 其政爲勁 : 『素問 · 氣交變大論』에는 '其政勁切'로 되어 있다.

28) 其令霧露 : 『素問 · 氣交變大論』에는 '其令燥'로 되어 있다.

29) 其眚蒼落 : 『素問 · 氣交變大論』에는 '其災蒼隕'으로 되어 있다.

30) 熱傷皮毛 寒勝熱 : 『新校正』에서 "『太素』에 '燥傷皮毛 熱勝燥'로 되어 있다"라고 하였으나, 현재 『太素』에는 빠져있다.

31) 其德爲寒 : 『素問 · 氣交變大論』에는 '其德淒滄'으로 되어 있다.

32) 其用爲 : 明抄本에는 '其用爲藏'으로 되어 있다.

33) 其化爲肅 : 『素問 · 氣交變大論』에는 '其化淸謐'로 되어 있다.

34) 其政爲靜 : 『素問 · 氣交變大論』에는 '其政凝肅'으로 되어 있다.

35) 其令 : 明抄本에는 '其令霰雪'로 되어 있다.

36) 其變凝冽 : 『素問 · 氣交變大論』에는 '其變凜冽'로 되어 있다.

傷血하니 燥勝寒하고 鹹傷血하니 甘勝鹹이라 五氣更立에 各有所先하니 非其位則邪요 當其位則正이니이다

帝 曰病之生變[38]은 何如오

岐伯이 曰氣相得則微하고 不相得則甚이니이다

帝 曰主歲는 何如오

岐伯이 曰氣有餘 則制己所勝 而侮所不勝하고 其不及 則己所不勝이 侮而乘之하고 己所勝이 輕而侮之라 侮反受邪하니 侮而受邪[39]는 寡於畏也일새니이다

帝 曰善하다

---

37) 其眚氷雹 : 『素問 · 氣交變大論』에는 '其災氷雪霜雹'으로 되어 있다.

38) 病之生變 : 讀本, 趙本, 吳本, 朝鮮內醫院本, 藏本, 熊本, 守校本 등도 동일하며, 기타 판본에는 모두 '病生之變'으로 되어 있다.

39) 侮而受邪 : 滑抄本에는 없다.

제68편 六微旨大論

黃帝 問曰嗚呼遠哉라 天之道也여 如迎浮雲하고 若視深淵하니 視深淵은 尙可測이어니와 迎浮雲은 莫知其極이로다 夫子數言謹奉天道라하야난 余聞而藏之니 心私異之하아 不知其所謂也라 願大了는 溢志하야 盡言其事하야 令終不滅하고 久而不絶하노니 天之道를 可得聞乎아

岐伯이 稽首再拜하고 對曰明乎哉라 問天之道也시여 此는 因天之序하야 盛衰之時也니이다

帝 曰願聞天道六六之節에 盛衰는 何也오

岐伯이 曰上下有位하고 左右有紀라 故로 少陽之右에 陽明治之하고 陽明之右에 太陽治之하고 太陽之右에 厥陰治之하고 厥陰之右에 少陰治之하고 少陰之右에 太陰治之하고 太陰之右에 少陽治之하니 此所謂氣之標니 盖南面而待之也[1]라 故로 曰因天之序하야

---

1) 盖南面而待之也 : 胡本, 吳本, 明抄本, 朝鮮內醫院本, 滑抄本, 守校本 등도 동일하며, 기타 판본에는 모두 '盖南面而待也'로 되어 있다.

盛衰之時는 移光定位하야 正立而待之라하니 此之謂也니이다 少陽之上에 火氣治之하니 中見厥陰이오 陽明之上에 燥氣治之하니 中見太陰이오 太陽之上에 寒氣治之하니 中見少陰이오 厥陰之上에 風氣治之하니 中見少陽이오 少陰之上에 熱氣治之하니 中見太陽이오 太陰之上에 濕氣治之하니 中見陽明이니 所謂本也라 本之下에 中之見也요 見之下는 氣之標也니 本標不同하야 氣應異象이니이다

帝 曰其有至而至와 有至而不至와 有至而太過는 何也오

岐伯이 曰至而至者는 和요 至而不至는 來氣不及也요 未至而至는 來氣有餘也니이다

帝 曰至而不至와 未至而至는 何如[2]오

岐伯이 曰應則順하고 否則逆이니 逆則變生하고 變生則病[3]이니이다

帝 曰善하다 請言其應하노라

岐伯이 曰物生이 其應也요 氣脈이 其應也니이다

帝 曰善하다 願聞地理之應六節氣位는 何如오

岐伯이 曰顯明之右는 君火之位也니 君火之右에 退行一步하면

---

2) 何如 : 朝鮮內醫院本도 동일하며, 기타 판본에는 모두 '如何'로 되어 있다.

3) 變生則病 : 讀本, 趙本, 吳本, 朝鮮內醫院本 등도 동일하며, 기타 판본에는 모두 '變則病'으로 되어 있다.

相火治之하고 復行一步하면 土氣治之하고 復行一步하면 金氣治之하고 復行一步하면 水氣治之하고 復行一步하면 木氣治之하고 復行一步하면 君火治之라 相火之下에 水氣承之하고 水位之下에 土氣承之하고 土位之下에 風氣承之하고 風位之下에 金氣承之하고 金位之下에 火氣承之하고 君火之下에 陰精承之니이다

帝 曰何也오

岐伯이 曰亢則害요 承迺制니 制生則化[4]하야 外列盛衰하고 害則敗亂하야 生化大病이니이다

帝 曰盛衰는 何如오

岐伯이 曰非其位則邪요 當其位則正이니 邪則變甚하고 正則微니이다

帝 曰何謂當位오

岐伯이 曰木運臨卯와 火運臨午아 土運臨四季와 金運臨酉와 水運臨子를 所謂歲會니 氣之平也니이다

帝 曰非位는 何如오

岐伯이 曰歲不與會也니이다

---

4) 制生則化 : 胡本, 讀本, 趙本, 吳本, 朝鮮內醫院本, 藏本, 『類經』 등도 동일하며, 기타 판본에는 모두 '制則生化'로 되어 있다.

帝 曰土運之歲에 上見太陰하고 火運之歲에 上見少陽少陰하고 金運之歲에 見上[5]陽明하고 木運之歲에 上見厥陰하고 水運之歲에 上見太陽은 奈何오

岐伯이 曰天之與會也니 故로 天元冊에 曰天符니이다

天符歲會는 何如오

岐伯이 曰太一天符之會也니이다

帝 曰其貴賤은 何如오

岐伯이 曰天符爲執法이요 歲位爲行令이요 太一天符爲貴人이니이다

帝 曰邪之中也는 奈何오

岐伯이 曰中執法者는 其病이 速而危하고 中行令者는 其病이 徐而持[6]하고 中貴人者는 其病이 暴而死니이다

帝 曰位之易也는 何如오

岐伯이 曰君位臣則順이요 臣位君則逆이니 逆則其病近하고 其害速하며 順則其病遠하고 其害微니 所謂二火也니이다

帝 曰善하다 願聞其步는 何如오

---

5) 見上 : 朝鮮內醫院本과 기타 판본에는 모두 '上見'으로 되어 있다.

6) 其病徐而持 : 趙本, 吳本, 藏本, 朝鮮內醫院本 등도 동일하며, 기타 판본에는 모두 '其病徐而特'으로 되어 있다.

岐伯이 曰所謂步者는 六十度而有奇라 故로 二十四步에 積盈百刻而成日也니이다

帝 曰六氣應五行之變은 何如오

岐伯이 曰位有終始하고 氣有初中하니 上下不同에 求之亦異也니이다

帝 曰求之는 奈何오

岐伯이 曰天氣始於甲하고 地氣始於子하니 子甲相合을 命曰歲立이라 謹候其時하면 氣可與期니이다

帝 曰願聞其歲의 六氣始終早晏은 何如오

岐伯이 曰明乎哉라 問也시여 甲子之歲에 初之氣는 天數始於水下一刻하야 終於八十七刻半하고 二之氣는 始於八十七刻六分하야 終於七十五刻하고 三之氣는 始於七十六刻하야 終於六十二刻半하고 四之氣는 始於六十二刻六分하야 終於五十刻하고 五之氣는 始於五十一刻하야 終於三十七刻半하고 六之氣는 始於三十七刻六分하야 終於二十五刻하니 所謂初六 天之數也라 乙丑歲에 初之氣는 天數始於二十六刻하야 終於一十二刻半하고 二之氣는 始於一十二刻六分하야 終於水下百刻하고 三之氣는 始於一刻하야

終於八十七刻半하고 四之氣는 始於八十七刻六分하야 終於七十五刻하고 五之氣는 始於七十六刻하야 終於六十二刻半하고 六之氣는 始於六十二刻六分하야 終於五十刻하니 所謂六二 天之數也라 丙寅歲에 初之氣는 天數始於五十一刻하야 終於三十七刻半하고 二之氣는 始於三十七刻六分하야 終於二十五刻하고 三之氣는 始於二十六刻하야 終於一十二刻半하고 四之氣는 始於一十二刻六分하야 終於水下百刻하고 五之氣는 始於一刻하야 終於八十七刻半하고 六之氣는 始於八十七刻六分하야 終於七十五刻하니 所謂六三 天之數也라 丁卯歲에 初之氣는 天數始於七十六刻하야 終於六十二刻半하고 二之氣는 始於六十二刻六分하야 終於五十刻하고 三之氣는 始於五十一刻하야 終於三十七刻半하고 四之氣는 始於三十七刻六分하야 終於二十五刻하고 五之氣는 始於二十六刻하야 終於一十二刻半하고 六之氣는 始於一十二刻六分하야 終於水下百刻하니 所謂六四 天之數也라 次戊辰歲에 初之氣는 復始於一刻하야 常如是無已하야 周而復始하니이다

帝 曰願聞其歲候는 何如오

岐伯이 曰悉乎哉라 問也여 日行一周에 天氣始於一刻하고 日行

再周에 天氣始於二十六刻하고 日行三周에 天氣始於五十一刻하고 日行四周에 天氣始於七十六刻하고 日行五周에 天氣復始於一刻하니 所謂一紀也라 是故로 寅午戌에 歲氣會同하고 卯未亥에 歲氣會同하고 辰申子歲氣會同하고 巳酉丑에 歲氣會同하니 終而復始니이다

帝 曰願聞其用也하노라

岐伯이 曰言天者는 求之本하고 言地者는 求之位하고 言人者는 求之氣交니이다

帝 曰何謂氣交오

岐伯이 曰上下之位 氣交之中은 人之居也라 故로 曰天樞之上은 天氣主之하고 天樞之下는 地氣主之하고 氣交之分은 人氣從之하며 萬物由之라하니 此之謂也니이다

帝 曰何謂初中고

岐伯이 曰初는 凡三十度而有奇요 中氣同法이니이다

帝 曰初中은 何也오

岐伯이 曰所以分天地也니이나

帝 曰願卒聞之하노라

岐伯이 曰初者는 地氣也요 中者는 天氣也니이다

帝 曰其升降은 何如오

岐伯이 曰氣之升降은 天地之更用也니이다

帝 曰願聞其用은 何如오

岐伯이 曰升已而降하니 降者謂天이오 降已而升하니 升者謂地라 天氣下降에 氣流于地하고 地氣上升에 氣騰于天이라 故로 高下相召하고 升降相因하야 而變作矣니이다

帝 曰善하다 寒濕相遘하고 燥熱相臨하며 風火相値하니 其有間乎[7]아

岐伯이 曰氣有勝復하니 勝復之作에 有德有化하며 有用有變하니 變則邪氣居之니이다

帝 曰何謂邪乎아

岐伯이 曰夫物之生은 從於化하고 物之極은 由乎變하니 變化之相薄이 成敗之所由也라 故로 氣有往復하고 用有遲速하니 四者之有에 而化而變이 風之來也니이다

帝 曰遲速往復은 風所由生이오 而化而變은 故因盛衰之變耳라 成敗倚伏이 遊乎中은 何也오

---

7) 其有間乎 : 讀本, 吳本, 朝鮮內醫院本, 守校本, 『類經』 등도 동일하며, 기타 판본에는 모두 '其有聞乎'로 되어 있다.

岐伯이 曰成敗倚伏은 生乎動하니 動而不已 則便[8]作矣니이다

帝 曰有期乎아

岐伯이 曰不生不化는 靜之期也니이다

帝 曰不生化乎아

岐伯이 曰出入이 廢則神機化滅하고 升降이 息則氣立孤危라 故로 非出入이면 則無以生長壯老已하고 非升降이면 則無以生長化收藏하니 是以로 升降出入은 無器不有라 故로 器者는 生化之宇니 器散則分之하야 生化息矣라 故로 無不出入하고 無不升降이나 化有小大하고 期有近遠이라 四者之有에 而貴常守하니 反常則災害至矣라 故로 曰無形無患이라하니 此之謂也니이다

帝 曰善하다 有不生不化乎아

岐伯이 曰悉乎哉라 問也여 與道合同이니 惟眞人也니이다

帝 曰善하다

8) 便 : 朝鮮內醫院本과 기타 판본에는 모두 '變'으로 되어 있다.

제69편 氣交變大論

黃帝 問曰五運更治에 上應天朞하고 陰陽往復에 寒暑迎隨하고 眞邪相薄에 內外分離하고 六經波蕩에 五氣傾移하고 太過不及에 專勝兼幷하니 願言其始 而有常名하노니 可得聞乎아

岐伯이 稽首再拜하고 對曰昭乎哉라 問也시여 是明道也라 此는 上帝所貴오 先師傳之니 臣雖不敏이나 往聞其旨니이다

帝 曰余聞호니 得其人不敎면 是謂失道오 傳非其人이면 慢泄天寶라하니 余誠非德이라 未足以受至道[1]나 然而衆子哀其不終하니 願夫子保於無窮하며 流於無極하고 余司其事하야 則而行之하노니 奈何오

岐伯이 曰請遂言之也호리이다 上經에 曰夫道者는 上知天文하고 下知地理하고 中知人事라야 可以長久라하니 此之謂也니이다

帝 曰何謂也오

岐伯이 曰本은 氣位也니 位天者는 天文也오 位地者는 地理也오

---

1) 未足以受至道 : 讀本에는 '未足以爲至道'로 되어 있다.

通於人氣之變化者는 人事也라 故로 太過者는 先天이오 不及者는 後天이니 所謂治化에 而人應之也니이다

帝 曰五運之化에 太過는 何如오

岐伯이 曰歲木太過하면 風氣流行하야 脾土受邪하니 民病飧泄하며 食減體重하며 煩冤腸鳴하며 腹支滿하니 上應歲星이라 甚則忽忽善怒하며 眩冒巓疾이라 化氣不政하야 生氣獨治하면 雲物飛動[2]하고 草木不寧하며 甚而搖落하고 反脇痛而吐甚이오 衝陽絶者는 死不治니 上應太白星이니이다

歲火太過하면 炎暑流行하야 金肺[3]受邪하니 民病瘧하며 少氣欬喘하며 血溢血泄注下하며 嗌燥耳聾하며 中熱肩背熱하니 上應熒惑星이라 甚則胸中痛하며 脇支滿脇痛하며 膺背肩胛間痛하며 兩臂內痛하며 身熱骨痛하며 而爲浸淫이라 收氣不行하야 長氣獨明하면 雨水霜寒하니 上應辰星이라 上臨少陰少陽하면 火燔焫하며 水泉涸[4]하니 物焦槁오 病反譫妄狂越하며 欬喘息鳴하며 下甚하며 血溢泄不已오 太淵絶者는 死不治니 上應熒惑星이니이다

2) 動 : 明抄本에는 '揚'으로 되어 있다.

3) 金肺 : 吳本에는 '肺金'으로 되어 있다.

4) 水泉涸 : 讀本, 趙本, 明抄本, 藏本, 朝鮮內醫院本 등도 동일하며, 기타 판본에는 모두 '冰泉涸'으로 되어 있다.

歲土太過하면 雨濕流行하야 腎水受邪하니 民病腹痛하며 清厥하며 意不樂하며 體重煩冤하니 上應鎭星이라 甚則肌肉萎하며 足萎不收하며 行善瘛하며 脚下痛하며 飮發中滿食減하며 四支不擧라 變生得位하야 藏氣伏하야 化氣獨治之하면 泉涌河衍하며 涸澤生魚하며 風雨大至하며 土崩潰하며 鱗見于陸이오 病腹滿溏泄腸鳴이오 反下甚而太谿絶者는 死不治니 上應歲星이니이다

歲金太過하면 燥氣流行하야 肝木受邪하니 民病兩脇下少腹痛하며 目赤痛眥瘍하며 耳無所聞이오 肅殺而甚則體重煩冤하며 胸痛引背하며 兩脇滿且痛引少腹하니 上應太白星이라 甚則喘欬逆氣하며 肩背痛하며 尻陰股膝髀腨胻足이 皆病이니 上應熒惑星이라 收氣峻하야 生氣下하면 草木斂하며 蒼乾凋隕하고 病反暴痛하며 胠脇不可反側하며 欬逆甚而血溢이오 太衝絶者는 死不治니 上應太白星이니이다

歲水太過하면 寒氣流行하야 邪害心火하니 民病身熱하며 煩心躁悸하며 陰厥上下中寒하며 譫妄心痛하고 寒氣早至하니 上應辰星이라 甚則腹大脛腫하며 喘欬하며 寢汗出憎風[5]하고 大雨至하며 埃霧朦鬱하니

5) 寢汗出憎風 : 趙本, 朝鮮內醫院本, 藏本 등도 동일하며, 기타 판본에는 모두 '寢汗出憎風'으로 되어 있다.

上應鎭星이라 上臨太陽하면 雨冰雪霜이 不時降하며 濕氣變物하고 病反腹滿腸鳴溏泄하며 食不化하며 渴而妄冒오 神門絶者는 死不治니 上應熒惑辰星이니이다

帝 曰善하다 其不及은 何如오

岐伯이 曰悉乎哉라 問也시여 歲木不及하면 燥迺大行하야 生氣失應하니 草木晩榮하고 肅殺而甚則剛木辟著하며 柔萎蒼乾[6]하니 上應太白星이라 民病中淸하며 胠脇痛少腹痛하며 腸鳴溏泄하고 涼雨時至하니 上應太白星이오 其穀蒼이라 上臨陽明하면 生氣失政하야 草木再榮하야 化氣迺急하니 上應太白鎭星이오 其主蒼早라 復則炎暑流火하야 濕性이 燥하며 柔脆草木焦槁하며 下體再生하며 華實齊化하고 病寒熱瘡瘍疿胗癰痤하니 上應熒惑太白이오 其穀白堅이라 白露早降하며 收殺氣行하야 寒雨害物하면 蟲食甘黃하며 脾土受邪오 赤氣後化하면 心氣晩治하야 上勝肺金하야 白氣迺屈하야 其穀不成하고 欬而鼽하니 上應熒惑太白星이니이다

歲火不及하면 寒迺大行하야 長政不用하니 物榮而下하고 凝慘而

---

6) 柔萎蒼乾 : 胡本, 讀本, 吳本, 朝鮮內醫院本, 藏本, 守校本 등도 동일하며, 기타 판본에는 모두 '悉萎蒼乾'으로 되어 있다.

甚 則陽氣不化하야 迺折榮美하니 上應辰星이라 民病胸中痛하며 脇支滿하며 兩脇痛하며 膺背肩胛間及兩臂內痛하며 鬱冒朦昧하며 心痛暴瘖하며 胸腹大하며 脇下與腰背相引而痛하고 甚則屈不能伸하며 髖髀如別하니 上應熒惑辰星이오 其穀丹이라 復則埃鬱하며 大雨且至하야 黑氣迺辱하고 病鶩溏腹滿하며 食飮不下하며 寒中腸鳴하며 泄注腹痛하며 暴攣痿痺하며 足不任身하니 上應鎭星辰星이오 玄穀不成이니이다

歲土不及하면 風迺大行하야 化氣不令하니 草木茂榮이나 飄揚而甚하야 秀而不實하니 上應歲星이라 民病飧泄霍亂하며 體重腹痛하며 筋骨繇復하며 肌肉瞤酸하며 善怒하고 藏氣擧事하야 蟄蟲早附하며 咸病寒中하니 上應歲星鎭星이오 其穀黅이라 復則收政嚴峻하야 名木蒼凋하고 胸脇暴痛하며 下引少腹하며 善大息하고 蟲食甘黃하며 氣客於脾하며 黅穀迺減하고 民食少失味하며 蒼穀迺損하니 上應太白歲星이라 上臨厥陰하면 流水不冰하며 蟄蟲來見하며 藏氣不用하며 白迺不復하니 上應歲星이오 民迺康이니이다

歲金不及하면 炎火迺行하고 生氣迺用하니 長氣專勝하야 庶物以茂하고 燥爍以行하니 上應熒惑星이라 民病肩背瞀重하며 鼽嚏血

便注下하고 收氣洒後하니 上應太白星이오 其穀堅芒이라 復則寒雨暴至하며 洒零冰雹霜雪殺物하며 陰厥且格하야 陽反上行하야 頭腦戶痛이 延及腦頂[7]하고 發熱하니 上應辰星이오 丹穀不成이라 民病口瘡하고 甚則心痛이니이다

歲水不及하면 濕乃大行하고 長氣反用하니 其化洒速하고 暑雨數至하니 上應鎭星이라 民病腹滿하며 身重濡泄하며 寒瘍流水하며 腰股痛發하며 膕腨股膝不便하며 煩冤足痿淸厥하며 脚下痛하고 甚則胕腫[8]이오 藏氣不政하야 腎氣不衡하니 上應辰星이오 其穀秬라 上臨太陰則大寒數擧하야 蟄蟲早藏하고 地積堅冰하며 陽光不治하고 民病寒疾於下오 甚則腹滿浮腫하니 上應鎭星이오 其主黅穀이라 復則大風暴發하야 草偃木零하야 生長不鮮하고 面色時變하며 筋骨倂辟하며 肉瞤瘛하며 目視䀮䀮하며 物踈璺하며 肌肉胗發하며 氣幷鬲中하야 痛於心腹하고 黃氣洒損하야 其穀不登하니 上應歲星이니이다

帝 曰善하다 願聞其時也하노라

岐伯이 曰悉乎哉리 問也시여 木不及이나 春有鳴條律暢之化면

7) 腦頂 : 胡本, 讀本, 趙本, 吳本, 明抄本, 朝鮮內醫院本, 藏本 등도 동일하며, 기타 판본에는 모두 '囟頂'으로 되어 있다.

8) 胕腫 : 朝鮮內醫院本, 趙本, 吳本 등도 동일하며, 기타 판본에는 '跗腫'으로 되어 있다.

則秋有霧露淸涼之政이어니와 春有慘悽[9]殘賊之勝이면 則夏有炎暑燔爍之復하니 其眚東이오 其藏肝이오 其病은 內舍胠脇하고 外在關節이니이다

火不及이나 夏有炳明光顯之化면 則冬有嚴肅霜寒之政이어니와 夏有慘悽[10]凝冽之勝이면 則不時有埃昏大雨之復하니 其眚南이오 其藏心이오 其病은 內舍膺脇하고 外在經絡이니이다

土不及이나 四維에 有埃雲潤澤之化면 則春有鳴條鼓拆之政이어니와 四維에 發振拉飄騰之變이면 則秋有肅殺霖霪之復하니 其眚四維오 其藏脾오 其病은 內舍心腹하고 外在肌肉四支니이다

金不及이나 夏有光顯鬱蒸之令이면 則冬有嚴凝整肅之應이어니와 夏有炎爍燔燎之變이면 則秋有冰雹霜雪之復하니 其眚西오 其藏肺오 其病은 內舍膺脇肩背하고 外在皮毛니이다

水不及이나 四維에 有湍潤埃雲之化면 則不時有和風生發之應이어니와 四維에 發埃昏驟注之變이면 則不時有飄蕩振拉之復하니 其眚北이오 其藏腎이오 其病은 內舍腰脊骨髓하고 外在谿谷踹膝이니이다

夫五運之政은 猶權衡也라 高者抑之하고 下者擧之하며 化者應

---

9) 慘悽：趙本, 朝鮮內醫院本, 吳本 등도 동일하며, 기타 판본에는 모두 '慘淒'로 되어 있다.
10) 慘悽：朝鮮內醫院本도 동일하며, 기타 판본에는 모두 '慘淒'로 되어 있다.

之하고 變者復之하니 此生長化成收藏之理오 氣之常也니 失常則天地四塞矣라 故로 曰天地之動靜은 神明爲之紀오 陰陽之往復은 寒暑彰其兆라하니 此之謂也니이다

帝 曰夫子之言五氣之變과 四時之應이 可謂悉矣어니와 夫氣之動亂은 觸遇而作하야 發無常會하니 卒然災合은 何以期之오

岐伯이 曰夫氣之動變은 固不常在나 而德化政令災變은 不同其候也니이다

帝 曰何謂也오

岐伯이 曰東方生風하고 風生木하니 其德敷和오 其化生榮이오 其政舒啓오 其令風이오 其變振發이오 其災散落이라

南方生熱하고 熱生火하니 其德彰顯이오 其化蕃茂오 其政明曜오 其令熱이오 其變銷爍이오 其災燔焫이라

中央生濕하고 濕生土하니 其德溽蒸이오 其化豊備오 其政安靜이오 其令濕이오 其變驟注오 其災霖潰라

西方生燥하고 燥生金하니 其德淸潔이오 其化緊斂이오 其政勁切이오 其令燥오 其變肅殺이오 其災蒼隕이니이다

北方生寒하고 寒生水하니 其德淒滄이오 其化淸謐이오 其政凝肅이오

其令寒이오 其變溧冽이오 其災冰雪霜雹이니이다

是以로 察其動也에 有德 有化하며 有政有令하며 有變有災하니 而物由之하며 而人應之也니이다

帝 曰夫子之言歲候의 不及其太過에 而上應五星이라호대 今夫德化政令과 災眚變易은 非常而有也니 卒然而動도 其亦爲之變乎아

岐伯이 曰承天而行之 故로 無妄動하고 無不應也어니와 卒然而動者는 氣之交變也니 其不應焉이라 故로 曰應常하고 不應卒이라하니 此之謂也니이다

帝曰 其應은 奈何오

岐伯이 曰各從其氣化也니이다

帝 曰其行之徐疾逆順은 何如오

岐伯이 曰以道留久하며 逆守而小는 是謂省下오 以道而去라가 去而速來하고 曲而過之는 是謂省遺過也오 久留而環하고 或離或附는 是謂議災與其德也라 應近則小하고 應遠則大라 芒而大 倍常之一이면 其化甚하고 大常之二면 其眚卽也오 小常之一이면 其化減하고 小常之二면 是謂臨視니 省下之過與其德也라 德者福

之하고 過者伐之라 是以로 象之見也에 高而遠則小하고 下而近則大 故로 大則喜怒邇하고 小則禍福遠이니이다 歲運太過 則運星北越하고 運氣相得 則各行以道라 故로 歲運太過하면 畏星失色而兼其母하고 不及則色兼其所不勝이라 肖者瞿瞿호대 莫知其妙하니 閔閔之當에 孰者爲良고 妄行無徵하야 示畏侯王이니이다

帝 曰其災應은 何如오

岐伯이 曰亦各從其化也라 故로 時至에 有盛衰하고 凌犯에 有逆順하고 留守에 有多少하고 形見에 有善惡하고 宿屬에 有勝負하고 徵應에 有吉凶矣니이다

帝 曰其善惡은 何謂也오

岐伯이 曰有喜有怒하며 有憂有喪하며 有澤有燥하니 此는 象之常也니 必謹察之니이다

帝 曰六者 高下異乎아

岐伯이 曰象見高下나 其應은 一也니 故로 人亦應之니이다

帝 曰善하다 其德化政令之動靜損益은 皆何如오

岐伯이 曰夫德化政令災變은 不能相加也오 勝復盛衰는 不能相多也오 往來小大는 不能相過也오 用之升降은 不能相無也니

各從其動 而復之耳니이다

帝 曰其病生은 何如오

歧伯이 曰德化者는 氣之祥이오 政令者는 氣之章이오 變易者는 復之紀오 災眚者은 傷之始니 氣相勝者는 和하고 不相勝者는 病이오 重感於邪 則甚也니이다

帝 曰善하다 所謂精光之論과 大聖之業에 宣明大道하야 通於無窮하고 究於無極也호리라 余聞之호니 善言天者는 必應於人하고 善言古者는 必驗於今하고 善言氣者는 必彰於物하고 善言應者는 同天地之化하고 善言化言變者는 通神明之理라하니 非夫子면 孰能言至道歟아 迺擇良兆 而藏之靈室하야 每旦讀之하고 命曰氣交變이라하고 非齊戒면 不敢發하고 愼傳也호리라

제70편 五常政大論

黃帝 問曰太虛廖廓에 五運廻薄하야 衰盛不同하고 損益相從하니 願聞平氣는 何如而名이며 何如而紀也오

岐伯이 對曰昭乎哉라 問也시여 木曰敷和요 火曰升明이요 土曰備化요 金曰審平이요 水曰靜順이니이다

帝 曰其不及은 奈何오

岐伯이 曰木曰委和요 火曰伏明이요 土曰卑監이요 金曰從革이요 水曰涸流이니이다

帝 曰太過는 何謂오

岐伯이 曰木曰發生이요 火曰赫曦요 土曰敦阜요 金曰堅成이요 水曰流衍이니이다

帝 曰三氣之紀를 願聞其候하노라

岐伯이 曰悉乎哉라 問也시여

敷和之紀는 木德周行하야 陽舒陰布하야 五化宣平하니 其氣端이요 其性隨요 其用曲直이요 其化生榮이요 其類草木이요 其政發散이요

其候溫和요 其令風이요 其藏肝이니 肝은 其畏淸이요 其主目이요 其穀麻요 其果李요 其實核이요 其應春이요 其蟲毛요 其畜犬이요 其色蒼이요 其養筋이요 其病裏急支滿이요 其味酸이요 其音角이요 其物中堅이요 其數八이니이다

升明之紀는 正陽而治하고 德施周普하야 五化均衡하니 其氣高요 其性速이요 其用燔灼이요 其化蕃茂요 其類火요 其政明曜요 其候炎暑요 其令熱이요 其藏心이니 心其畏寒이요 其主舌이요 其穀麥이요 其果杏이요 其實絡이요 其應夏요 其蟲羽요 其畜馬요 其色赤이요 其養血이요 其病瞤瘛요 其味苦요 其音徵요 其物脈이요 其數七이니이다

備化之紀는 氣協天休하고 德流四政하야 五化齊脩하니 其氣平이요 其性順이요 其用高下요 其化豐滿이요 其類土요 其政安靜이요 其候溽蒸이요 其令濕이요 其藏脾니 脾其畏風이요 其主口요 其穀稷이요 其果棗요 其實肉이요 其應長夏요 其蟲倮요 其畜牛요 其色黃이요 其養肉이요 其病否요 其味甘이요 其音宮이요 其物膚요 其數五라

審平之紀는 收而不爭하고 殺而無犯하야 五化宣明하니 其氣潔이요 其性剛이요 其用散落이요 其化堅斂이요 其類金이요 其政勁肅이요

其候淸切이요 其令燥요 其藏肺니 肺其畏熱이요 其主鼻요 其穀稻요 其果桃요 其實殼이요 其應秋요 其蟲介요 其畜鷄요 其色白이요 其養皮毛요 其病欬요 其味辛이요 其音商이요 其物外堅이요 其數九이니이다

靜順之紀는 藏而勿害하고 治而善下하야 五化咸整하니 其氣明이요 其性下요 其用沃衍이요 其化凝堅이요 其類水요 其政流演이요 其候凝肅이요 其令寒이요 其藏腎이니 腎其畏濕이요 其主二陰이요 其穀豆요 其果栗이요 其實濡요 其應冬이요 其蟲鱗이요 其畜彘요 其色黑이요 其養骨髓요 其病厥이요 其味鹹이요 其音羽요 其物濡요 其數六이니이다 故로 生而勿殺하고 長而勿罰하고 化而勿制하고 收而勿害하고 藏而勿抑하니 是謂平氣니이다

委和之紀는 是謂勝生이니 生氣不政하고 化氣迺揚하며 長氣自平하고 收令迺早라 凉雨時降하고 風雲並興하며 草木晩榮하고 蒼乾凋落하며 物秀而實하고 膚肉內充이라 其氣斂이요 其用聚요 其動緛戾拘緩이요 其發驚駭요 其藏肝이요 其果棗李요 其實核殼이요 其穀稷稻요 其味酸辛이요 其色白蒼이요 其畜犬鷄요 其蟲毛介요 其主霧露淒滄이요 其聲角商이요 其病搖動注恐이니 從金化也이니이다

少角은 與判商으로 同하고 上角하면 與正角으로 同하고 上商하면 與正商으로 同이라 其病支發癰腫瘡瘍[1]이요 其甘蟲하니 邪傷肝也니이다 上宮하면 與正宮으로 同이라 蕭飋肅殺則炎赫沸騰하니 眚於三이니 所謂復也라 其主飛蠹蛆雉요 迺爲雷霆이니이다

伏明之紀는 是謂勝長이니 長氣不宣하고 藏氣反布하며 收氣自政하고 化令迺衡이라 寒淸數擧하고 暑令迺薄하며 承化物生이나 生而不長하고 成實而稚하며 遇化已老하고 陽氣屈伏하며 蟄蟲早藏이라 其氣鬱이요 其用暴이요 其動彰伏變易요 其發痛이요 其藏心이요 其果栗桃요 其實絡濡요 其穀豆稻요 其味苦鹹이요 其色玄丹이요 其畜馬彘요 其蟲羽鱗이요 其主冰雪霜寒이요 其聲徵羽요 其病昏惑悲忘이니 從水化也니이다 少徵는 與少羽同하고 上商하면 與正商同이니 邪傷心也니이다 凝慘凓冽[2]則暴雨霖霪하니 眚於九[3]라 其主驟注雷霆震驚이라 沈黔淫雨니이다

卑監之紀는 是謂減化니 化氣不令하고 生政獨彰하고 長氣整하며

---

1) 其病支發癰腫瘡瘍 : 胡本, 吳本, 朝鮮內醫院本, 藏本, 熊本 등도 동일하며, 기타 판본에는 모두 '其病支廢癰腫瘡瘍'으로 되어 있다.

2) 凝慘凓冽 : 金本, 朝鮮內醫院本, 藏本 등도 동일하며, 기타 판본에는 모두 '凝慘漂冽'로 되어 있다.

3) 眚於九 : 胡本, 讀本, 吳本, 藏本 등에는 '眚於七'로 되어 있다.

雨迺愆하며 收氣平하니 風寒並興하고 草木榮美나 秀而不實하야 成而粃也라 其氣散이요 其用靜定이요 其動瘍涌分潰癰腫이요 其發濡滯요 其藏脾요 其果李栗이요 其實濡核이요 其穀豆麻요 其味酸甘이요 其色蒼黃이요 其畜牛犬이요 其蟲倮毛요 其主飄怒振發이요 其聲宮角이요 其病留滿否塞이니 從木化也니이다 少宮은 與少角同하고 上宮하면 與正宮同하고 上角하면 與正角同이라 其病飧泄이니 邪傷脾也니이다 振拉飄揚則蒼乾散落이니 其眚四維라 其主敗折虎狼이니 淸氣迺用하면 生政迺辱이니이다

從革之紀는 是謂折收니 收氣迺後하고 生氣迺揚하며 長化合德하고 火政迺宣하니 庶類以蕃이라 其氣揚이요 其用躁切이요 其動鏗禁瞀厥이요 其發欬喘이요 其藏肺요 其果李杏이요 其實殼絡이요 其穀麻麥이요 其味苦辛이요 其色白丹이요 其畜鷄羊이요 其蟲介羽요 其主明曜炎爍이요 其聲商徵요 其病嚏欬鼽衄이니 從火化也니이다 少商은 與少徵同하고 上商하면 與正商同하고 上角하면 與正角同이니 邪傷肺也니이다 炎光赫烈則冰雪霜雹하니 眚於七[4]이라 其主鱗伏彘鼠니 歲氣早至하고 迺生大寒이니이다

4) 眚於七 : 胡本, 讀本, 吳本, 藏本, 熊本 등에는 모두 '眚於九'로 되어 있다.

涸流之紀는 是謂反陽이니 藏令不擧하고 化氣迺昌하며 長氣宣布하야 蟄蟲不藏하고 土潤水泉減하며 草木條茂하고 榮秀滿盛이라 其氣滯요 其用滲泄이요 其動堅止요 其發燥槁요 其藏腎이요 其果棗杏이요 其實濡肉이요 其穀黍稷이요 其味甘鹹이요 其色黅玄이요 其畜彘牛요 其蟲鱗倮요 其主埃鬱昏翳요 其聲羽宮이요 其病痿厥堅下니 從土化也니이다 少羽는 與少宮同하고 上宮하면 與正宮同이라 其病癃閟니 邪傷腎也니이다 埃昏驟雨 則振拉摧拔하니 眚於一이라 其主毛顯狐狢이니 變化不藏이니이다 故로 乘危而行하야 不速而至하야 暴虐無德하면 災反及之하니 微者復微하고 甚者復甚하니 氣之常也니이다

發生之紀는 是謂啓陳이니 土踈泄하고 蒼氣達하며 陽和布化하고 陰氣迺隨하며 生氣淳化하야 萬物以榮이라 其化生이요 其氣美요 其政散이요 其令條舒요 其動掉眩巓疾이요 其德鳴靡啓拆[5]이요 其變振拉摧拔이요 其穀麻稻요 其畜鷄犬이요 其果李桃요 其色青黃白이요 其味酸甘辛이요 其象春이요 其經足厥陰少陽이요 其藏肝脾요 其蟲毛介요 其物中堅外堅이요 其病怒니이다 太角은 與上商同이요

5) 拆 : 朝鮮內醫院本도 동일하며, 기타 판본에는 모두 '坼'으로 되어 있다.

上徵하면 則其氣逆하야 其病吐利라 不務其德則收氣復하야 秋氣勁切하고 甚則肅殺하며 淸氣大至하야 草木凋零하니 邪迺傷肝이니이다

赫曦之紀는 是謂蕃茂니 陰氣內化하고 陽氣外榮하며 炎暑施化하야 物得以昌이라 其化長이요 其氣高요 其政動이요 其令鳴顯[6]이요 其動炎灼妄擾요 其德暄暑鬱蒸이요 其變炎烈沸騰이요 其穀麥豆요 其畜羊彘요 其果杏栗이요 其色赤白玄이요 其味苦辛鹹이요 其象夏요 其經手少陰太陽과 手厥陰少陽이요 其藏心肺요 其蟲羽鱗이요 其物脈濡요 其病笑瘧瘡瘍血流狂妄目赤이니이다 上羽하면 與正徵同하고 其收齊하고 其病痓라 上徵而收氣後也니 暴烈其政하면 藏氣迺復하야 時見凝慘하고 甚則雨水霜雹切寒하니 邪傷心也니이다

敦阜之紀는 是謂廣化니 厚德淸靜하고 順長以盈하며 至陰內實하고 物化充成하며 煙埃朦鬱이 見於厚土하고 大雨時行하야 濕氣迺用하고 燥政迺辟이니 其化圓이요 其氣豐이요 其政靜이요 其令周備요 其動濡積幷稸이요 其德柔潤重淖요 其變震驚飄驟崩潰요 其穀稷麻요 其畜牛犬이요 其果棗李요 其色黅玄蒼이요 其味甘鹹酸이요 其象長夏요 其經足太陰陽明이요 其藏脾腎이요 其蟲倮毛요

6) 其令鳴顯 : 明抄本에는 '其令明顯'으로 되어 있다.

其物肌核이요 其病腹滿四肢[7]不擧라 大風迅至하면 邪傷脾也니이다

堅成之紀는 是謂收引이니 天氣潔하고 地氣明하며 陽氣隨하고 陰治化하며 燥行其政하야 物以司成하고 收氣繁布하야 化洽不終[8]이라 其化成[9]이요 其氣削이요 其政肅이요 其令銳切이요 其動暴折瘍疰요 其德霧露蕭飋이요 其變肅殺凋零이요 其穀稻黍요 其畜鷄馬요 其果桃杏이요 其色白靑丹이요 其味辛酸苦요 其象秋요 其經手太陰陽明이요 其藏肺肝이요 其蟲介羽요 其物殼絡이요 其病喘喝胸憑仰息이니이다 上徵하면 與正商同하야 其生齊요 其病欬라 政暴變則名木不榮하고 柔脆焦首요 長氣斯救하면 大火流하고 炎爍且至하야 蔓將槁하니 邪傷肺也니이다

流衍之紀는 是謂封藏이니 寒司物化하야 天地嚴凝하고 藏政以布하야 長令不揚이라 其化凜이요 其氣堅이요 其政謐이요 其令流注요 其動漂泄沃涌이요 其德凝慘寒雰이요 其變冰雪霜雹이요 其穀豆稷이요 其畜彘牛요 其果栗棗요 其色黑丹䵍이요 其味鹹苦甘이요 其象冬이요 其經足少陰太陽이요 其藏腎心이요 其蟲鱗倮요 其物

---

7) 肢 : 朝鮮內醫院本도 동일하며, 기타 판본에는 모두 '支'로 되어 있다.

8) 化洽不終 : 吳本에는 '化治不終'으로 되어 있다.

9) 其化成 : 明抄本에는 '其化滅'으로 되어 있다.

濡滿이요 其病脹이요 上羽而長氣不化也라 政過則化氣大擧하야 而埃昏氣交하고 大雨時降하니 邪傷腎也니이다 故로 曰不恒其德 則所勝이 來復하고 政恒其理 則所勝同化라 此之謂也니이다

帝 曰天不足西北하야 左寒而右凉하고 地不滿東南하야 右熱而左溫하니 其故何也오

岐伯이 曰陰陽之氣와 高下之理에 大小之異也[10]니이다 東南方은 陽也니 陽者는 其精이 降於下 故로 右熱而左溫하고 西北方은 陰也니 陰者는 其精이 奉於上 故로 左寒而右凉이라 是以로 地有高下에 氣有溫凉하니 高者는 氣寒하고 下者氣熱이라 故로 適寒凉者는 脹하고 之[11]溫熱者는 瘡하니 下之則脹已하고 汗之則瘡已니 此는 湊理開閉之常과 大小之異耳[12]니이다

帝 曰其於壽夭에 何如오

岐伯이 曰陰精所奉에 其人壽하고 陽精所降에 其人夭니이다

---

10) 大小之異也 : 胡本, 讀本, 吳本, 明抄本, 朝鮮內醫院本, 藏本, 熊本 등도 동일하며, 기타 판본에는 모두 '太小之異也'로 되어 있다.

11) 之 : 朝鮮乙亥字本에는 할자가 빠진 빈칸으로 되어 있으나, 朝鮮內醫院本과 기타 판본에 따라 보입하였다.

12) 大小之異耳 : 朝鮮內醫院本, 熊本 등도 동일하며, 기타 판본에는 모두 '太小之異耳'로 되어 있다.

帝 曰善하다 其病者[13]에 治之奈何오

岐伯이 曰西北之氣는 散而寒之하고 東南之氣는 收而溫之니 所謂同病異治也라 故로 曰氣寒氣凉하면 治以寒凉하고 行水漬之하며 氣溫氣熱하면 治以溫熱하고 强其內守니 必同其氣하야 可使平也요 假者反之니이다

帝 曰善하다 一州之氣에 生化壽夭不同하니 其故는 何也오

岐伯이 曰高下之理에 地勢使然也라 崇高則陰氣治之하고 汚下則陽氣治之하니 陽勝者는 先天이오 陰勝者는 後天이니 此는 地理之常이오 生化之道也니이다

帝 曰其有壽夭乎아

岐伯이 曰高者는 其氣壽하고 下者는 其氣夭하니 地之小大異也에 小者는 小異하고 大者는 大異라 故로 治病者는 必明天道地理와 陰陽更勝과 氣之先後와 人之壽夭와 生化之期라야 乃可以知人之形氣矣니이다

帝 曰善하다 其歲有不病하고 而藏氣不應不用者는 何也오

岐伯이 曰天氣制之에 氣有所從也니이다

---

13) 其病者 : 朝鮮內醫院本, 熊本 등도 동일하며, 기타 판본에는 모두 '其病也'로 되어 있다.

帝 曰願卒聞之하노라

岐伯이 曰少陽司天하면 火氣下臨하야 肺氣上從이오 白起金用하면 草木眚이라 火見燔焫하고 革金且耗하며 大暑以行하야 欬嚏鼽衄鼻窒하며 曰瘍[14]하며 寒熱胕腫이라 風行于地하면 塵沙飛揚하고 心痛胃脘痛하며 厥逆鬲不通이요 其主暴速이니이다

陽明司天하면 燥氣下臨하야 肝氣上從이오 蒼起木用而立하면 土迺眚이라 淒滄數至하야 木伐草萎하고 脇痛目赤하며 掉振鼓慄하며 筋痿不能久立이라 暴熱至하면 土迺暑하고 陽氣鬱發하며 小便變하며 寒熱如瘧하며 甚則心痛하고 火行子槁[15]하야 流水不冰하고 蟄蟲迺見이니이다

太陽司天하면 寒氣下臨하야 心氣上從이오 而火且明하야 丹起하면 金迺眚이라 寒淸時擧하야 勝則水冰하고 火氣高明하면 心熱煩嗌乾하며 善渴하며 鼽嚏하며 喜悲數欠이요 熱氣妄行하야 寒迺復하면 霜不時降하고 善忘하며 甚則心痛이라 土迺潤하고 水豐衍하며 寒客至하고 沈陰化하야 濕氣變物하면 水飮內稸하며 中滿不食하며 皮痛肉

14) 曰瘍 : 明抄本에는 '瘡瘍'으로 되어 있다.

15) 火行子槁 : 朝鮮內醫院本, 胡本 등도 동일하며, 기타 판본에는 모두 '火行于槁'로 되어 있다.

苛하며 筋脈不利하며 甚則胕腫하며 身後癰이니이다

厥陰司天하면 風氣下臨하야 脾氣上從이오 而土且隆하야 黃起하면 水迺眚이라 土用革하고 體重하며 肌肉萎하며 食減口爽이요 風行太虛하면 雲物搖動하고 目轉耳鳴이라 火縱其暴하면 地迺暑하고 大熱消爍하며 赤沃下하고 蟄蟲數見하며 流水不冰하고 其發機速이니이다

少陰司天하면 熱氣下臨하야 肺氣上從이오 白起金用하면 草木眚이라 喘嘔寒熱하며 嚏鼽衄鼻窒이오 大暑流行하야 甚則瘡瘍燔灼하고 金爍石流라 地迺燥[16]하야 淒滄數至하면 脇痛善太息하고 肅殺行하야 草木變하니이다

太陰司天하면 濕氣下臨하야 腎氣上從이오 黑起水變하면 埃冒雲雨하고 胸中不利하며 陰痿하며 氣大衰而不起不用이요 當其時에 反腰脽痛하야 動轉不便也하고 厥逆이라 地迺藏陰하야 大寒且至하면 蟄蟲早附하고 心下否痛[17]하며 地裂冰堅하며 少腹痛하며 時害於食이요 乘金則止水增하고 味迺鹹하며 行水減也니이다

帝 曰歲有胎孕不育하야 治之不全하니 何氣使然고

---

16) 地迺燥 : 讀本, 趙本, 吳本, 明抄本, 朝鮮內醫院本, 藏本, 熊本 등도 동일하며, 기타 판본에는 모두 '地迺燥淸'으로 되어 있다.

17) 心下否痛 : 明抄本에는 '心下痞痛'으로 되어 있다.

岐伯이 曰六氣五類가 有相勝制也니 同者는 盛之하고 異者는 衰之라 此는 天地之道요 生化之常也라 故로 厥陰司天하면 毛蟲靜하며 羽蟲育하며 介蟲不成하고 在泉하면 毛蟲育하며 倮蟲耗하며 羽蟲不育이라 少陰司天하면 羽蟲靜하며 介蟲育하며 毛蟲不成하고 在泉하면 羽蟲育하며 介蟲耗不育이라 太陰司天하면 倮蟲靜하며 鱗蟲育하며 羽蟲不成하고 在泉하면 倮蟲育하며 鱗蟲不成이라 少陽司天하면 羽蟲靜하며 毛蟲育하며 倮蟲不成하고 在泉하면 羽蟲育하며 介蟲耗하며 毛蟲不育이라 陽明司天하면 介蟲靜하며 羽蟲育하며 介蟲不成하고 在泉하면 介蟲育하며 毛蟲耗하며 羽蟲不成이라 太陽司天하면 鱗蟲靜하며 倮蟲育하고 在泉하면 鱗蟲耗하며 倮蟲不育이오 諸乘所不成之運則甚也니이다

故로 氣主有所制[18]하고 歲立有所生하며 地氣制己勝하고 天氣制勝己하며 天制色하고 地制形하니 五類衰盛은 各隨其氣之所宜也니이다 故로 有胎孕不育하니 治之不全은 此氣之常也니 所謂中根也니이다 根于外者도 亦五 故로 生化之別에 有氣五味五色五類互宜[19]也니이다

18) 氣主有所制 : 吳本, 藏本 등에는 '氣生有所制'로 되어 있다.
19) 互宜 : 朝鮮內醫院本도 동일하며, 기타 판본에는 모두 '五宜'로 되어 있다.

帝 曰何謂也오

岐伯이 曰根于中者를 命曰神機니 神去則機息하고 根于外者를 命曰氣立이니 氣止則化絶이라 故로 各有制하고 各有勝하며 各有生하고 各有成이라 故로 曰不知年之所加와 氣之同異면 不足以言生化라하니 此之謂也니이다

帝 曰氣始而生化하며 氣散而有形하며 氣布而蕃育하며 氣終而象變하니 其致는 一也라 然而五味所資에 生化有薄厚하며 成熟有少多하야 終始不同하니 其故는 何也오

岐伯이 曰地氣制之也니 非天不生而[20]地不長也니이다

帝 曰願聞其道하노라

岐伯이 曰寒熱燥濕은 不同其化也라 故로 少陽在泉에 寒毒不生하고 其味辛이요 其治苦酸이요 其穀蒼丹이며 陽明在泉에 濕毒不生하고 其味酸이요 其氣濕이요 其治辛苦甘이요 其穀丹素며 太陽在泉에 熱毒不生하고 其味苦요 其治淡鹹이요 其穀黅秬며 厥陰在泉에 淸毒不生하고 其味甘이요 其治酸苦요 其穀蒼赤이요 其氣專하고 其

20) 非天不生而 : 趙本, 吳本, 朝鮮內醫院本 등도 동일하며, 기타 판본에는 모두 '非天不生'으로 되어 있다.

味正이며 少陰在泉에 寒毒不生하고 其味辛이요 其治辛苦甘이요 其穀白丹이며 太陰在泉에 燥毒不生하고 其味鹹이요 其氣熱이요 其治甘鹹이요 其穀黅秬라 化淳則鹹守하고 氣專則辛化而俱治니이다

故로 曰補上下者는 從之하고 治上下者는 逆之니 以所在寒熱盛衰而調之라 故로 曰上取下取하고 內取外取하야 以求其過라 能毒者는 以厚藥하고 不勝毒者[21]는 以薄藥이라하니 此之謂也니이다 氣反者는 病在上이라도 取之下하고 病在下라도 取之上하며 病在中이면 傍取之라 治熱以寒에 溫而行之하고 治寒以熱에 凉而行之하며 治溫以淸에 冷而行之하고 治淸以溫에 熱而行之라 故로 消之削之[22]하며 吐之下之하며 補之寫之호대 久新同法이니이다

帝 曰病在中而不實不堅하고 且聚且散은 奈何오

岐伯이 曰悉乎哉라 問也시여 無積者는 求其藏하야 虛則補之하고 藥以祛之하니 食以隨之하고 行水漬之하야 和其中外면 可使畢已니이다

帝 曰有毒無毒에 服有約乎아

岐伯이 曰病有久新하고 方有大小하니 有毒無毒에 固宜常制矣라 大毒治病에 十去其六하고 常毒治病에 十去其七하고 小毒治病에

21) 不勝毒者 : 明抄本에는 '不能毒者'로 되어 있다.

22) 消之削之 : 吳本에는 '消之制之'로 되어 있다.

十去其八하고 無毒治病에 十去其九요 穀肉果菜는 食養盡之나 無使過之하야 傷其正也라 不盡이면 行復如法이라 必先歲氣하야 無伐天和라 無盛盛하고 無虛虛하야 而遺人夭殃[23]이요 無致邪하고 無失正이니 絶人長命이니이다

帝 曰其久病者에 有氣從不康하고 病去而瘠은 奈何오

岐伯이 曰昭乎哉라 聖人之問也로소이다 化不可代요 時不可違라 夫經絡以通하고 血氣以從하면 復其不足하야 與衆齊同이니 養之和之하야 靜以待時하고 謹守其氣하야 無使傾移면 其形迺彰하고 生氣以長이니 命曰聖王이라 故로 大要에 曰無代化니 無違時하며 必養必和하야 待其來復이라하니 此之謂也니이다

帝 曰善하다

23) 遺人夭殃 : 金本, 吳本, 明抄本, 朝鮮內醫院本, 藏本 등도 동일하며, 기타 판본에는 모두 '遺人天殃'으로 되어 있다.

제71편 六元正紀大論

黃帝 問曰六化六變과 勝復淫治에 甘苦辛鹹酸淡先後는 余知之矣나 夫五運之化 或從五氣하고 或逆天氣하며 或從天氣而逆地氣하고 或從地氣而逆天氣하며 或相得하고 或不相得하니 余未能明其事라 欲通天之紀하고 從地之理하야 和其運하고 調其化하야 使上下合德하야 無相奪倫하며 天地升降으로 不失其宜하며 五運宣行으로 勿乖其政하며 調之正味하노니 從逆은 奈何오

岐伯이 稽首再拜하고 對曰昭乎哉라 問也시여 此는 天地之綱紀오 變化之淵源이니 非聖帝면 孰能窮其至理歟아 臣雖不敏이나 請陳其道하야 令終不滅하며 久而不易케호리이다

帝 曰願夫子는 推而次之하야 從其類序하며 分其部主하며 別其宗司하며 昭其氣數하며 明其正化하노니 可得聞乎아

岐伯이 曰先立其年하야 以明其氣의 金木水火土 運行之數와 寒暑燥濕風火 臨御之化면 則天道를 可見이오 民氣를 可調니 陰陽卷舒가 近而無惑호리니 數之可數者를 請遂言之호리이다

帝 曰太陽之正[1]은 奈何오

岐伯이 曰辰戌之紀也니이다

太陽 太角 太陰은 壬辰 壬戌이라

其運은 風이요 其化는 鳴紊[2]啓拆이오 其變은 振拉摧拔이요 其病은 眩掉目瞑이라

太角初正 少徵 太宮 少商 太羽終니이다

太陽 太徵 太陰은 戊辰 戊戌이니 同正徵라

其運은 熱이요 其化는 暄暑鬱燠[3]이오 其變은 炎烈沸騰이요 其病은 熱鬱이라

太徵 少宮 太商 少羽終 少角初이니이다

太陽 太宮 太陰은 甲辰歲會同天符 甲戌歲會同天符라

其運은 陰埃요 其化는 柔潤重澤[4]이오 其變은 震驚飄驟요 其病은 濕下重이라

太宮 少商 太羽終 太角初 少徵니이다

---

1) 太陽之正：朝鮮內醫院本과 기타 판본에는 '太陽之政'으로 되어 있다.

2) 鳴紊：『素問 · 五常政大論』에는 '鳴靡'로 되어 있다.

3) 暄暑鬱燠：『素問 · 五常政大論』에는 '暄暑鬱蒸'으로 되어 있다.

4) 其化柔潤重澤：『素問 · 五常政大論』에는 '其化柔潤重淖'로 되어 있다.

太陽 太商 太陰은 庚辰 庚戌이라

其運은 凉이요 其化는 霧露蕭飋이오 其變은 肅殺凋零이요 其病은 燥背瞀胸滿이라

太商 少羽終 少角初 太徵 少宮이니이다

太陽 太羽 太陰은 丙辰天符 丙戌天符이라

其運은 寒이요 其化는 凝慘凓冽[5]이오 其變은 冰雪霜雹이요 其病은 大寒留於谿谷이라

太羽終 太角初 少徵 太宮 少商이니이다

凡此太陽司天之政은 氣化運行이 先天이니 天氣肅하고 地氣靜하며 寒臨太虛에 陽氣不令하고 水土合德하니 上應辰星鎭星하니이다 其穀玄黅이오 其政은 肅이오 其令은 徐니 寒政大擧하야 澤無陽燄則火發待時라 少陽中治에 時雨乃涯하고 止極雨散에 還於太陰하니 雲朝北極하고 濕化迺布하야 澤流萬物이라 寒敷于上하고 雷動于下하면 寒濕之氣 持於氣交하니 民病寒濕하야 發肌肉痿하며 足痿不收하며 濡寫血溢하니이다

初之氣엔 地氣遷하니 氣迺大溫하야 草迺早榮하고 民迺厲하야 溫

---

5) 凝慘凓冽 : 『素問 · 五常政大論』에는 '凝慘寒雰'으로 되어 있다.

病迺作하니 身熱頭痛하며 嘔吐하며 肌腠瘡瘍하고

二之氣엔 大凉反至하니 民迺慘하고 草迺遇寒하며 火氣遂抑하야 民病이 氣鬱中滿하며 寒迺始하고

三之氣엔 天政布하야 寒氣行하니 雨迺降하고 民病寒이나 反熱中하고 癰疽注下하며 心熱瞀悶하니 不治者는 死하고

四之氣엔 風濕交爭하니 風化爲雨하야 迺長迺化迺成하고 民病이 大熱少氣하며 肌肉痿하며 足痿[6]하며 注下赤白하고

五之氣엔 陽復化하니 草迺長迺化迺成하며 民迺舒하고

終之氣엔 地氣正하야 濕令行하야 陰凝太虛하고 埃昏郊野하며 民迺慘悽[7]하고 寒風以至하니 反者는 孕迺死니이다

故로 歲宜苦以燥之溫之하야 必折其鬱氣하야 先資其化源이오 抑其運氣하고 扶其不勝하야 無使暴過而生其疾이라 食歲穀하야 以全其眞하고 避虛邪하야 以安其正이라 適氣同異하야 多少制之니 同寒濕者는 燥熱化하고 異寒濕者는 燥濕化[8]하야 用寒遠寒하고 用凉

---

6) 肌肉痿 足痿 : 朝鮮內醫院本도 동일하며, 기타 판본에는 모두 '肌肉萎 足萎'로 되어 있다.

7) 慘悽 : 기타 판본에는 모두 '慘淒'로 되어 있다.

8) 燥濕化 : 朝鮮內醫院本도 동일하며, 기타 판본에는 이 뒤에 '故同者多之異者少之' 9字가 더 있다.

遠凉하며 用溫遠溫하고 用熱遠熱이니 食宜同法이라 有假者는 反常이요 反是者는 病이니 所謂時也니이다

帝 曰善하다 陽明之政은 奈何오

岐伯이 曰卯酉之紀也니이다

陽明 少角 少陰은 淸熱勝復이 同이오 同正商이라

丁卯歲會 丁酉는 其運이 風淸熱이라

少角初正 太徵 少宮 太商 少羽終니이다

陽明 少徵 少陰은 寒雨勝復이 同이요 同正商이라

癸卯同歲會 癸酉同歲會니 其運은 熱寒雨라

少徵 太宮 少商 太羽終 太角初이니이다

陽明 少宮 少陰은 風凉勝復이 同이라

己卯 己酉니 其運은 雨風凉이라

少宮 太商 少羽終 少角初 太徵니이다

陽明 少商 少陰은 熱寒勝復이 同이요 同正商이라

乙卯天符 乙酉歲會 太一天符니 其運은 凉熱寒이라

少商 太羽終 太角初 少徵 太宮이니이다

陽明 少羽 少陰은 雨風勝復이 同이요 辛卯는 少宮同이라

辛酉[9]니 其運은 寒雨風이라

少羽終 少角初 太徵 太宮 太商이니이다

凡此陽明司天之政은 氣化運行이 後天이니 天氣急하고 地氣明하며 陽專其令에 炎暑大行하야 物燥以堅하고 淳風迺治라 風燥橫運하야 流於氣交하고 多陽少陰하야 雲趨雨府하야 濕化迺敷하야 燥極而澤이라 其穀은 白丹이요 間穀은 命太者요 其耗는 白甲品羽라 金火合德하야 上應太白熒惑하니이다 其政은 切이오 其令은 暴이니 蟄蟲迺見하고 流水不冰이라 民病은 欬嗌塞하며 寒熱發暴하며 振慄[10]癃閟라 清先而勁하야 毛蟲迺死하고 熱後而暴하야 介蟲迺殃하니 其發이 暴[11]하야 勝復之作이 擾而大亂하야 清熱之氣가 持於氣交하니이다

初之氣엔 地氣遷하야 陰始凝하고 氣始肅하야 水迺冰하며 寒雨化하니 其病은 中熱脹하며 面目浮腫하며 善眠하며 鼽衄 嚏欠嘔하며 小便黃赤하며 甚則淋하고

二之氣엔 陽迺布하야 民迺舒하고 物迺生榮이나 厲大至하야 民善暴死하고

---

9) 辛酉 : 朝鮮內醫院本도 동일하며, 기타 판본에는 '辛酉 辛卯'로 되어 있다.

10) 振慄 : 朝鮮內醫院本도 동일하며, 기타 판본에는 '振溧'로 되어 있다.

11) 暴 : 朝鮮內醫院本도 동일하며, 기타 판본에는 '躁'로 되어 있다.

三之氣엔 天政布하야 凉迺行하니 燥熱交合하고 燥極而澤하며 民病寒熱이고

四之氣엔 寒雨降하니 病은 暴仆振慄하며 譫妄少氣하며 嗌乾引飮이요 及爲心痛과 癰腫瘡瘍과 瘧寒之疾과 骨痿血便이오

五之氣엔 春令反行하야 草迺生榮하고 民氣和하고

終之氣엔 陽氣布하야 候反溫하니 蟄蟲來見하고 流水不冰하며 民[12]迺康平이나 其病溫이니이다

故로 食歲穀하야 以安其氣하고 食間穀하야 以去其邪하며 歲宜以鹹以苦以辛으로 汗之淸之散之하고 安其運氣하야 無使受邪하고 折其鬱氣하야 資其化源이오

以寒熱輕重으로 少多其制호대 同熱者는 多天化요 同淸者는 多地化라 用凉遠凉하고 用熱遠熱하며 用寒遠寒하고 用溫遠溫이니 食宜同法이다 有假者는 反之니 此其道也요 反是者는 亂天地之經하며 擾陰陽之紀也니이다

帝 曰善하다 少陽之政은 奈何오

---

12) 迺 : 朝鮮乙亥字本에는 활자가 빠진 빈칸으로 되어 있으나, 朝鮮內醫院本과 기타 판본에 따라 보입하였다.

岐伯이 曰寅申之紀也니이다

少陽 太角 厥陰은 壬寅同天符 壬申同天符이라

其運은 風鼓요 其化는 鳴紊啓拆[13]이오 其變은 振拉摧拔이요 其病은 掉眩 支脇驚駭라

太角初正 少徵 太宮 少商 太羽終니이다

少陽 太徵 厥陰은 戊寅天符 戊申天符이라

其運은 暑요 其化는 暄囂[14]鬱燠이오 其變은 炎烈沸騰이요 其病은 上熱鬱 血溢血泄心痛이라

太徵 少宮 太商 少羽終 少角初이니이다

少陽 太宮 厥陰은 甲寅 甲申이라

其運은 陰雨요 其化는 柔潤重澤[15]이오 其變은 震驚飄驟요 其病은 體重胕腫痞飮이라

太宮 少商 太羽終 太角初 少徵니이다

少陽 太商 厥陰은 庚寅 庚申이니 同正商이라

其運은 凉이요 其化는 霧露清切이오 其變은 肅殺凋零이요 其病은

---

13) 拆 : 朝鮮內醫院本도 동일하며, 기타 판본에는 모두 '坼'으로 되어 있다.

14) 暄囂 : 『素問 · 五常政大論』에는 '暄暑'로 되어 있다.

15) 柔潤重澤 : 『素問 · 五常政大論』에는 '柔潤重淖'로 되어 있다.

肩背胸中이라

太商 少羽終 少角初 太徵 少宮이니이다

少陽 太羽 厥陰은 丙寅 丙申이라

其運은 寒肅이요 其化는 凝慘凓冽[16]이오 其變은 冰雪霜雹이요 其病은 寒浮腫이라

太羽終 太角初 少徵 太宮 少商이니이다

凡此少陽司天之政은 氣化運行이 先天이니 天氣正하고 地氣擾하며 風迺暴擧에 木偃沙飛하고 炎火迺流하야 陰行陽化하고 雨迺時應하며 火木同德하야 上應熒惑歲星하니이다 其穀은 丹蒼이오 其政은 嚴이요 其令은 擾라 故로 風熱參布하야 雲物沸騰하고 太陰橫流에 寒迺時至하야 凉雨並起요 民病寒中하야 外發瘡瘍하고 內爲泄滿이라 故로 聖人遇之에 和而不爭하고 往復之作에 民病은 寒熱瘧泄하니 聾瞑嘔吐하며 上怫腫色變하니이다

初之氣엔 地氣遷하니 風勝迺搖하고 寒迺去하며 候迺大溫하야 草木早榮하고 寒來不殺하며 溫病迺起하니 其病은 氣怫於上하야 血溢目赤하며 欬逆頭痛하며 血崩 脇滿하니 膚腠中瘡하고

16) 其化凝慘凓冽 :『素問 · 五常政大論』에는 '其德凝慘寒雰'으로 되어 있다.

二之氣엔 火反鬱하야 白埃四起하고 雲趨雨府하며 風下[17]勝濕하야 雨迺零하고 民迺康하며 其病은 熱鬱於上하야 欬逆嘔吐하며 瘡發於中하며 胸嗌不利하며 頭痛身熱하며 昏憒膿瘡하고

三之氣엔 天政布하야 炎暑至하고 少陽臨上하야 雨迺涯하니 民病은 熱中 聾瞑하며 血溢 膿瘡하며 欬嘔 鼽衄하며 渴 嚏欠하며 喉痺目赤하며 善暴死하고

四之氣엔 涼迺至하니 炎暑間化하고 白露降하며 民氣和平이나 其病은 滿身重이오

五之氣엔 陽迺去하고 寒迺來하며 雨迺降하고 氣門迺閉하며 剛木早凋하니 民避寒邪하며 君子周密하고

終之氣엔 地氣正하야 風迺至하니 萬物反生하고 霿霧以行하며 其病은 關閉不禁하며 心痛하며 陽氣不藏而欬하니이다

抑其運氣하고 贊所不勝호대 必折其鬱氣하고 先取化源하면 暴過不生하고 苛疾不起라 故로 歲宜鹹宜辛宜酸[18]하야 滲之泄之하고 漬之發之하며 觀氣寒溫하야 以調其過니 同風熱者는 多寒化하고 異

---

17) 下 : 朝鮮內醫院本도 동일하며, 기타 판본에는 '不'로 되어 있다.

18) 宜鹹宜辛宜酸 : 朝鮮內醫院本도 동일하며, 기타 판본에는 모두 '宜鹹辛宜酸'으로 되어 있다.

風熱者는 少寒化라 用熱遠熱하고 用溫遠溫하며 用寒遠寒하고 用涼遠涼이니 食宜同法이라 此其道也니 有假者는 反之요 反是者는 病之階也니이다

帝 曰善하다 太陰之政은 奈何오

岐伯이 曰丑未之紀也니이다

太陰 少角 太陽은 淸熱勝復이 同이오 同正宮이라

丁丑 丁未는 其運이 風淸熱이라

少角初正 太徵 少宮 太商 少羽終니이다

太陰 少徵 太陽은 寒雨勝復이 同이라

癸丑 癸未는 其運이 熱寒雨라

少徵 太宮 少商 太羽終 太角[19]이니이다

太陰 少宮 太陽은 風淸勝復이 同이요 同正宮이라

己丑太一天符 己未太一天符는 其運이 雨風淸이라

少宮 太商 少羽終 少角初 太徵니이다

太陰 少商 太陽은 熱寒勝復이 同이라

乙丑 乙未는 其運이 涼熱寒이라

---

19) 太角 : 『類經』에는 '太角初'로 되어 있다.

少商 太羽終 太角初 少徵 太宮이니이다

太陰 少羽 太陽은 雨風勝復이 同이요 同正宮이라

辛丑同歲會 辛未同歲會는 其運이 寒雨風이라

少羽終 少角初 太徵 少宮 太商이니이다

凡此太陰司天之政은 氣化運行이 後天이니 陰專其政하야 陽氣退辟하고 大風時起하며 天氣下降하고 地氣上騰하야 原野昏霿하고 白埃四起하며 雲奔南極하야 寒雨數至하고 物成於差夏하며 民病寒濕하야 腹滿身䐜憤하며 胕腫痞逆하며 寒厥拘急이라 濕寒合德하야 黃黑埃昏하고 流行氣交하니 上應鎭星辰星하니이다 其政은 肅이요 其令은 寂하니 其穀黅玄이라 故로 陰凝於上하고 寒積於下하니 寒水勝火則爲冰雹하고 陽光不治하야 殺氣迺行이라 故로 有餘宜高하고 不及宜下하며 有餘宜晚하고 不及宜早니 土之利요 氣之化也라 民氣亦從之니 間穀은 命其太也니이다

初之氣엔 地氣遷하야 寒迺去하고 春氣至[20]하며 風迺來하야 生布하고 萬物以榮하며 民氣條舒하고 風濕相薄하야 雨迺後라 民病은 血溢하야 筋絡拘強하며 關節不利하며 身重筋痿하고

20) 春氣至 : 朝鮮內醫院本, 『類經』 등도 동일하며, 기타 판본에는 모두 '春氣正'으로 되어 있다.

二之氣엔 大火正하야 物承化하고 民迺和나 其病은 溫厲大行하야 遠近咸若하며 濕蒸相薄하야 雨迺時降하고

三之氣엔 天政布하야 濕氣降하고 地氣騰하야 雨迺時降하고 寒迺隨之니 感於寒濕이면 則民病이 身重胕腫하며 胸腹滿하고

四之氣엔 畏火臨하야 溽蒸化하고 地氣騰하야 天氣否隔하니 寒風曉暮하고 蒸熱相薄하야 草木凝煙하며 濕化不流면 則白露陰布하야 以成秋令이요 民病은 腠理熱하며 血暴溢하며 瘧하며 心腹滿熱하며 臚脹하며 甚則胕腫하고

五之氣엔 慘令已行하야 寒露下하고 霜迺早降하야 草木黃落하며 寒氣及體하니 君子周密하며 民病皮腠하고

終之氣엔 寒大擧하고 濕大化하야 霜迺積하고 陰迺凝하며 水堅冰하고 陽光不治하니 感於寒則病人關節禁固하며 腰脽痛하니 寒濕이 持於氣交[21]而爲疾也니이나

必折其鬱氣하고 而取化源하며 益其歲氣하야 無使邪勝하고 食歲穀하야 以全其眞하며 食間穀하야 以保其精이라 故로 歲宜以苦燥之

21) 寒濕 持於氣交 : 朝鮮內醫院本, 『類經』 등도 동일하며, 기타 판본에는 모두 '寒濕 推於氣交'로 되어 있다.

溫之호대 甚者는 發之泄之요 不發不泄則濕氣外溢하야 肉潰皮拆而水血交流라 必贊其陽火하야 令禦甚寒하고 從氣異同하야 少多其判也니 同寒者는 以熱化하고 同濕者는 以燥化하며 異者는 少之하고 同者는 多之라 用涼遠涼하고 用寒遠寒하며 用溫遠溫하고 用熱遠熱이니 食宜同法이라 假者는 反之니 此其道也요 反是者는 病也니이다

帝 曰善하다 少陰之政은 奈何오

岐伯이 曰子午之紀也니이다

少陰 太角 陽明은 壬子 壬午라

其運은 風鼓요 其化는 鳴紊啓拆[22]이오 其變은 振拉摧拔이요 其病은 支滿이라

太角初正 少徵 太宮 少商 太羽終니이다

少陰 太徵 陽明은 戊子天符 戊午太一天符라

其運은 炎暑요 其化는 暄曜鬱燠[23]이오 其變은 炎烈沸騰이요 其病은 上熱血溢이라

---

22) 其化 鳴紊啓拆 :『素問·五常政大論』에는 '其德 鳴靡啓坼'으로 되어 있다.

23) 其化 暄曜鬱燠 :『素問·五常政大論』에는 '其德 暄暑鬱蒸'으로 되어 있다.

太徵 少宮 太商 少羽終 少角初이니이다

少陰 太宮 陽明은 甲子 甲午라

其運은 陰雨요 其化는 柔潤時雨[24]오 其變은 震驚飄驟요 其病은 中滿身重이라

太宮 少商 太羽終 太角初 少徵니이다

少陰 太商 陽明은 庚子同天符 庚午同天符니 同正商이라

其運은 涼勁이요 其化는 霧露蕭飋이오 其變은 肅殺凋零이요 其病은 下淸이라

太商 少羽終 少角初 太徵 少宮이니이다

少陰 太羽 陽明은 丙子歲會 丙午라

其運은 寒이요 其化는 凝慘凓冽[25]이오 其變은 冰雪霜雹이요 其病은 寒下라

太羽終 太角初 少徵 太宮 少商이니이다

凡此少陰司天之政은 氣化運行이 先天이니 天地氣肅[26]하고 天氣明하며 寒交暑하고 熱加燥라 雲馳雨府하야 濕化迺行하야 時雨迺降하고

---

24) 時雨 : 『素問 · 五常政大論』에는 '重淖'로 되어 있다.

25) 其化 凝慘凓冽 : 『素問 · 五常政大論』에는 '其德 凝慘寒雰'으로 되어 있다.

26) 天地氣肅 : 朝鮮內醫院本도 동일하며, 기타 판본에는 모두 '地氣肅'으로 되어 있다.

金火合德하니 上應熒惑太白하니이다 其政은 明이오 其令은 切하니 其穀丹白이라 水火寒熱이 持於氣交而爲病始也니 熱病은 生於上하고 淸病은 生於下하야 寒熱이 凌犯而爭於中하니 民病은 欬喘하며 血溢血泄하며 鼽嚔하며 目赤眥瘍하며 寒厥入胃하며 心痛腰痛腹大하며 嗌乾腫上하니이다

初之氣엔 地氣遷하야 燥將去하고 寒迺始하니 蟄復藏하고 水迺冰하며 霜復降하고 風迺至하야 陽氣鬱하니 民反周密하며 關節禁固하고 腰脽痛하며 炎暑將起하야 中外瘡瘍하고

二之氣엔 陽氣布하고 風迺行하니 春氣以正하야 萬物應榮하고 寒氣時至하야 民迺和하며 其病淋하며 目瞑目赤하며 氣鬱於上而熱하고

三之氣엔 天政布하야 大火行하니 庶類蕃鮮하고 寒氣時至하며 民病은 氣厥心痛하며 寒熱更作하며 欬喘目赤하고

四之氣엔 溽暑至하야 大雨時行하고 寒熱互至하니 民病은 寒熱하며 嗌乾黃癉하며 鼽衄飮發하고

五之氣엔 畏火臨하야 暑反至하고 陽迺化하야 萬物이 迺生迺長榮하며 民迺康하며 其病溫이오

終之氣엔 燥令行하고 餘火內格하야 腫於上하며 欬喘하며 甚則血

溢이라 寒氣數擧則霜霧翳하고 病生皮腠하며 內舍於脇하야 下連少腹而作寒中하니 地將易也니이다

必抑其運氣하고 資其歲勝하며 折其鬱發하고 先取化源하야 無使暴過而生其病也라 食歲穀하야 以全眞氣하고 食間穀하야 以辟虛邪하며 歲宜鹹以耎之而調其上호대 甚則以苦發之하고 以酸收之而安其下호대 甚則以苦泄之라 適氣同異而多少之니 同天氣者는 以寒淸化하고 同地氣者는 以溫熱化라 用熱遠熱하고 用凉遠凉하며 用溫遠溫하고 用寒遠寒이니 食宜同法이라 有假則反이니 此其道也오 反是者는 病作矣니이다

帝 曰善하다 厥陰之政은 奈何오

岐伯이 曰巳亥之紀也니이다

厥陰 少角 少陽은 淸熱勝復이 同이요 同正角이라

丁巳天符 丁亥天符는 其運이 風淸熱이라

少角初正 太徵 少宮 太商 少羽終니이다

厥陰 少徵 少陽은 寒雨勝復이 同이라

癸巳同歲會 癸亥同歲會는 其運이 熱寒雨라

少徵 太宮 少商 太羽終 太角初이니이다

厥陰 少宮 少陽은 風淸勝復이 同이요 同正角이라

己巳 己亥는 其運이 雨風淸이라

少宮 太商 少羽終 少角初 太徵니이다

厥陰 少商 少陽은 熱寒勝復이 同이요 同正角이라

乙巳 乙亥는 其運이 凉熱寒이라

少商 太羽終 太角初 少徵 太宮이니이다

厥陰 少羽 少陽은 雨風勝復이 同이라

辛巳 辛亥는 其運이 寒雨風이라

少羽終 少角初 太徵 少宮 太商이니이다

凡此厥陰司天之政은 氣化運行이 後天이나 諸同正歲엔 氣化運行이 同天이라 天氣擾하고 地氣正하야 風生高遠하고 炎熱從之하며 雲趨雨府하야 濕化迺行이라 風火同德하니 上應歲星熒惑하니이다 其政은 撓하고 其令은 速하니 其穀蒼丹이오 間穀은 言太者요 其耗는 文角品羽라 風燥火熱이 勝復更作하야 蟄蟲來見하고 流水不冰하며 熱病은 行於下하고 風病은 行於上하고 風燥勝復은 形於中이니이다

初之氣엔 寒始肅하야 殺氣方至니 民病은 寒於右之下하고

二之氣엔 寒不去하야 華雪水冰하고 殺氣施化하야 霜迺降하고 名

草上焦하며 寒雨數至라 陽復化하니 民病은 熱於中하고

三之氣엔 天政布하야 風迺時擧하니 民病은 泣出하며 耳鳴掉眩하고

四之氣엔 溽暑濕熱相薄하야 爭於左之上하니 民病은 黃癉而爲胕腫하고

五之氣엔 燥濕更勝하야 沈陰迺布하고 寒氣及體하며 風雨迺行하고

終之氣엔 畏火司令하야 陽迺大化하니 蟄蟲出見하고 流水不冰하며 地氣大發하야 草迺生하고 人迺舒하며 其病溫厲니이다

必折其鬱氣하고 資其化源하며 贊其運氣하야 無使邪勝이라 歲宜以辛調上하고 以鹹調下호대 畏火之氣는 無妄犯之라 用溫遠溫하고 用熱遠熱하며 用凉遠凉하고 用寒遠寒이니 食宜同法이라 有假反常이니 此之道也요 反是者는 病이니이다

帝 曰善하다 夫子言[27]은 可謂悉矣나 然이나 何以明其應乎아

岐伯이 曰昭乎哉라 問也시여 夫六氣者는 行有次하고 止有位하니 故로 常以正月朔日平旦視之하야 覩其位而知其所在矣니이다 運有餘면 其至先하고 運不及이면 其至後하니 此는 天之道요 氣之常也라 運非有餘 非不足을 是謂正歲니 其至當其時也니이다

27) 夫子言 : 守校本에는 '夫子之言'으로 되어 있다.

帝 曰勝復之氣는 其常在也오 災眚은 時至하니 候也는 奈何오

岐伯이 曰非氣化者를 是謂災也니이다

帝 曰天地之數에 終始는 奈何오

岐伯이 曰悉乎哉라 問也시여 是는 明道也니이다 數之始는 起於上而終於下하니 歲半之前은 天氣主之하고 歲半之後는 地氣主之하며 上下交互에 氣主交之[28]하니 歲紀畢矣라 故로 曰位明이면 氣月을 可知乎인져하니 所謂氣也니이다

帝 曰余司其事하야 則而行之호되 不合其數는 何也오

岐伯이 曰氣用有多少하고 化洽[29]有盛衰하니 衰盛多少는 同其化也니이다

帝 曰願聞同化는 何如오

岐伯이 曰風溫은 春化同이오 熱曛昏火는 夏化同이오 勝與復同이오 燥淸煙露는 秋化同이오 雲雨昏瞑埃는 長夏化同이오 寒氣霜雪冰은 冬化同이니 此는 天地五運六氣之化요 更用盛衰之常也니이다

帝 曰五運行이 同天化者를 命曰天符는 余知之矣어니와 願聞同

---

28) 氣主交之 : 朝鮮內醫院本도 동일하며, 기타 판본에는 모두 '氣交主之'로 되어 있다.

29) 化洽 : 朝鮮內醫院本도 동일하며, 기타 판본에는 모두 '化洽'으로 되어 있다.

地化者는 何謂也오

岐伯이 曰太過而同天化者三이요 不及而同天化者도 亦三이며 太過而同地化者三이요 不及而同地化者도 亦三이니 此凡二十四歲也니이다

帝 曰願聞其所謂也하노라

岐伯이 曰甲辰甲戌은 太宮에 下加太陰하며 壬寅壬申은 太角에 下加厥陰하며 庚子庚午는 太商에 下加陽明하니 如是者三이요 癸巳癸亥는 少徵에 下加少陽하며 辛丑辛未는 少羽에 下加太陽하며 癸卯癸酉는 少徵에 下加少陰하니 如是者三이요 戊子戊午는 太徵에 上臨少陰하며 戊寅戊申은 太徵에 上臨少陽하며 丙辰丙戌은 太羽에 上臨太陽하니 如是者三이요 丁巳丁亥는 少角에 上臨厥陰하고 乙卯乙酉는 少商에 上臨陽明하며 己丑己未는 少宮에 上臨太陰하니 如是者三이라 除此二十四歲 則不加不臨也니이다

帝 曰加者는 何謂오

岐伯이 曰太過而加는 同天符요 不及而加는 同歲會也니이다

帝 曰臨者는 何謂오

岐伯이 曰太過不及을 皆曰天符어니와 而變行에 有多少하고 病

形에 有微甚하며 生死에 有早晏耳니이다

帝 曰夫子言用寒遠寒하고 用熱遠熱이어늘 余未知其然也하니 願聞何謂遠하노라

歧伯이 曰熱無犯熱하고 寒無犯寒이니 從者는 和하고 逆者는 病이라 不可不敬畏而遠之니 所謂時與[30]六位也니이다

帝 曰溫凉은 何如오

歧伯이 曰司氣以熱이면 用熱無犯하고 司氣以寒이면 用寒無犯하고 司氣以凉이면 用凉無犯하고 司氣以溫이면 用溫無犯이요 間氣同其主면 無犯하고 異其主則小犯之니 是謂四畏니 必謹察之니이다

帝 曰善하다 其犯者는 何如오

歧伯이 曰天氣反時 則可依時나 及勝其主則可犯호대 以平爲期而不可過니 是謂邪氣反勝者니이다 故로 曰無失天信하고 無逆氣宜하며 無翼其勝하고 無贊其復이라하니 是謂至治니이다

帝 曰善하다 五運氣行이 主歲之紀에 其有常數乎아

歧伯이 曰臣請次之호리이다 甲子 甲午歲는 上은 少陰火요 中은 太宮土運이요 下는 陽明金이라 熱化二요 雨化五요 燥化四니 所謂

---

30) 與 : 朝鮮內醫院本, 『類經』 등도 동일하며, 기타 판본에는 모두 '興'으로 되어 있다.

正化日也라 其化에 上鹹寒하고 中苦熱하며 下酸熱하니 所謂藥食宜也니이다

乙丑 乙未歲는 上은 太陰土요 中은 少商金運이요 下는 太陽水라 熱化寒化勝復同하니 所謂邪氣化日也오 災七宮이라 濕化五요 淸化四요 寒化六이니 所謂正化日也라 其化에 上苦熱하고 中酸和하며 下甘熱하니 所謂藥食宜也니이다

丙寅 丙申歲는 上은 少陽相火요 中은 太羽水運이요 下는 厥陰木이라 火化二요 寒化六이요 風化三이니 所謂正化日也라 其化에 上鹹寒하고 中鹹溫하며 下辛溫하니 所謂藥食宜也니이다

丁卯歲會 丁酉歲는 上은 陽明金이요 中은 少角木運이요 下는 少陰火라 淸化熱化勝復同하니 所謂邪氣化日也요 災三宮이라 燥化九요 風化三이요 熱化七이니 所謂正化日也라 其化에 上苦小溫하고 中辛和하며 下鹹寒하니 所謂藥食宜也니이다

戊辰 戊戌歲는 上은 太陽水요 中은 太徵火運이요 下는 太陰土라 寒化六이요 熱化七이요 濕化五니 所謂正化日也라 其化에 上苦溫하고 中甘和하며 下甘溫하니 所謂藥食宜也니이다

己巳 己亥歲는 上은 厥陰木이요 中은 少宮土運이요 下는 少陽

相火라 風化淸化勝復同하니 所謂邪氣化日也요 災五宮이라 風化三이요 濕化五요 火化七이니 所謂正化日也라 其化에 上辛凉하고 中甘和하며 下鹹寒하니 所謂藥食宜也니이다

庚午同天符 庚子歲同天符는 上은 少陰火요 中은 太商金運이요 下陽明金이라 熱化七이요 淸化九요 燥化九니 所謂正化日也라 其化에 上鹹寒하고 中辛溫하며 下酸溫하니 所謂藥食宜也니이다

辛未同歲會 辛丑歲同歲會는 上은 太陰土요 中은 少羽水運이요 下는 太陽水라 雨化風化勝復同하니 所謂邪氣化日也요 災一宮이라 雨化五하고 寒化一하니 所謂正化日也라 其化에 上苦熱하고 中苦和하며 下苦熱하니 所謂藥食宜也[31]니이다

壬申同天符 壬寅歲同天符는 上은 少陽火[32]요 中은 太角木運이요 下는 厥陰木이라 火化二[33]요 風化八이니 所謂正化日也라 其化에 上鹹寒하고 中酸和하며 下辛凉하니 所謂藥食宜也니이다

癸酉同歲會 癸卯歲同歲會는 上은 陽明金이요 中은 少徵火運이요

31) 也 : 朝鮮乙亥字本에는 활자가 분명하지 않으나, 朝鮮內醫院本과 기타 판본에 근거하여 보입하였다.

32) 少陽火 : 朝鮮內醫院本도 동일하며, 기타 판본에는 모두 '少陽相火'로 되어 있다.

33) 火化二 : 朝鮮乙亥字本도 동일하며, 기타 판본에는 모두 '火化七'로 되어 있다.

下는 少陰火라 寒化雨化勝復同하니 所謂邪氣化日也요 炎[34]九宮이라 燥化九요 熱化二이니 所謂正化日也라 其化에 上苦小溫하고 中鹹溫하며 下鹹寒하니 所謂藥食宜也니이다

甲戌歲會同天符 甲辰歲歲會同天符는 上은 太陽水요 中은 太宮土運이요 下는 太陰土라 寒化六이요 濕化五니 所謂正化日也[35]라 其化에 上苦熱하고 中苦溫하며 下苦溫하니 所謂藥食宜也[36]니이다

乙亥 乙巳歲는 上은 厥陰木이요 中은 少商金運이요 下는 少陽相火라 熱化寒化勝復同하니 所謂邪氣化日也[37]요 災七宮이라 風化八이요 淸化四요 火化二니 正化度也라 其化에 上辛凉하고 中酸和하며 下鹹寒하니 藥食宜也니이다

丙子歲會 丙午歲는 上은 少陰火요 中太羽水運이요 下는 陽明金이라 熱化二요 寒化六이요 淸化四니 正化度也라 其化에 上鹹寒하고 中鹹熱하며 下酸溫하니 藥食宜也니이다

丁丑 丁未歲는 上은 太陰土요 中은 少角木運이요 下는 太陽水라

34) 炎 : 朝鮮內醫院本과 기타 판본에는 '災'로 되어 있다.
35) 所謂正化日也 : 朝鮮內醫院本도 동일하며, 기타 판본에는 '正化日也'로 되어 있다.
36) 所謂藥食宜也 : 朝鮮內醫院本도 동일하며, 기타 판본에는 '藥食宜也'로 되어 있다.
37) 所謂邪氣化日也 : 朝鮮內醫院本도 동일하며, 기타 판본에는 '邪氣化日也'로 되어 있다.

淸化熱化勝復同하니 邪氣化度也요 災三宮이라 雨化五요 風化三이요 寒化一이니 正化度也라 其化에 上苦溫하고 中辛溫하며 下甘熱하니 藥食宜也니이다

戊寅天符[38] 戊申歲天符는 上은 少陽相火요 中은 太徵火運이요 下는 厥陰木이라 火化七이요 風化三이니 正化度也라 其化에 上鹹寒하고 中甘和하며 下辛凉하니 藥食宜也니이다

己卯 己酉歲는 上은 陽明金이요 中은 少宮土運이요 下는 少陰火라 風化淸化勝復同하니 邪氣化度也요 災五宮이라 淸化九요 雨化五요 熱化七이니 正化度也라 其化에 上苦小溫하고 中甘和하며 下鹹寒하니 藥食宜也니이다

庚辰 庚戌歲는 上은 太陽水요 中은 太商金運이요 下는 太陰土라 寒化一이요 淸化九요 雨化五이니 正化度也라 其化에 上苦熱하고 中辛溫하며 下甘熱하니 藥食宜也니이다

辛巳 辛亥歲는 上은 厥陰木이요 中은 少羽水運이요 下는 少陽相火라 雨化風化勝復同하니 邪氣化度也요 災一宮이라 風化三이요 寒化一이요 火化七이니 正化度也[39]라 其化에 上辛凉하고 中苦和하며

38) 戊寅天符 : 朝鮮內醫院本도 동일하며, 기타 판본에는 '戊寅'으로 되어 있다.

下鹹寒하니 藥食宜也니이다

壬午 壬子歲는 上은 少陰火요 中은 太角木運이요 下는 陽明金이라 熱化二요 風化八이요 清化四이니 正化度也라 其化에 上鹹寒하고 中酸凉하며 下酸溫하니 藥食宜也니이다

癸未 癸丑歲는 上은 太陰土요 中은 少徵火運이요 下는 太陽水라 寒化雨化勝復同하니 邪氣化度也요 災九宮이라 雨化五요 火化二요 寒化一이니 正化度也라 其化에 上苦溫하고 中鹹溫하며 下甘熱하니 藥食宜也니이다

甲申 甲寅歲는 上은 少陽相火요 中은 太宮土運이요 下는 厥陰木이라 火化二요 雨化五요 風化八이니 正化度也라 其化에 上鹹寒하고 中鹹和하며 下辛凉하니 藥食宜也니이다

乙酉太一天符 乙卯歲天符는 上은 陽明金이요 中은 少商金運이요 下는 少陰火라 熱化寒化勝復同하니 邪氣化度也요 災七宮이라 燥化四요 清化四요 熱化二이니 正化度也라 其化에 上苦小溫하고 中苦和하며 下鹹寒하니 藥食宜也니이다

39) 正化度也 : 朝鮮乙亥字本에는 이후 15자가 없는데, 朝鮮內醫院本과 기타 판본에 근거하여 보입하였다.

丙戌天符 丙辰歲天符는 上은 太陽水요 中은 太羽水運이요 下는 太陰土라 寒化六이요 雨化五니 正化度也라 其化에 上苦熱하고 中鹹溫하며 下甘熱하니 藥食宜也니이다

丁亥天符 丁巳歲天符는 上은 厥陰木이요 中은 少角木運이요 下는 少陽相火라 淸化熱化勝復同하니 邪氣化度也요 災三宮이라 風化三이요 火化七이니 正化度也라 其化에 上辛凉하고 中辛和하며 下鹹寒하니 藥食宜也니이다

戊子天符 戊午歲太一天符는 上은 少陰火요 中은 太徵火運이요 下는 陽明金이라 熱化七이요 淸化九니 正化度也라 其化에 上鹹寒하고 中甘寒하며 下酸溫하니 藥食宜也니이다

己丑太一天符 己未歲太一天符는 上은 太陰土요 中은 少宮土運이요 下는 太陽水라 風化淸化勝復同하니 邪氣化度也요 災五宮이라 雨化五요 寒化一이니 正化度也라 其化에 上苦熱하고 中甘和하며 下甘熱하니 藥食宜也니이다

庚寅 庚申歲는 上은 少陽相火요 中은 太商金運이요 下는 厥陰木이라 火化七이요 淸化九요 風化三이니 正化度也라 其化에 上鹹寒하고 中辛溫하며 下辛凉하니 藥食宜也니이다

辛卯 辛酉歲는 上은 陽明金이요 中은 少羽水運이요 下는 少陰火라 雨化風化勝復同하니 邪氣化度也요 災一宮이라 淸化九요 寒化一이요 熱化七이니 正化度也라 其化에 上苦小溫하고 中苦和하며 下鹹寒하니 藥食宜也니이다

壬辰 壬戌歲는 上은 太陽水요 中은 太角木運이요 下는 太陰土라 寒化六이요 風化八이요 雨化五니 正化度也라 其化에 上苦溫하고 中酸和하며 下甘溫하니 藥食宜也니이다

癸巳同歲會 癸亥[40]同歲會는 上은 厥陰木이요 中은 少徵火運이요 下는 少陽相火라 寒化雨化勝復同하니 邪氣化度也요 災九宮이라 風化八이요 火化二니 正化度也라 其化에 上辛凉하고 中鹹和하며 下鹹寒하니 藥食宜也니이다

凡此定期之紀에 勝復正化가 皆有常數하니 不可不察이라 故로 知其要者는 一言而終이어니와 不知其要면 流散無窮이라하니 此之謂也니이다

帝 曰善하다 五運之氣도 亦復歲乎아

岐伯이 曰鬱極迺發하니 待時而作也니이다

40) 癸亥 : 明抄本에는 '癸亥歲'로 되어 있다.

帝 曰請問其所謂也하노라

岐伯이 曰五常之氣가 太過不及에 其發異也니이다

帝 曰願卒聞之하노라

岐伯이 曰太過者暴하고 不及者徐하니 暴者爲病甚하고 徐者爲病持니이다

帝 曰太過不及에 其數는 何如오

岐伯이 曰太過者는 其數成이요 不及者는 其數生이요 土는 常以生也니이다

帝 曰其發也는 何如오

岐伯이 曰土鬱之發은 巖谷震驚하고 雷殷氣交하고 埃昏黃黑이 化爲白氣하야 飄驟高深하고 擊石飛空하면 洪水迺從하야 川流漫衍하고 田牧土駒요 化氣迺敷하면 善爲時雨하야 始生始長하며 始化始成이라 故로 民病은 心腹脹하며 腸鳴而爲數後하며 甚則心痛脇䐜하며 嘔吐霍亂하며 飮發注下하며 胕腫身重이라 雲奔雨府하고 霞擁朝陽하고 山澤埃昏하면 其迺發也니 以其四氣라 雲橫天山하고 浮游生滅이 怫之先兆니이다

金鬱之發은 天潔地明하고 氣淸氣切[41]하고 大凉迺擧하야 草樹浮

烟하고 燥氣以行하고 霿霧[42]數起하고 殺氣來至하야 草木蒼乾하니 金迺有聲이라 故로 民病은 欬逆하며 心脇滿引少腹하며 善暴痛하며 不可反側하며 嗌乾하며 面陳[43]色惡이라 山澤焦枯하고 土凝霜鹵하면 怫迺發也니 其氣五라 夜零白露하고 林莽聲悽가 怫之兆也니이다

水鬱之發은 陽氣迺辟하고 陰氣暴擧하야 大寒迺至하니 川澤嚴凝하고 寒雰結爲霜雪하며 甚則黃黑昏翳하고 流行氣交하야 迺爲霜殺하니 水迺見祥이라 故로 民病은 寒客心痛하며 腰脽痛하며 大關節不利하며 屈伸不便하며 善厥逆하며 痞堅腹滿이라 陽光不治하야 空積沈陰하고 白埃昏暝하면 而迺發也니 其氣二火前後라 太虛深玄하고 氣猶麻散하야 微見而隱하고 色黑微黃은 怫之先兆也니이다

木鬱之發은 太虛埃昏하고 雲物以擾하며 大風迺至하야 屋發折木하고 木有變이라 故로 民病은 胃脘當心而痛하며 上支兩脇하며 鬲咽不通하며 食飮不下하며 甚則耳鳴眩轉하며 目不識人하며 善暴僵仆라 太虛蒼埃하야 天山一色하고 或爲濁色[44]하야 黃黑鬱若하고

41) 氣淸氣切 : 胡本, 趙本, 吳本 등도 동일하며, 기타 판본에는 모두 '風淸氣切'로 되어 있다.
42) 霿霧 : 吳本에는 '霜霧'로 되어 있다.
43) 面陳 : 朝鮮內醫院本과 기타 판본에는 '面塵'으로 되어 있다.
44) 或爲濁色 : 讀本, 趙本, 吳本, 朝鮮內醫院本, 熊本 등도 동일하며, 기타 판본에는 모두 '或氣濁色'으로 되어 있다.

橫雲不起雨면 而迺發也니 其氣無常이라 長川草偃하고 柔葉呈陰하며 松吟高山하고 虎嘯巖岫가 怫之先兆也니이다

火鬱之發은 太虛腫翳[45]하야 大明不彰하고 炎火行하야 大暑至하고 山澤燔燎하고 材木流津하고 廣厦騰煙하고 土浮霜鹵하고 止水迺減하고 蔓草焦黃하고 風行惑言하고 濕化迺後라 故로 民病은 少氣하며 瘡瘍癰腫하며 脇腹胸背 面首四支가 䐜憤臚脹하며 瘍疿嘔逆하며 瘛瘲骨痛하며 節迺有動하며 注下溫瘧하며 腹中暴痛하며 血溢流注하며 精液迺少하며 目赤心熱하며 甚則瞀悶懊憹하고 善暴死라 刻終大溫하고 汗濡玄府하면 其迺發也니 其氣四라 動復則靜하고 陽極反陰하야 濕令迺化迺成이요 華發水凝하고 山川冰雪이라가 焰陽午澤이 怫之先兆也니이다

有怫之應而後에 報也니 皆觀其極而迺發也라 木發[46]無時하고 水隨火也니 謹候其時면 病可與期요 失時反歲면 五氣不行하야 生化收藏政이 無恒也니이다

帝 曰水發而雹雪하며 土發而飄驟하며 木發而毀折하며 金發而

45) 太虛腫翳 : 明抄本에는 '太虛曛翳'로 되어 있다.

46) 木發 : 吳本에는 '本發'로 되어 있으며, 藏本에는 '大發'로 되어 있다.

清明하며 火發而曛昧하니 何氣使然고

岐伯이 曰氣有多少하고 發有微甚하니 微者는 當其氣하고 甚者는 兼其下하니 徵其下氣而見이면 可知也니이다

帝 曰善하다 五氣之發이 不當位者는 何也오

岐伯이 曰命其差니이다

帝 曰差有數乎아

岐伯이 曰後皆三十度而有奇也니이다

帝 曰氣至而先後者는 何오

岐伯이 曰運太過則其至先하고 運不及則其至後하니 此는 候之常也니이다

帝 曰當時而至者는 何也오

岐伯이 曰非太過非不及이면 則至當時[47]하니 非是者는 眚也니이다

帝 曰善하다 氣有非時而化者는 何也오

岐伯이 曰太過者는 當其時하고 不及者는 歸其己勝也니이다

帝 曰四時之氣에 至有早晏하니 高下左右에 其候는 何如오

岐伯이 曰行有逆順하고 至有遲速 故로 太過者는 化先天하고

47) 則至當時 : 吳本에는 '則至當其時'로 되어 있다.

不及者는 化後天이니이다

帝 曰願聞其行은 何謂也오

歧伯이 曰春氣西行하고 夏氣北行하고 秋氣東行하고 冬氣南行 故로 春氣는 始於下하고 秋氣는 始於上하고 夏氣는 始於中하고 冬氣는 始於標하며 春氣는 始於左하고 秋氣始於右하고 冬氣는 始於後하고 夏氣는 始於前하니 此는 四時正化之常이라 故로 至高之地엔 冬氣常在하고 至下之地엔 春氣常在하니 必謹察之니이다

帝 曰善하다

黃帝 問曰五運六氣之應見[48]과 六化之正과 六變之紀는 何如오

歧伯이 對曰夫六氣正紀에 有化有變하고 有勝有復하며 有用有病하야 不同其候하니 帝欲何乎니잇고

帝 曰願盡聞之하노라

歧伯이 曰請遂言之호리이다 夫氣之所至也[49]에 厥陰所至爲和平하고 少陰所至爲暄하고 太陰所至爲埃溽하고 少陽所至爲炎暑하고 陽明所至爲淸勁하고 太陽所至爲寒雰은 時化之常也니이다

---

48) 應見 : 趙本에는 '運見'으로 되어 있다.

49) 夫氣之所至也 : 明抄本에는 '夫氣之至也'로 되어 있다.

厥陰所至爲風府하고 爲璺啓요 少陰所至爲大火府[50]하고 爲舒榮이요 太陰所至爲雨府하고 爲員盈이요 少陽所至爲熱府하고 爲行出이요 陽明所至爲司殺府하고 爲庚蒼이요 太陽所至爲寒府하고 爲歸藏은 司化之常也니이다

厥陰所至爲生하고 爲風搖요 少陰所至爲榮하고 爲形見이요 太陰所至爲化하고 爲雲雨요 少陽所至爲長하고 爲蕃鮮이요 陽明所至爲收하고 爲霧露요 太陽所至爲藏하고 爲周密은 氣化之常也니이다

厥陰所至爲風生하고 終爲肅이요 少陰所至爲熱生하고 中爲寒이요 太陰所至爲濕生하고 終爲注雨이요 少陽所至爲火生하고 終爲蒸溽이요 陽明所至爲燥生하고 終爲凉이요 太陽所至爲寒生하고 中爲溫은 德化之常也니이다

厥陰所至爲毛化요 少陰所至爲羽[51]化요 太陰所至爲倮化요 少陽所至爲羽化요 陽明所至爲介化요 太陽所至爲鱗化는 德化之常也니이다

厥陰所至爲生化요 少陰所至爲榮化요 太陰所至爲濡化요 少

---

50) 爲大火府 : 胡本, 讀本, 趙本, 吳本, 熊本 등도 동일하며, 기타 판본에는 모두 '爲火府'로 되어 있다.

51) 羽 : 明抄本에는 '翮'으로 되어 있다.

陽所至爲茂化요 陽明所至爲堅化요 太陽所至爲藏化는 布政之常也니이다

厥陰所至爲飄怒太凉이요 少陰所至爲大暄寒이요 太陰所至爲雷霆驟註[52]烈風이요 少陽所至爲飄風燔燎霜凝이요 陽明所至爲散落溫이요 太陽所至爲寒雪冰雹白埃는 氣變之常也니이다

厥陰所至爲撓動하고 爲迎隨요 少陰所至爲高明焰하고 爲曛이요 太陰所至爲沈陰하고 爲白埃하고 爲晦暝이요 少陽所至爲光顯하고 爲彤雲하고 爲曛이요 陽明所至爲煙埃하고 爲霜하고 爲勁切하고 爲悽鳴이요 太陽所至爲剛固하고 爲堅芒하고 爲立은 令行之常也니이다

厥陰所至爲裏急하고 少陰所至爲瘍胗[53]身熱하고 太陰所至爲積飮否隔하고 少陽所至爲嚏嘔 爲瘡瘍하고 陽明所至爲浮虛하고 太陽所至爲屈伸不利는 病之常也니이다

厥陰所至爲支痛하고 少陰所至爲驚惑 惡寒 戰慄 譫妄하고 太陰所至爲稸滿하고 少陽所至爲驚躁 瞀昧[54] 暴病하고 陽明所至

52) 註 : 朝鮮內醫院本과 기타 판본에는 '注'로 되어 있다.

53) 胗 : 明抄本에는 '疹'으로 되어 있다.

54) 瞀昧 : 趙本, 吳本, 朝鮮內醫院本, 藏本 등도 동일하며, 기타 판본에는 모두 '瞀昧'로 되어 있다.

爲鼽 尻陰股膝髀腨胻[55]足病하고 太陽所至爲腰痛은 病之常也니이다

厥陰所至爲緛戾하고 少陰所至爲悲妄衄衊[56]하고 太陰所至爲中滿霍亂吐下하고 少陽所至爲喉痹 耳鳴 嘔涌하고 陽明所至爲脇痛[57]皴揭하고 太陽所至爲寢汗 痙은 病之常也니이다

厥陰所至爲脇痛嘔泄하고 少陰所至爲語笑하고 太陰所至爲重胕腫[58]하고 少陽所至爲暴注 瞤瘛暴死하고 陽明所至爲鼽嚏하고 太陽所至爲流泄禁止는 病之常也니이다

凡此十二變者는 報德以德하고 報化以化하고 報政以政하고 報令以令하며 氣高則高하고 氣下則下하고 氣後則後하고 氣前則前하고 氣中則中하고 氣外則外하니 位之常也니이다 故로 風勝則動하고 熱勝則腫하고 燥勝則乾하고 寒勝則浮하고 濕勝則濡泄하며 甚則水閉胕腫하니 隨氣所在하야 以言其變耳니이다

帝 曰願聞其用也하노라

歧伯이 曰夫六氣之用은 各歸不勝而爲化라 故로 太陰雨化는

---

55) 胻 : 顧從德本에는 '骱'으로 되어 있다.

56) 悲妄衄衊 : 吳本, 藏本에는 '悲妄衄衊 爲行衄'으로 되어 있다.

57) 陽明所至爲脇痛 : 胡本, 讀本, 趙本, 吳本, 朝鮮內醫院本, 藏本, 熊本 등도 동일하며, 기타 판본에는 모두 '陽明所至'로 되어 있다.

58) 爲重胕腫 : 明抄本에는 '爲身重胕腫'으로 되어 있다.

施於太陽하고 太陽寒化는 施於少陰하고 少陰熱化는 施於陽明하고 陽明燥化는 施於厥陰하고 厥陰風化는 施於太陰하니 各命其所在하야 以徵之也니이다

帝 曰自得其位는 何如오

岐伯이 曰自得其位는 常化也니이다

帝 曰願聞所在也[59]하노라

岐伯이 曰命其位면 而方月을 可知也니이다

帝 曰六位之氣[60]에 盈虛는 何如오

岐伯이 曰太少異也니 太者之至는 徐而常하고 少者는 暴而亡하니이다

帝 曰天地之氣에 盈虛는 何如오

岐伯이 曰天氣不足하면 地氣隨之하고 地氣不足하면 天氣從之호대 運居其中而常先也니 惡所不勝하고 歸所同和하니 隨運歸從而生其病也라 故로 上勝則天氣降而下하고 下勝則地氣遷而上이라 勝多少而差其分[61]하니 微者는 小差하고 甚者는 大差요 甚則位易하니

---

59) 願聞所在也 : 明抄本에는 '願聞其所在也'로 되어 있다.

60) 六位之氣 : 明抄本에는 '六氣之位'로 되어 있다.

61) 勝多少而差其分 : 讀本, 趙本, 吳本, 明抄本, 朝鮮內醫院本, 藏本, 熊本 등도 동일하며, 기타 판본에는 모두 '多少而差其分'으로 되어 있다.

氣交易則大變生而病作矣라 大要에 曰甚紀七分이요 微紀五分[62]이니 其差可見이라하니 此之謂也니이다

帝 曰善하다 論에 言熱無犯熱하고 寒無犯寒이라하야늘 余欲不遠寒하고 不遠熱하노니 奈何오

岐伯이 曰悉乎哉라 問也시여 發表에 不遠熱하고 攻裏에 不遠寒이니이다

帝 曰不發不攻而犯寒犯熱이면 何如오

岐伯이 曰寒熱內賊하야 其病益甚하니이다

帝 曰願聞無病者는 何如오

岐伯이 曰無者는 生之하고 有者는 甚之니이다

帝 曰生者는 何如오

岐伯이 曰不遠熱則熱至하고 不遠寒則寒至하니 寒至則堅否腹滿하며 痛急下利之病이 生矣오 熱至則身熱하며 吐下霍亂하며 癰疽瘡瘍하며 瞀鬱注下하며 瞤瘛腫脹하며 嘔하며 鼽衄頭痛하며 骨節變하며 肉痛하며 血溢血泄하며 淋閟之病이 生矣니이나

帝 曰治之는 奈何오

---

62) 甚紀七分 微紀五分 : 朝鮮內醫院本도 동일하며, 기타 판본에는 모두 '甚紀五分 微紀七分'으로 되어 있다.

岐伯이 曰時必順之니 犯者는 治以勝也니이다

黃帝 問曰婦人重身에 毒之는 何如오

岐伯이 曰有故無殞이니 亦無殞也니이다

帝 曰願聞其故는 何謂也오

岐伯이 曰大積大聚는 其可犯也나 衰其太半而止니 過者는 死니이다

帝 曰善하다 鬱之甚者는 治之奈何오

岐伯이 曰木鬱은 達之하고 火鬱은 發之하고 土鬱은 奪之하고 金鬱은 泄之하고 水鬱은 折之라 然이나 調其氣호대 過者는 折之니 以其畏也니 所謂寫之니이다

帝 曰假者는 何如오

岐伯이 曰有假其氣 則無禁也니 所謂主氣不足하고 客氣勝也니이다

帝 曰至哉라 聖人之道[63]이여 天地大化에 運行之節과 臨御之紀와 陰陽之政과 寒暑之令[64]을 非夫子면 孰能通之리오 請藏之靈蘭之室하야 署曰六元正紀요 非齋戒면 不敢示하고 愼傳也호리다

---

63) 聖人之道 : 顧從德本, 朝鮮內醫院本 등도 동일하며, 기타 판본에는 모두 '聖人之法'으로 되어 있다.

64) 寒暑之令 : 趙本, 吳本, 朝鮮內醫院本 등도 동일하며, 기타 판본에는 모두 '寒暑之令'으로 되어 있다.

제72편 刺法論

黃帝 問曰升降不前하야 氣交有變하면 即成暴鬱은 余已知之어니와 如何預救生靈하고 可得卻乎아

岐伯이 稽首再拜하고 對曰昭乎哉라 問이시여 臣聞夫子호니 言旣明天元하고 須窮法刺[1]하면 可以折鬱扶運하고 補弱全眞하며 瀉盛蠲餘하야 令除斯苦라하더이다

帝 曰願卒聞之하노라

岐伯이 曰升之不前하면 即有甚凶也니이다 木欲升而天柱가 窒抑之할새 木欲發鬱은 亦須待時니 當刺足厥陰之井이요 火欲升而天蓬이 窒抑之할새 火欲發鬱은 亦須待時니 君火相火는 同刺包絡之滎이요 土欲升而天衝이 窒抑之할새 土欲發鬱은 亦須待時니 當刺足太陰之兪요 金欲升而天英이 窒抑之할새 金欲發鬱은 亦須待時니 當刺手太陰之經이요 水欲升而天內[2]가 窒抑之할새 水

---

1) 法刺 : 『發微』, 『類經』, 『直解』 등에는 '刺法'으로 되어 있다.

2) 內 : 『發微』, 『類經』, 『直解』 등에는 '芮'로 되어 있다.

欲發鬱은 亦須待時니 當刺足少陰之合이니이다

帝 曰升之不前은 可以預備어니와 願聞其降에 可以先防하노라

岐伯이 曰旣明其升이면 必達其降也니 升降之道는 皆可先治也라 木欲降而地皛[3]이 窒抑之하야 降而不入할새 抑之鬱發은 散而可得位요 降而鬱發은 暴如天間[4]之待時也라 降而不下하면 鬱可速矣니 降은 可折其所勝也니 當刺手太陰之所出하고 刺手陽明之所入이요 火欲降而地玄이 窒抑之하야 降而不入할새 抑之鬱發은 散而可矣[5]라 當折其所勝하야 可散其鬱이니 當刺足少陰之所出하고 刺足太陽之所入이요 土欲降而地蒼이 窒抑之하야 降而不下[6]할새 抑之鬱發은 散而可入이라 當折其勝하야 可散其鬱이니 當刺足厥陰之所出하고 刺足少陽之所入이요 金欲降而地彤이 窒抑之하야 降而不下할새 抑之鬱發은 散而可入이라 當折其勝하야 可散其鬱이니 當刺心包絡所出하고 刺手少陽所入也요 水欲降而地阜가 窒抑之하야 降而不下할새 抑之鬱發은 散而可入이라 當折其土하야 可散其鬱이니

---

3) 皛 :『發微』,『類經』,『直解』 등에는 '晶'으로 되어 있다.

4) 間 :『四庫全書』에는 '降'으로 되어 있다.

5) 矣 : 金本에는 '入'으로 되어 있다.

6) 下 : 金本, 讀本, 趙本, 藏本,『四庫全書』 등에는 '下散'으로 되어 있다.

當刺足太陰之所出하고 刺足陽明之所入이니이다

帝 曰五運之至有前後하고 與升降往來로 有所承抑之하니 可得聞乎刺法가

岐伯이 曰當取其化源也니이다 是故로 太過는 取之하고 不及은 資之니 太過取之는 次[7]抑其鬱하야 取其運之化源하야 令折鬱氣하고 不及扶資는 以扶運氣하야 以避虛邪也니 資取之法은 令出密語니이다

黃帝 問曰升降之刺는 以知其[8]要어니와 願聞司天이 未得遷正하야 使司化之失其常政하면 卽萬化之或[9]其皆妄[10]이라 然與民爲病을 可得先除니 欲濟群生하노니 願聞其說하노라

岐伯이 稽首再拜하고 曰悉乎哉라 問이시여 言其至理호리이다 聖念慈憫하사 欲濟群生하시니 臣乃盡陳斯道하야 可申洞微호리이다 太陽이 復布하면 卽厥陰이 不遷正하고 不遷正하면 氣塞於上하니 當瀉足厥陰之所流요 厥陰이 復布하면 少陰이 不遷正하고 不遷正하면 卽氣塞於上하니 當刺心包絡脈之所流요 少陰이 復布면 太陰이 不

---

7) 次 : 金本에는 '必'로 되어 있다.

8) 其 : 金本, 讀本, 元本, 藏本, 『四庫全書』 등에는 '其'字가 없다.

9) 或 : 金本, 元本 등에는 없다. 藏本에는 '機'로 되어 있고, 『四庫全書』에는 '原'으로 되어 있다.

10) 妄 : 金本, 讀本 등에는 '安'으로 되어 있다.

遷正하고 不遷正하면 卽氣留於上하니 當刺足太陰之所流요 太陰이 復布하면 少陽이 不遷正하고 不遷正하면 則氣塞未通하니 當刺手少陽之所流요 少陽이 復布하면 則陽明이 不遷正하고 不遷正하면 則氣未通上하니 當刺手太陰之所流요 陽明이 復布하면 太陽이 不遷正하고 不遷正하면 則復塞其氣하니 當刺足少陰之所流니이다

帝 曰遷正不前은 以通其要어니와 願聞不退에 欲折其餘하야 無令過失하노니 可得明乎아

岐伯이 曰氣過有餘하면 復作布正하니 是名不過位[11]也니 使地氣로 不得後化하고 新司天으로 未可遷正 故로 復布化令이 如故也[12]라 巳亥之歲에 天數有餘하면 故厥陰不退位也니 風行於[13]上하고 木化布天하니 當刺足厥陰之所入이요 子午之歲에 天數有餘하면 故少陰不退位也니 熱行於上하고 火餘化布天하니 當刺手厥陰之所入이요 丑未之歲에 天數有餘하면 故太陰不退位也니 濕行於上하고 雨化布天하니 當刺足太陰之所入이요 寅申之歲에 天數有餘하면 故少陽不退位也니 熱行於上하고 火化布天하니 當刺手少陽之所

11) 過位 : 『發微』, 『直解』 등에는 '退位'로 되어 있다.

12) 故也 : 藏本에는 '舊'로 되어 있다.

13) 於 : 讀本에는 '之'로 되어 있다.

入이요 卯酉之歲에 天數有餘하면 故陽明不退位也니 金[14]行於上하고 燥化布天하니 當刺手太陰之所入이요 辰戌之歲에 天數有餘하면 故太陽不退位也니 寒行於上하고 凜水化布天하니 當刺足少陰之所入이라 故로 天地氣逆하면 化成民病하니 以法刺之하야 預可平痾니이다

黃帝 問曰剛柔二干이 失守其位하면 使天運之氣로 皆虛乎아 與民爲病을 可得平乎아

岐伯이 曰深乎哉라 問이시여 明其奧旨호리이다 天地迭移하면 三年化疫하니 是謂根之可見이니 必有逃門이라 假令甲子에 剛柔失守하야 剛未正하면 柔孤而有虧하며 時序不令하고 卽音律이 非從이니 如此三年에 變大疫也니이다 詳其微甚하고 察其淺深하야 欲至而可刺어든 刺之[15]호대 當先補腎兪하고 次三日에 可刺足太陰之所注요 又有下位己卯不至하고 而甲子孤立者는 次三年에 作土癘하니 其法補瀉는 一如甲子同法也라 其刺以畢에 又不須夜行及遠行하고 令七日潔하야 淸淨齋戒라 所有自來腎有久病者는 可以寅時에 面向南하야 淨神不亂思하고 閉氣不息七徧하고 以引頸하야 嚥氣順之호대

14) 金 : 金本에는 '淸'으로 되어 있다.

15) 可刺 刺之 : 金本에는 '可以刺之'로 되어 있다.

如嚥甚硬物하고 如此七遍後에 餌舌下津호대 令無數니이다

假令丙寅에 剛柔失守하야 上剛干失守하면 下柔不可獨主之하고 中水運이 非太過니 不可執法而定之라 布天有餘 而失守上正하야 天地不合하면 卽律呂音異니 如此卽天運失序하야 後三年에 變疫하니 詳其微甚하면 差有大小하니 徐至卽後三年하고 至甚卽首[16]三年이니 當先補心兪하고 次五日에 可刺腎之所入이라 又有下位地甲子辛巳하야 柔不附剛을 亦名失守니 卽地運皆虛하야 後三年에 變水癘하니 卽刺法은 皆如此矣오 其刺如畢이어든 愼其大喜欲情於中이니 如不忌면 卽其氣復散也니 令靜七日하야 心欲實하고 令少思니이다

假令庚辰에 剛柔失守하야 上位失守하면 下位無合하니 乙康金運이 故非相招라 布天未退하고 中運勝來하야 上下相錯하면 謂之失守니 姑洗林鐘 商音不應也라 如此則[17]天運化易하야 三年에 變大疫이라 詳其天數하면 差有微甚하니 微卽微三年에 至하고 甚卽甚三年에 至하니 當先補肝兪하고 次三日에 可刺肺之所行하고 刺

16) 首 : 金本, 讀本 등에는 '首尾'로 되어 있다.

17) 則 : 金本, 讀本, 元本, 藏本, 『四庫全書』 등에는 '卽'으로 되어 있다.

畢이어든 可靜神七日하야 愼勿大怒니 怒必眞氣卻散之라 又或在下地甲子乙未失守者는 卽乙柔干이라 卽上庚이 獨治之니 亦名失守者는 卽□□[18]孤主之하야 三年에 變癘하니 名曰金癘니 其至待時也라 詳其地數之等[19]差하면 亦推其微甚하야 可知遲速爾라 諸位乙庚失守는 刺法同이오 肝欲平하니 卽勿怒니이다

假令壬午에 剛柔失守하야 上壬이 未遷正하면 下丁獨然이니 卽雖陽年이라도 虧及不同하니 上下失守하면 相招其有期하니 差之微甚이 各有其數也라 律呂二角이 失而不和하야 同音有日이니 微甚如見하면 三年大疫이니 當刺脾之俞하고 次三日에 可刺肝之所出也하고 刺畢이어든 靜神七日하야 勿大醉歌樂하야 其氣復散하고 又勿飽食하며 勿食生物하야 欲令脾實하고 氣無滯飽하며 無久坐하며 食無太[20]酸하며 無食一切生物하고 宜甘宜淡이라 又或地下甲子丁酉失守其位하야 未得中司하야 卽氣不當位하야 下[21]不與壬奉合者는 亦名失守요 非名合德이라 故로 柔不附剛은 卽地運不合으로 三年

18) □□ : 金本에는 '地運'으로 되어 있고, 『類經』, 『直解』에는 '天運'으로 되어 있다. 『發微』에는 "二字가 빠졌다"라고 하였다.

19) 等 : 金本에는 '過'로 되어 있고, 『四庫全書』에는 '微'로 되어 있다.

20) 太 : 藏本에는 '大'로 되어 있다.

21) 下 : 金本에는 '上'으로 되어 있다.

變癘하니 其刺法은 一如木疫之法이니이다

假令戊申에 剛柔失守하면 戊癸雖火運이나 陽年不太過也라 上失其剛하고 柔地[22]獨主하야 其氣不正 故로 有邪干하니 迭移其位에 差有淺深하고 欲至將合에 音律이 先同이니 如此天運失時하면 三年之中에 火疫이 至矣니 當刺肺之俞하고 刺畢이어든 靜神七日하야 勿大悲傷也니 悲傷卽肺動而眞氣復散也니 人欲實肺者는 要在息氣也라 又或地下甲子癸亥失守者는 卽柔失守位也며 卽上失其剛也니 卽亦名戊癸不相合德者也니 卽運與地虛하야 後三年에 變癘하니 卽名火癘라 是故로 立地五年하야 以明失守하고 以涇[23]法刺하니 於是疫之與癘는 卽是上下剛柔之名也니 窮歸一體也라 卽刺疫法은 只有五法이니 是總其諸位失守 故로 只歸五行而統之也니이다

黃帝 曰余聞五疫之至는 皆相染易하야 無問大小하고 病狀相似라하니 不[24]施救療하고 如何可得不相移易者오

岐伯이 曰不相染者는 正氣存內하야 邪不可干하야 避其毒氣니

22) 地 : 金本에는 '須'로 되어 있고,『四庫全書』에는 '氣'로 되어 있다.

23) 涇 :『發微』,『類經』,『直解』등에는 '窮'으로 되어 있다.

24) 不 : 金本, 讀本 등에는 '欲'으로 되어 있다.

天牝從來면 復得其往이니 氣出於腦하면 卽不邪干이라 氣出於腦는 卽室[25]先에 想心如日하고 欲將入於疫室할새 先想靑氣自肝而出하야 左行於東하야 化作林木하고 次想白氣自肺而出하야 右行於西하야 化作戈甲하고 次想赤氣自心而出하야 南行於上하야 化作燄明하고 次想黑氣自腎而出하야 北行於下하야 化作水하고 次想黃氣自脾而出하야 存於中央하야 化作土하야 五氣護身之[26]畢에 以想頭上如北斗之煌煌然後[27]에 可入於疫室이니이다

又一法은 於[28]春分之日에 日未出而吐之[29]하고 又一法은 於[28]雨水日後에 三浴以藥泄汗하고 又一法은 小金丹方이니 辰[30]砂二兩과 水磨雄黃一兩과 葉子雌黃一兩과 紫金半兩을 同入合中하야 外固了하고 地一尺築地實[31]하야 不用爐하고 不須藥制하며 用火二十斤하야 煆之也하야 七日終하고 候冷七日取하며 次日에 出合子하야 埋藥地中七日이라가 取出하야 順日研之三日하야 煉白沙蜜하야 爲丸如梧

25) 室 : 趙本에는 없다.
26) 之 : 『四庫全書』에는 '旣'로 되어 있고, 金本에는 '之有'로 되어 있다.
27) 後 : 金本에는 없다.
28) 於 : 『類經』, 『直解』 등에는 '于'로 되어 있다.
29) 之 : 金本에는 이하에 '飮二盞吐之 不疫者也' 9字가 더 있다.
30) 辰 : 金本에는 '神'으로 되어 있다.
31) 實 : 『發微』, 『直解』 등에는 '賓'으로 되어 있다.

桐子大하야 每日望東하야 吸日華氣一口하고 冰水下一丸호대 和氣嚥之하야 服十粒하면 無疫干也니이다

黃帝 問曰人虛하면 卽神游失守位하야 使鬼神外干하야 是致夭亡하나니 何以全眞고 願聞刺法하노라

岐伯이 稽首再拜하고 對曰昭乎哉라 問이시여 謂神移失守하야 雖在其體라도 然이나 不致死어니와 或有邪干하면 故令夭壽라 只如厥陰이 失守하야 天以虛하고 人氣肝虛하야 感天重虛하면 卽魂游於上하니 邪干厥大氣[32]할새 身溫[33]하면 猶可刺之니 刺其足少陽之所過하고 次刺肝之兪요 人病心虛한데 又遇君相二火가 司天失守하야 感而三虛할새 遇火不及하야 黑尸鬼犯之하면 令人暴亡하니 可刺手少陽之所過하고 復刺心兪요 人脾病에 又遇太陰司天失守하야 感而三虛할새 又遇土不及하야 青尸鬼邪가 犯之於人하면 令人暴亡하니 可刺足陽明之所過하고 復刺脾之兪요 人肺病에 遇陽明司天失守하야 感而三虛할새 又遇金不及하야 有赤尸鬼干人하면 令人暴亡하니 可刺手陽明之所過하고 復刺肺兪요 人腎病에 又遇太陽司天失守하야

32) 厥大氣 : 金本에는 '暴天氣'로 되어 있고, 『四庫全書』에는 '入大氣'로 되어 있고, 藏本에는 '暴大氣'로 되어 있다.

33) 身溫 : 『四庫全書』에는 '身上'으로 되어 있다.

感而三虛할새 又遇水運不及之年하야 有黃尸鬼가 干犯[34]人正氣하야 吸人神魂하야 致暴亡하면 可刺足太陽之所過하고 刺足少陽之兪[35]니이다

黃帝 問曰十二臟之相使에 神失位하야 使神彩之不圓하면 恐邪干犯하니 治之可刺를 願聞其要하노이다

岐伯이 稽首再拜하고 曰悉乎哉라 問이시여 至理道眞宗을 此[36]非聖帝면 焉究斯源이시리잇고 是謂氣神이 合道하야 契符上天이라 心者는 君主之官으로 神明이 出焉하니 可刺手少陰之源하고 肺者는 相傅之官으로 治節이 出焉하니 可刺手太陰之源하고 肝者는 將軍之官으로 謀慮가 出焉하니 可刺足厥陰之源하고 膽者는 中正之官으로 決斷이 出焉하니 可刺足少陽之源하고 膻中者는 臣使之官으로 喜樂이 出焉하니 可刺心包絡所流하고 脾爲諫議之官으로 知周[37]가 出焉하니 可刺脾之源하고 胃爲倉廩之官으로 五味가 出焉하니 可刺胃之源하고 大腸者는 傳道之官으로 變化가 出焉하니 可刺大腸之源하고 小腸者는 受盛之官으로 化物이 出焉하니 可刺小腸之源하고 腎者는 作强之官으로 伎巧가 出焉하니 刺腎之源하고 三焦者는 決瀆之官으로

34) 犯 : 金本에는 '犯之'로 되어 있다.

35) 刺足少陽之兪 : 『發微』, 『類經』, 『直解』 등에는 '復刺腎兪'로 되어 있다.

36) 此 : 金本에는 '孰'으로 되어 있다.

水道가 出焉하니 刺三焦之源하고 膀胱者는 州都之官으로 精液[40]을 藏焉이라가 氣化則能出矣니 刺膀胱之源이라 凡此十二官者는 不得相失也니 是故로 刺法은 有全神養眞之旨하고 亦法有修眞之道요 非治疾也니 故要修養和神也라 道貴常存하니 補神固根하면 精氣不散하고 神守不分[41]이라 然卽神守而雖不去니 亦全眞이어니와 人神不守면 非達至眞이라 至眞之要는 在乎天玄하니 神守天息하야 復入本元을 命曰歸宗이니이다

---

39) 知周 :『素問 · 本病論』에는 '智周'로 되어 있다.

40) 精液 :『素問 · 靈蘭秘典論』에는 '津液'으로 되어 있다.

41) 神守不分 : 金本에는 '神不守分'으로 되어 있다.

제73편 本病論

黃帝 問曰天元九室을 余已知之어니와 願聞氣交에 何名失守오

岐伯이 曰謂其上下升降과 遷正退位에 各有經論이나 上下에 各有不前 故로 名失守也라 是故로 氣交에 失易位하면 氣交迺變하고 變易非常하면 卽四時失序하니 萬化不安하야 變民病也니이다

帝 曰升降不前을 願聞其故하노니 氣交有變을 何以明知오

岐伯이 曰昭乎라 問哉[1)]시여 明乎道矣니이다 氣交有變을 是謂天地機라 但欲降而不得降者는 地室刑之오 又有五運太過而先天而至者는 卽交不前이라 但欲升而不得其升은 中運抑之오 但欲降而不得其降도 中運抑之니 於是에 有升之不前하고 降之不下者하며 有降之不下하고 升而至天者하며 有升降俱不前하니 作如此之分別이 卽氣交之變이니 變之有異常이 各各不同하야 災有微甚者也니이다

---

1) 昭乎 問哉 : 金本에는 '昭乎哉 問'으로 되어 있다.

帝 曰願聞氣交遇會에 勝抑之由와 變成民病의 輕重은 何如오

岐伯이 曰勝相會하야 抑伏使然이라 是故로 辰戌之歲엔 木氣升之나 主逢天柱면 勝而不前이오 又遇庚戌하야 金運先天하면 中運勝之하야 忽然不前하며 木運升天이나 金迺抑之하야 升而不前하면 卽淸生風少하니 肅殺於春하야 露霜復降하며 草木乃萎하며 民病溫疫早發하고 咽嗌迺乾하고 四肢[2]滿하고 肢節皆痛하며 久而化鬱[3]卽大風摧拉하고 折隕鳴紊하며 民病卒中으로 偏痺[4]手足不仁이니이다

是故로 己亥之歲엔 君火升天이나 主窒天蓬하면 勝之不前이오 又厥陰木遷正 則少陰未得升天하니 水運以至其中者하면 君火欲升而中水運抑之하야 升之不前하니 卽淸寒復作하야 冷生旦[5]暮하며 民病伏陽而內生煩熱하고 心神驚悸하고 寒熱間作하며 日久[6]成鬱하면 卽暴熱迺至하야 赤風이 腫翳하고 化疫 溫癘하야 暖[7]作하고 赤氣瘴而化火疫하야 皆煩而躁渴[8]하고 渴甚하면 治之以泄之면 可止니이다

---

2) 四肢 : 金本에는 '兩脇'으로 되어 있다.

3) 久而化鬱 : 金本에는 '久而化鬱 木發正鬱'로 되어 있고, 讀本에는 '久而化鬱 木欲正發'로 되어 있다.

4) 偏痺 : 『類經』에는 '偏痹'로 되어 있다.

5) 旦 : 『四庫全書』에는 '日'로 되어 있다.

6) 日久 : 金本에는 '久日'로 되어 있다.

7) 暖 : 金本에는 '晩'으로 되어 있다.

是故로 子午之歲엔 太陰升天이나 主窒天沖하면 勝之不前이오 又或遇壬子하야 木運先天而至者하면 中木遇[9]抑之也하야 升天不前하니 卽風埃四起하야 時擧埃昏하고 雨濕不化하며 民病이 風厥涎潮하고 偏痺不隨하고 脹滿하며 久而伏鬱卽黃埃化疫也하야 民病夭亡하고 臉肢府黃疸滿閉[10]하며 濕令弗布하야 雨化迺微니이다

是故로 丑未之年엔 少陽升天이나 主窒天蓬하면 勝之不前이오 又或遇太陰未遷正者 卽少陰未升天也니 水運以至者하야 升天不前하면 卽寒雰反布하며 凜冽如冬하고 水復涸하며 冰再結하며 暄暖乍作이라 冷復布之하니 寒暄不時하며 民病은 伏陽在內하야 煩熱生中하고 心神驚駭하고 寒熱間[11]爭하며 以久成鬱卽暴熱迺生하야 赤風氣瞳翳하며 化成鬱癘하면 迺化作伏熱하야 內煩하고 痺而生厥하며 甚則血溢하니이다

是故로 寅申之年엔 陽明升天이나 主窒天英하면 勝之不前이오 又或遇戊申戊寅하야 火運先天而至하면 金欲升天이나 火運抑之하야

---

8) 溻 : 『四庫全書』에는 없다.

9) 遇 : 金本, 『類經』 등에는 '運'으로 되어 있다.

10) 閉 : 金本에는 '悶'으로 되어 있다.

11) 間 : 『四庫全書』에는 없다.

升之不前하니 卽時雨不降하고 西風數擧하고 鹹鹵燥生하며 民病이 上熱喘嗽血溢이오 久而化鬱卽白埃翳霧하고 淸生殺氣하며 民病이 脇滿悲하고 傷寒鼽嚏嗌乾하고 手拆[12]皮膚燥하니이다

是故로 卯酉之年엔 太陽升天이나 土窒天內하면 勝之不前이오 又遇陽明未遷正者면 卽太陽未升天也라 土運以至하면 水欲升天이나 土運抑之하야 升之不前이니 卽濕而熱蒸하며 寒生雨[13]間하고 民病이 注不食不及化하며 久而成鬱[14]하야 冷來客熱하면 冰雹卒至하며 民病이 厥逆而噦하고 熱生於內하고 氣痺於外하야 足脛痠疼하고 反生心悸懊熱하며 暴煩而復厥이니이다

黃帝 曰升之不前은 余已盡知其旨어니와 願聞降之不下하노니 可得明乎아

岐伯이 曰悉乎哉로다 問이시여 是之謂天地微旨니 可以盡陳斯道호리이다 所謂升已必降也하니 至天三年하면 次歲必降하니 降而入地하야 始爲左間也라 如此升降往來를 命之六紀者矣니이다

是故로 丑未之歲엔 厥陰降地나 主窒地晶하면 勝而不前[15]이요 又

12) 拆 : 讀本에는 '折'로 되어 있다.

13) 雨 : 『類經』에는 '兩'으로 되어 있다.

14) 久而成鬱 : 金本에는 '久而化鬱'로 되어 있다.

或遇少陰未退位하면 卽厥陰未降下하며 金運以至中하야 金運承之하면 降之未下[16]하야 抑之變鬱이라 木欲降下나 金承之하야 降而不下하면 蒼埃遠見하니 白氣承之요 風擧埃昏하고 淸躁行殺하야 霜露復下하고 肅殺布令하며 久而不降하야 抑之化鬱하면 卽作風躁相伏하야 暄而反淸草木萌動이나 殺霜하고 乃蟄未見[17]하며 懼淸傷藏하니이다

是故로 寅申之歲엔 少陰降地나 主窒地玄하면 勝之不入이요 又或遇丙申丙寅하면 水運太過하야 先天而至하야 君火欲降이나 水運承之하야 降而不下하면 卽[18]彤雲纔見하고 黑氣反生하야 暄暖如舒나 寒常布雪하고 凜冽復作하야 天雲慘悽하며 久而不降하야 伏之化鬱하면 寒勝復熱하니 赤風化疫하야 民病이 面赤心煩하고 頭痛目眩也하며 赤氣彰而 溫病欲[19]作也니이다

是故로 卯酉之歲엔 太陰降地나 主窒地蒼하면 勝之不入이요 又或少陽未退位者하면 卽太陰未得降也라 或木運以至하야 木運承之하야 降而不下하면 卽黃雲見而靑霞彰하며 鬱蒸作而大風霧하고

15) 勝而不前 : 金本에는 '勝之不前'으로 되어 있다.
16) 降之未下 : 金本에는 '降而未下'로 되어 있고 『類經』에는 '降之不下'로 되어 있다.
17) 乃蟄未見 : 『類經』에는 '乃下蟄蟲未見'으로 되어 있다.
18) 卽 : 『四庫全書』에는 '卽有'로 되어 있다.
19) 病欲 : 金本에는 '疫'으로 되어 있다.

翳埃勝하며 折損迺作이라 久而不降也하야 伏之化鬱하면 天埃黃氣하고 地布濕蒸하니 民病이 四肢不擧하고 昏眩하며 肢節痛하고 腹滿塡臆하니이다

是故로 辰戌之歲엔 少陽降地나 主窒地玄하야 勝之不入이요 又或遇水運太過하야 先天而至也면 水運承之하야 水降不下[20]하면 卽形雲纔見하고 黑氣反生하니 暄暖[21]欲生이나 冷氣卒至하야 甚卽冰雹也라 久而不降하야 伏之化鬱하면 冷氣復熱하고 赤風化疫하야 民病이 面赤心煩하고 頭痛目眩也하며 赤氣彰而熱病欲作也니이다

是故로 巳亥之歲엔 陽明降地나 主窒地彤하야 勝而不入이요 又或遇太陰未退位[22]면 卽少陽未得降[23]하며 卽火運以至之하야 火運承之不下하면 卽天淸而肅이나 赤氣迺彰하야 暄熱反作[24]하며 民皆昏倦하고 夜臥不安하며 咽乾引飮하고 懊熱內煩하며 大淸朝暮나 暄還復作이라 久而不降하야 伏之化鬱하면 天淸薄寒하야 遠生白氣하며 民病이 掉眩하고 手足直而不仁하며 兩脇作痛[25]하고 滿目忙忙하니이다

---

20) 水降不下 : 金本에는 '降而不下'로 되어 있다.
21) 暖 : 金本에는 '熱'로 되어 있다.
22) 太陰未退位 : 『類經』에는 '太陽未退位'로 되어 있다.
23) 少陽未得降 : 『類經』에는 '陽明未得降'으로 되어 있다.
24) 暄熱反作 : 金本에는 '暄熱及作'으로 되어 있다.

是故로 子午之年엔 太陽降地主窒地阜하야 勝之하면 降而不入이요 又或遇土運太過하야 先天而至하면 土運承之하야 降而不入[26]하니 卽天彰黑氣하야 暝暗悽慘이 纔施하고 黃埃而布濕하며 寒化令氣나 蒸濕復令하며 久而不降하고 伏之化鬱하면 民病大厥하야 四肢重怠하고 陰痿少力하며 天布沈陰하야 蒸濕間作하니이다

帝 曰升降不前은 晰知其宗이어니와 願聞遷正하노니 可得明乎아

岐伯이 曰正司中位를 是謂遷正位오 司天이 不得其遷正者는 卽前司天이 以過交司之하야 卽遇司天太過하야 有餘日也니 卽仍舊治天數하야 新司天이 未得遷正也니이다

厥陰이 不遷正하면 卽風暄不時하야 花卉萎瘁하고 民病은 淋溲하며 目系轉하며 轉筋喜怒[27]하며 小便赤이라 風欲令而寒由不去[28]하야 溫暄不正하니 春正失時니이다 少陰이 不遷正하면 卽冷氣不退하야 春冷後寒[29]하야 暄暖不時하며 民病은 寒熱하며 四肢煩痛하며 腰脊强直하며 木氣가 雖有餘나 位不過於君火也니이다 太陰이 不遷正하면 卽雲雨

25) 兩脇作痛 : 金本, 『四庫全書』에는 '兩脇'으로 되어 있다.
26) 降而不入 : 金本에는 '降而不下'로 되어 있다.
27) 目系轉 轉筋喜怒 : 『四庫全書』에는 '目系轉筋'으로 되어 있다.
28) 風欲令而寒由不去 : 『四庫全書』에는 '風欲令而寒猶不去'로 되어 있다.
29) 春冷後寒 : 金本, 藏本 등에는 모두 '春冷復寒'으로 되어 있다.

失令하야 萬物枯焦하야 當生不發하며 民病은 手足肢節腫滿하며 大腹水腫하며 塡臆不食하며 飧泄하며 脇滿하며 四肢不擧하며 雨化欲令하나 熱猶治之하니 溫煦於氣하야 亢而不澤이니이다 少陽이 不遷正하면 則炎灼弗令하야 苗莠不榮하고 酷暑於秋하고 肅殺晩至하야 霜露不時하고 民病은 痻瘧骨熱하며 心悸驚駭하며 甚時血溢하니이다 陽明이 不遷正하면 則暑化於前하고 肅於後하야 草木反榮이라 民病은 寒熱鼽嚏하며 皮毛折爪甲枯燋하며 甚則喘嗽息高[30]하고 悲傷不樂하며 熱化乃布하고 燥化未令하면 卽淸勁未行하야 肺金復病하니이다 太陽이 不遷正하면 則冬淸하고 反寒하야 易令於春하고 殺霜在前하며 寒冰於後하니 陽光復治하야 凜冽不作하야 雰雲待時[31]하며 民病은 溫癘至하며 喉閉溢乾하며 煩燥而渴하며 喘息而有音也요 寒化待燥하나 猶治天氣가 過失序하야 與民으로 作災니이다

帝 曰遷正早晩은 以命其旨어니와 願聞退位하노니 可得明哉아

岐伯이 曰所謂不退者는 卽天數未終이오 卽天數有餘니 名曰復布政이라 故로 名曰再治天也니 卽天令如故하야 而不退位也니이다

---

30) 喘嗽息高 : 『四庫全書』에는 '喘急息高'로 되어 있다.

31) 雰雲待時 : 金本에는 '雰雯待時'로 되어 있다.

厥陰이 不退位하면 即大風早擧하고 時雨不降하며 濕令不化하고 民病은 溫疫 疵廢하고 風生하야 民病은 皆肢節痛하며 頭目痛하며 伏熱內煩하야 咽喉乾引飮이오 少陰이 不退位하면 卽溫生春冬[32]하야 蟄蟲早至하고 草木發生이라 民病은 膈熱咽乾하며 血溢驚駭하며 小便赤澁하며 丹瘤하며 瘡瘍留毒이오 太陰이 不退位하면 而取寒暑不時하고 埃昏布作하며 溫令不去라 民病은 四肢少力하고 食飮不下하며 泄注淋滿하며 足脛寒하며 陰痿閉塞失溺하며 小便數이오 少陽이 不退位하면 卽熱生於春하고 暑迺後化하니 冬溫不凍하며 流水不冰하고 蟄蟲出見[33]하며 民病은 少氣하며 寒熱更作하며 便血上熱하며 小腹堅滿하며 小便赤沃하며 甚則血溢이요 陽明이 不退位하면 卽春生淸冷하야 草木晩榮하고 寒熱間作하며 民病은 嘔吐暴注하며 食飮不下하며 大便乾燥하며 四肢不擧하며 目瞑掉眩이니이다

帝 曰天歲早晩은 余以知之어니와 願聞地數하노니 可得聞乎아

岐伯이 曰地下의 遷正과 升及退位가 不前之法하면 卽地土産化하야 萬物이 失時之化也니이다

---

32) 溫生春冬 : 金本에는 '溫生於春冬'으로 되어 있다.

33) 蟄蟲出見 : 『四庫全書』에는 '熱蟲出見'으로 되어 있다.

帝 曰余聞컨대 天地二甲子와 十干十二支의 上下經緯와 天地數는 有迭移라하니 失守其位를 可得昭乎아

岐伯이 曰失之迭位者면 謂雖得歲正이나 未得正位之司하니 卽四時不節하야 卽生大疫이라 注玄珠密語에 云陽年三十年에 除六年天刑하면 計有太過二十四年하고 除此六年이 皆作太過之用이나 令不然之旨로 今言迭支迭位면 皆可作其不及也니이다

假令甲子陽年은 土運太窒하나 如癸亥에 天數有餘者면 年雖交得甲子나 厥陰이 猶尚治天하며 地已遷正 陽明在泉하면 去歲少陽은 以作右間하니 卽[34]厥陰之地陽明 故로 不相和奉者也라 癸巳相會하면 土運太過나 虛反受木勝 故로 非太過也니 何以言土運太過리오 況黃鍾不應太窒이나 木旣勝하면 而金還復하며 金旣復而少陰如至하면 卽木勝如火而金復微[35]하니 如此則[36]甲己失守하야 後三年에 化成土疫하니 晩至於卯하고 早至丙寅하야 土疫至也오 大小善惡은 推其天地와 詳乎太一이라 又只如甲子年에 如甲至子而合하야 應交司而治天하면 卽下己卯未遷正而戊寅少陽未退

34) 卽 : 『四庫全書』에는 '酒卽'으로 되어 있다.

35) 金復微 : 金本에는 '金復微也'로 되어 있다.

36) 如此則 : 金本에는 '如此而'로 되어 있다.

位者니 亦甲己下有合也니 卽土運非太過하야 而木乃乘虛而勝土也오 金次又行하야 復勝之하면 卽反邪化也니 陰陽天地殊異爾라 故로 其大小善惡은 一如天地之法旨也[37]니이다

假令丙寅은 陽年太過나 如乙丑에 天數有餘者면 雖交得丙寅이나 太陰이 尙治天也며 地已遷正 厥陰司地하야 去歲太陽이 以作右間하니 卽天太陰而地厥 故로 地不奉天化也라 乙辛相會하면 水運太虛하야 反受土勝 故로 非太過니 卽太簇之管과 太羽不應이라 土勝而雨化하며 水復卽風[38]하니 此者는 丙辛失守니 其會後三年에 化成水疫하리니 晩至己巳하고 早至戊辰하야 甚卽速하고 微卽徐하니 水疫至也라 大小善惡은 推其天地數와 乃[39]太乙遊宮이라 又只如丙寅年에 丙至寅且合하야 應交司而治天하면 卽辛巳未得遷正하고 而庚辰太陽도 未退位者면 亦丙辛이 不合德也니 卽水運이 亦小虛而小勝하고 或有復하면 後三年에 化癘하니 名曰水癘요 其狀은 如水疫하고 治法[40]도 如前하니이다

37) 天地之法旨也 : 金本에는 '天疫之法旨也'로 되어 있다.
38) 水復卽風 : 金本, 『類經』 등에는 '木復卽風'으로 되어 있다.
39) 乃 : 金本, 讀本 등에는 '及'으로 되어 있다.
40) 治法 : 金本에는 '法治'로 되어 있다.

假令庚辰陽年은 太過나 如己卯에 天數有餘者면 雖交得庚辰年也나 陽明이 猶尙治天하며 地以遷正 太陰司地하면 去歲의 少陰은 以作右間하니 卽天陽明而地太陰也라 故로 地下奉天也[41]라 乙巳相會하면 金運太虛하야 反受火勝 故로 非太過也니 卽姑洗之管과 太商不應하야 火勝熱化하고 水復寒刑하니 此는 乙庚失守오 其後三年에 化成金疫也니 速至壬午하고 徐至癸未에 金疫至也라 大小善惡은 推本年天數와 及太一[42]也라 又只如庚辰에 如庚至辰하야 且應交司而治天이나 卽下乙未가 未得遷正者니 卽地甲午少陰이 未退位者니 且乙庚不合德也라 卽下乙未干失剛하면 亦金運小虛也니 有小勝하고 或無復하며 後三年에 化癘리니 名曰金癘며 其狀은 如金疫也오 治法도 如前하니이다

假令壬午는 陽年太過나 如辛巳에 天數有餘者면 雖交後壬午年也[43]나 厥陰이 猶尙治天하며 地已遷正하야 陽明在泉하면 去歲의 丙申少陽은 以作右間하니 卽天厥陰而地陽明 故로 地不奉天者也라 丁辛相合會하면 木運太虛하야 反受金勝 故로 非太過也니

41) 地下奉天也 : 金本, 『類經』 등에는 '地不奉天也'로 되어 있다.

42) 太一 : 趙本, 藏本, 『類經』 등에는 '太乙'로 되어 있다.

43) 雖交後壬午年也 : 金本, 讀本 등에는 '雖交得壬午年也'로 되어 있다.

卽蕤賓之管과 太角不應이라 金行燥勝하야 火化熱復하니 甚卽速하고 微卽徐는 疫至라 大小善惡은 推疫至之年의 天數及太一[44]이라 又只如壬至午[45]하야 且應交司而治之나 卽下丁酉가 未得遷正者하야 卽地下丙申少陽이 未得退位者니 見丁壬不合德也라 卽丁柔干失剛하면 亦木運小虛也하야 有小勝小復하야 後三年에 化癘하니 名曰木癘오 其狀은 如風疫하고 法治도 如前하니이다

假令戊申은 陽年太過나 如丁未에 天數太過者면 雖交得戊申年也나 太陰이 猶尙治天하며 地已遷正하야 厥陰在泉하면 去歲의 壬戌太陽은 以退位하야 作右間하니 卽天丁未오 地癸亥 故로 地不奉天化也라 丁癸相會하면 火運太虛하야 反受火勝 故로 非太過也라 卽夷則之管과 上太徵不應이라 此는 戊癸失守하면 其會後三年에 化疫也니 速至庚戌이라 大小善惡은 推疫至之年의 天數及大一[44]이라 又只如戊申에 如戊至申하야 且應交司而治天이나 卽下癸亥가 未得遷正者면 卽地下의 壬戌太陽이 未退位者니 見戊癸未合德也라 卽下癸柔干이 失剛하면 見火運小虛也니 有小勝하고

---

44) 太一 : 趙本, 『類經』 등에는 '太乙'로 되어 있다.

45) 只如壬至午 : 金本에는 '只如壬午 如壬至午'로 되어 있다.

或無復也라 後三年에 化癘하니 名曰火癘也요 治法如前이니 治之法은 可寒之泄之니이다

黃帝 曰人氣不足하고 天氣如虛하야 人神失守하면 神光不聚하고 邪鬼干人하야 致有夭亡하니 可得聞乎아

岐伯이 曰人之五藏에 一藏不足하고 又會天虛면 感邪之至也라 人이 憂愁思慮하면 卽傷心하고 又或遇少陰司天이나 天數不及하면 太陰이 作接間至리니 卽謂天虛也며 此는 卽人氣天氣同虛也[46]라 又遇驚而奪精하면 汗出於心하니 因而三虛[47]하야 神明失守니이다 心爲君主之官이니 神明出焉이라 神失守位하면 卽神이 遊上丹田하야 在帝太一帝君[48]인 泥丸君下리니 神旣失守하면 神光不聚하고 卻遇火不及之歲면 有黑尸鬼가 見之하야 令人暴亡하리이다 人이 飮食勞倦하면 卽傷脾하고 又或遇太陰司天이나 天數不及하면 卽少陽이 作接間至하니 卽謂之虛也며 此는 卽人氣虛而天氣虛也라 又遇飮食飽甚하면 汗出於胃하고 醉飽行房하면 汗出於脾하니 因而三虛하야 脾神失守니이다 脾爲諫議之官이니 智周出焉이라 神旣失守면 神光

46) 人氣天氣同虛也 : 『四庫全書』에는 '人氣同虛也'로 되어 있다.
47) 因而三虛 : 金本에는 '故而三虛'로 되어 있다.
48) 帝太一帝君 : 金本에는 '太一帝君'으로 되어 있다.

失位하야 而不聚也요 卻遇土不及之年하면 或己年커나 或甲年에 失守하고 或太陰天虛면 青尸[49]鬼가 見之하야 令人卒亡하리이다 人이 久坐濕地커나 强力入水하면 卽傷腎이오 腎爲作强之官이니 伎巧出焉이라 因而三虛하면 腎神失守하야 神志失位하면 神光不聚하고 卻遇水不及之年하면 或辛不會符커나 或丙年失守커나 或太陽이 司天虛하면 有黃尸鬼가 至見之하야 令人暴亡하리이다 人이 或恚怒하며 氣逆上而不下하야 卽傷肝也니 又遇厥陰司天이나 天數不及하면 卽少陰이 作接間至하니 是謂天虛也며 此는 謂天虛人虛也라 又遇疾走恐懼하면 汗出於肝이요 肝爲將軍之官이니 謀慮出焉이라 神位失守하면 神光不聚하고 又遇木不及年하면 或丁年不符커나 或壬年失守커나 或厥陰이 司天虛也리니 有白尸鬼라 見之하야 令人暴亡也리이다 已上의 五失守者는 天虛而人虛也요 神游하야 守其位하면 卽有五尸鬼干人하야 令人暴亡也리니 謂之曰尸厥이라 人이 犯五神易位하면 卽神光不圓也리니 非但尸鬼라 卽一切邪犯者는 皆是神失守位故也니이다 此는 謂得守者生하고 失守者는 死하며 得神者는 昌하고 失神者는 亡이니이다

49) 太陰天虛 青尸 : 金本에는 '太陰天虛 背青尸'로 되어 있다.

제74편 至眞要大論

黃帝 問曰五氣交合에 盈虛更作은 余知之矣어니와 六氣分治에 司天地者는 其至 何如오

岐伯이 再拜對曰明乎哉라 問也시여 天地之大紀요 人神之通應也니이다

帝 曰願聞上合昭昭하고 下合冥冥하노니 奈何오

岐伯이 曰此道之所主오 工之所疑也니이다

帝 曰願聞其道也하노라

岐伯이 曰厥陰司天에 其化以風이요 少陰司天에 其化以熱이요 太陰司天에 其化以濕이요 少陽司天에 其化以火요 陽明司天에 其化以燥요 太陽司天에 其化以寒이니 以所臨藏位로 命其病者也니이다

帝 曰地化는 奈何오

岐伯이 曰司天同候하니 間氣도 皆然이니이다

帝 曰間氣는 何謂오

岐伯이 曰司左右者를 是謂間氣也니이다

帝 曰何以異之오

岐伯이 曰主歲者는 紀歲하고 間氣者는 紀步也니이다

帝 曰善하다 歲主는 奈何오

岐伯이 曰厥陰은 司天爲風化하고 在泉爲酸化하며 司氣爲蒼化하고 間氣爲動化라 少陰은 司天爲熱化하고 在泉爲苦化하며 不司氣化하고 居氣爲灼化라 太陰은 司天爲濕化하고 在泉爲甘化하며 司氣爲黅化하고 間氣爲柔化라 少陽은 司天爲火化하고 在泉爲苦化하며 司氣爲丹化하고 間氣爲明化라 陽明은 司天爲燥化하고 在泉爲辛化하며 司氣爲素化하고 間氣爲淸化라 太陽은 司天爲寒化하고 在泉爲鹹化하며 司氣爲玄化하고 間氣爲藏化라 故로 治病者는 必明六化分治와 五味五色所生과 五藏所宜라야 乃可以言盈虛病生之緖也니이다

帝 曰厥陰在泉而酸化先은 余知之矣어니와 風化之行也는 何如오

岐伯이 曰風行于地는 所謂本也니 餘氣同法이라 本乎天者는 天之氣也요 本乎地者는 地之氣也니 天地合氣에 六節分而萬物化生矣라 故로 曰謹候氣宜하야 無失病機라하니 此之謂也니이다

帝 曰其主病은 何如오

岐伯이 曰司歲備物 則無遺主矣니이다

帝 曰先歲物은 何也오

岐伯이 曰天地之專精也니이다

帝 曰司氣者는 何如오

岐伯이 曰司氣者는 主歲同이나 然이나 有餘不足也니이다

帝 曰非司歲物은 何謂也오

岐伯이 曰散也니 故로 質同而異等也라 氣味에 有薄厚하고 性用에 有躁靜하며 治保에 有多少하고 力化에 有淺深하니 此之謂也니이다

帝 曰歲主藏害는 何謂오

岐伯이 曰以所不勝으로 命之 則其要也니이다

帝 曰治之는 奈何오

岐伯이 曰上淫于下면 所勝平之하고 外淫于內면 所勝治之니이다

帝 曰善하다 平氣는 何如오

岐伯이 曰謹察陰陽所在而調之하야 以平爲期니 正者는 正治하고 反者는 反治니이다

帝 曰夫子言察陰陽所在而調之한데 論에 言人迎與寸口相應이若引繩하야 小大齊等을 命曰平이라하니 陰之所在에 寸口는 何如오

岐伯이 曰視歲南北이면 可知之矣니이다

帝 曰願卒聞之하노라

岐伯이 曰北政之歲에 少陰在泉 則寸口不應하고 厥陰在泉 則右不應하며 太陰在泉 則左不應이요 南政之歲에 少陰司天 則寸口不應하고 厥陰司天 則右不應하고 太陰司天 則左不應하니 諸不應者는 反其診則見矣니이다

帝 曰尺候는 何如오

岐伯이 曰北政之歲에 三陰在下 則寸不應하고 三陰在上 則尺不應이요 南政之歲에 三陰在天 則寸不應하고 三陰在泉 則尺不應이요 左右同이니이다 故로 曰知其要者는 一言而終이어니와 不知其要면 流散無窮이라하니 此之謂也니이다

帝 曰善하다 天地之氣 內淫而病은 何如오

岐伯이 曰歲厥陰在泉에 風淫所勝 則地氣不明하고 平野昧하며 草乃早秀요 民病은 洒洒振寒하며 善伸[1]數欠하며 心痛支滿하며 兩脇

1) 善伸 : 趙本, 明抄本에는 '善呻'으로 되어 있다.

裏急하며 飮食不下하며 鬲咽不通하야 食則嘔하며 腹脹善噫하며 得後與氣 則快然如衰하며 身體皆重이니이다 歲少陰在泉에 熱淫所勝 則焰浮川澤하고 陰處反明이요 民病은 腹中常鳴하며 氣上衝胸하며 喘不能久立하며 寒熱皮膚痛하며 目瞑 齒痛 䪼腫[2]하며 惡寒發熱如瘧하며 少腹中痛 腹大요 蟄蟲不藏이니이다 歲太陰在泉에 草乃早榮하고 濕淫所勝 則埃昏巖谷하고 黃反見黑하니 至陰之交요 民病은 飮積心痛하며 耳聾渾渾焞焞하며 嗌腫喉痹하며 陰病血見하며 少腹痛腫하며 不得小便하며 病衝頭痛하며 目似脫 項似拔 腰似折하며 髀不可以回하며 膕如結 腨如別[3]이니이다 歲少陽在泉에 火淫所勝 則焰明郊野하고 寒熱更至요 民病은 注泄赤白하며 少腹痛溺赤하며 甚則血便하니 少陰同候니이다 歲陽明在泉에 燥淫所勝 則霿霧淸暝이요 民病은 喜嘔하야 嘔有苦하며 善太息하며 心脇痛하야 不能反側하고 甚則嗌乾面塵하며 身無膏澤하며 足外反熱이니이다 歲太陽在泉에 寒淫所勝 則凝肅慘慄이요 民病은 少腹控睾丸하며 引腰脊하며 上衝心痛하며 血見하며 嗌痛頷腫이니이다

---

2) 䪼腫 : 吳本, 藏本 등에는 '䪼項'으로 되어 있다.

3) 腨如別 : 『靈樞 · 經脈』에는 '腨如裂'로 되어 있다.

帝 曰善하다 治之는 奈何오

岐伯이 曰諸氣在泉에 風淫于內면 治以辛凉하고 佐以苦[4]호대 以甘緩之하고 以辛散之요 熱淫于內면 治以鹹寒하고 佐以甘苦호대 以酸收之하고 以苦發之요 濕淫于內면 治以苦熱하고 佐以酸淡호대 以苦燥之하고 以淡泄之요 火淫于內면 治以鹹冷하고 佐以苦辛호대 以酸收之하고 以苦發之요 燥淫于內면 治以苦溫하고 佐以甘辛호대 以苦下之요 寒淫于內면 治以甘熱하고 佐以苦辛호대 以鹹寫之하고 以辛潤之하며 以苦堅之니이다

帝 曰善하다 天氣之變은 何如오

岐伯이 曰厥陰司天에 風淫所勝 則太虛埃昏하고 雲物以擾하며 寒生春氣하야 流水不冰이요 民病은 胃脘當心而痛하며 上支兩脇하며 鬲咽不通하야 飮食不下하며 舌本强하며 食則嘔하며 冷泄腹脹溏泄하며 瘕하며 水閉하며 蟄蟲不去[5]하니 病本于脾라 衝陽絶이면 死不治니이다

少陰司天에 熱淫所勝하면 怫熱至하고 火行其政이요 民病은 胸中煩熱하며 嗌乾하며 右胠滿하며 皮膚痛하며 寒熱欬喘하며 大雨且

---

4) 佐以苦 : 明抄本에는 '佐以苦甘'으로 되어 있다.

5) 蟄蟲不去 : 吳本, 明抄本, 熊本 등에는 '蟄蟲不出'로 되어 있다.

至라 唾血血泄하며 鼽衄嚏嘔하며 溺色變하며 甚則瘡瘍胕腫하며 肩背臂臑及缺盆中痛하며 心痛하며 肺䐜 腹大滿하며 膨膨而喘欬하니 病本于肺라 尺澤絶이면 死不治니이다

太陰司天에 濕淫所勝 則沈陰且布하야 雨變枯槁요 胕腫[6] 骨痛陰痺니 陰痺者는 按之不得이오 腰脊頭項痛하며 時眩하며 大便難하며 陰氣不用하며 飢不欲食하며 欬唾則有血하며 心如懸하니 病本于腎이라 太谿絶이면 死不治니이다

少陽司天에 火淫所勝 則溫氣流行하야 金政不平이요 民病은 頭痛하고 發熱惡寒而瘧하며 熱上하며 皮膚痛하며 色變黃赤하고 傳而爲水하야 身面胕腫하며 腹滿仰息하며 泄注赤白하며 瘡瘍하며 欬唾血하며 煩心胸中熱하며 甚則鼽衄하니 病本于肺라 天府絶이면 死不治니이다

陽明司天에 燥淫所勝 則木乃晩榮하고 草乃晩生하며 筋骨內變이요 民病은 左胠脇痛하며 寒淸于中하야 感而瘧하며 大凉革候요 欬하며 腹中鳴하며 注泄鶩溏하며 名木斂하야 生菀于下하며 草焦上首요 心脇暴痛하야 不可反側하며 嗌乾面塵하며 腰痛하며 丈夫㿗疝하고

6) 胕腫 : 明抄本에는 '民病胕腫'으로 되어 있다.

婦人少腹痛하며 目昧[7]眥瘍하며 瘡痤癰하며 蟄蟲來見하니 病本于肝이라 太衝絶이면 死不治니이다

太陽司天에 寒淫所勝 則寒氣反至하야 水且冰하고 血變于中하야 發爲癰瘍이요 民病은 厥心痛하며 嘔血 血泄 鼽衄하며 善悲하며 時眩仆하며 運火炎烈하면 雨暴乃雹이요 胸腹滿하며 手熱肘攣하며 掖衝[8]하며 心澹澹大動하며 胸脇胃脘不安하며 面赤目黃하며 善噫嗌乾하며 甚則色炱하며 渴而欲飮하니 病本于心이라 神門絶이면 死不治라 所謂動氣로 知其藏也니이다

帝 曰善하다 治之는 奈何오

岐伯이 曰司天之氣 風淫所勝하면 平以辛凉하고 佐以苦甘호대 以甘緩之하고 以酸寫之요 熱淫所勝하면 平以鹹寒하고 佐以苦甘호대 以酸收之요 濕淫所勝하면 平以苦熱하고 佐以酸辛호대 以苦燥之하고 以淡泄之요 濕上甚而熱하면 治以苦溫하고 佐以甘辛호대 以汗爲故而止요 火淫所勝하면 平以酸冷[9]하고 佐以苦甘호대 以酸收之하고 以苦發之하며 以酸復之니 熱淫同이요 燥淫所勝하면 平以苦濕[10]하고

---

7) 目昧 : 吳本에는 '目眛'로 되어 있다.

8) 掖衝 : 胡本, 趙本, 吳本, 熊本 등에는 '掖腫'으로 되어 있다.

9) 平以酸冷 : 吳本, 明抄本, 熊本, 藏本 등에는 '平以鹹冷'으로 되어 있다.

佐以酸辛호대 以苦下之요 寒淫所勝하면 平以辛熱하고 佐以甘苦호대 以鹹寫之니이다

帝 曰善하다 邪氣反勝하면 治之는 奈何오

岐伯이 曰風司于地에 淸反勝之하면 治以酸溫하고 佐以苦甘호대 以辛平之요 熱司于地에 寒反勝之하면 治以甘熱하고 佐以苦辛호대 以鹹平之요 濕司于地에 熱反勝之하면 治以苦冷하고 佐以鹹甘호대 以苦平之요 火司于地에 寒反勝之하면 治以甘熱하고 佐以苦辛호대 以鹹平之요 燥司于地에 熱反勝之하면 治以平寒하고 佐以苦甘호대 以酸平之하고 以和爲利요 寒司于地에 熱反勝之하면 治以鹹冷하고 佐以甘辛호대 以苦平之니이다

帝 曰其司天邪勝은 何如오

岐伯이 曰風化於天에 淸反勝之하면 治以酸溫하고 佐以甘苦요 熱化於天에 寒反勝之하면 治以甘溫하고 佐以苦酸辛이요 濕化於天에 熱反勝之하면 治以苦寒하고 佐以苦酸이요 火化於天에 寒反勝之하면 治以甘熱하고 佐以苦辛이요 燥化於天에 熱反勝之하면 治以辛寒하고 佐以苦甘이요 寒化於天에 熱反勝之하면 治以鹹冷하고

10) 平以苦濕 : 『類經』에는 '平以苦溫'으로 되어 있다.

佐以苦辛이니이다

帝 曰六氣相勝은 奈何오

岐伯이 曰厥陰之勝에 耳鳴頭眩하며 憒憒欲吐하며 胃鬲如寒하며 大風數擧하고 倮蟲不滋하며 胠脇氣幷하야 化而爲熱하며 小便黃赤하며 胃脘當心而痛하며 上支兩脇하며 腸鳴飧泄하며 少腹痛하며 注下赤白하며 甚則嘔吐하며 鬲咽不通하니이다

少陰之勝에 心下熱 善飢[11]하며 齊下反動[12]하야 氣遊三焦하며 炎暑至하야 木乃津하고 草乃萎하며 嘔逆 躁煩하며 腹滿痛하며 溏泄이 傳爲赤沃이니이다

太陰之勝에 火氣內鬱하야 瘡瘍於中하고 流散於外하니 病在胠脇하고 甚則心痛하며 熱格하야 頭痛 喉痹 項强하고 獨勝則濕氣內鬱하야 寒迫下焦則心痛하며 熱格하야 頭痛 喉痹 項强하고 獨勝則濕氣內鬱하야 寒迫下焦하고 痛留頂하야 互引眉間하며 胃滿하며 雨數至하야 燥化乃見하고 少腹滿하며 腰脽重强하며 內不便하며 善注泄하며 足下溫하며 頭重하며 足脛胕腫하며 飮發於中하면 胕腫於上하니이다

11) 善飢 : 藏本에는 '苦飢'로 되어 있다.
12) 齊下反動 : 讀本, 吳本 등에는 '齊下反痛'으로 되어 있다.

少陽之勝에 熱客於胃하야 煩心心痛하며 目赤 欲嘔 嘔酸하며 善飢 耳痛 溺赤하며 善驚譫妄하고 暴熱消爍하야 草萎水涸하고 介蟲乃屈하며 少腹痛하야 下沃赤白하니이다

陽明之勝에 淸發於中하고 左胠脇痛溏泄하며 內爲嗌塞하고 外發㿗疝하며 大凉肅殺하야 華英改容하고 毛蟲乃殃하며 胸中不便하며 嗌塞而欬하니이다

太陽之勝에 凝溧且至하야 非時水冰하고 羽乃後化하며 痔瘧發하며 寒厥入胃則內生心痛하며 陰中乃瘍하야 隱曲不利하며 互引陰股하며 筋肉拘苛하며 血脈凝泣하며 絡滿色變하야 或爲血泄하며 皮膚否腫하며 腹滿食減하며 熱反上行하야 頭項囟頂[13]腦戶中痛하며 目如脫하며 寒入下焦하야 傳爲濡寫니이다

帝 曰治之는 奈何오

岐伯이 曰厥陰之勝은 治以甘淸하고 佐以苦辛호대 以酸寫之요 少陰之勝은 治以辛寒하고 佐以苦鹹호대 以甘寫之요 太陰之勝은 治以鹹熱하고 佐以辛甘호대 以苦寫之요 少陽之勝은 治以辛寒하고 佐以甘鹹호대 以甘寫之요 陽明之勝은 治以酸溫하고 佐以辛甘호대

---

13) 頭項囟頂 : 明抄本에는 '頭項巓頂'으로 되어 있다.

以苦泄之요 太陽之勝은 治以甘熱하고 佐以辛酸호대 以鹹寫之니이다

帝 曰六氣之復은 何如오

岐伯이 曰悉乎哉라 問也시여 厥陰之復에 少腹堅滿하며 裏急暴痛하며 偃木飛沙하고 倮蟲不榮하며 厥心痛하며 汗發嘔吐하야 飮食不入하고 入而復出하며 筋骨掉眩하며 淸厥하고 甚則入脾하야 食痹而吐하니 衝陽絶이면 死不治니이다

少陰之復에 懊熱內作하야 煩燥鼽嚏하며 少腹絞痛하며 火見燔焫하야 嗌燥하며 分注時止하며 氣動於左하야 上行於右하며 欬하며 皮膚痛하며 暴瘖心痛하며 鬱冒不知人하며 乃洒淅惡寒하며 振慄譫妄하며 寒已而熱하야 渴而欲飮하며 少氣骨痿[14]하며 隔腸不便하며 外爲浮腫噦噫하며 赤氣後化하면 流水不冰하고 熱氣大行하야 介蟲不福[15]하고 病疿胗瘡瘍하며 癰疽痤痔하며 甚則入肺하야 欬而鼻淵하니 天府絶이면 死不治니이다

太陰之復에 濕變乃擧하야 體重中滿하고 食飮不化하며 陰氣上厥하야 胸痛重而掉瘛尤甚하며 嘔而密默하며 唾吐淸液하며 甚則入

14) 骨痿 : 讀本, 吳本 등에는 '骨萎'로 되어 있다.

15) 介蟲不福 : 胡本, 讀本, 吳本, 明抄本 등도 동일하며, 기타 판본에는 모두 '介蟲不復'으로 되어 있다.

胬하야 竅寫無度하니 太谿絶이면 死不治니이다

少陽之復에 大熱將至하야 枯燥燔爇하고 介蟲乃耗하며 驚瘛欬衄하며 心熱煩燥하며 便數憎風하며 厥氣上行하야 面如浮埃하며 目乃瞤瘛하며 火氣內發하야 上爲口糜하며 嘔逆하며 血溢血泄하며 發而爲瘧하야 惡寒鼓慄하며 寒極反熱하야 嗌絡焦槁하며 渴引水漿[16]하며 色變黃赤하며 少氣脈萎하며 化而爲水하야 傳爲胕腫하며 甚則入肺하야 欬而血泄하니 尺澤絶이면 死不治니이다

陽明之復에 淸氣大擧하야 森木蒼乾하고 毛蟲乃厲하며 病生胠脇하야 氣歸於左하며 善太息하며 甚則心痛否滿하며 腹脹而泄하며 嘔苦[17]欬噦하며 煩心하니 病在鬲中이오 頭痛하며 甚則入肝하야 驚駭筋攣하니 太衝絶이면 死不治니이다

太陽之復에 厥氣上行하야 水凝雨冰하고 羽蟲乃死하며 心胃生寒하야 胸中不利[18]하며 心痛否滿하며 頭痛 善悲하며 時眩仆하며 食減하며 腰脽反痛하야 屈伸不便이요 地裂冰堅하야 陽光不治하고 少腹控睾하야 引腰脊하며 上衝心하며 唾出淸水하며 及爲噦噫하고 甚

---

16) 渴引水漿 : 明抄本에는 '渴飮水漿'으로 되어 있다.

17) 嘔苦 : 趙本에는 '嘔吐'로 되어 있다.

18) 胸中不利 : 胡本, 趙本, 吳本, 藏本, 熊本 등도 동일하며, 기타 판본에는 모두 '胸膈不利'로 되어 있다.

則入心하야 善忘善悲하니 神門絶이면 死不治니이다

帝 曰善하다 治之는 奈何오

岐伯이 曰厥陰之復은 治以酸寒[19]하고 佐以甘辛호대 以酸寫之하고 以甘緩之요 少陰之復은 治以鹹寒하고 佐以苦辛호대 以甘寫之하고 以酸收之하며 辛苦發之[20]하고 以鹹耎之요 太陰之復은 治以苦熱하고 佐以酸辛호대 以苦寫之 燥之 泄之요 少陽之復은 治以鹹冷하고 佐以苦辛호대 以鹹耎之하고 以酸收之하며 辛苦發之요 發不遠熱[21]하고 無犯溫凉하니 少陰同法이요 陽明之復은 治以辛溫하고 佐以苦甘호대 以苦泄之하고 以苦下之하며 以酸補之요 太陽之復은 治以鹹熱하고 佐以甘辛호대 以苦堅之라 治諸勝復에 寒者熱之하고 熱者寒之하며 溫者淸之하고 淸者溫之하며 散者收之하고 抑者散之하며 燥者潤之하고 急者緩之하며 堅者耎之하고 脆者堅之하며 衰者補之하고 强者寫之하야 各安其氣하고 必淸必靜하면 則病氣衰去하야 歸其所宗하니 此治之大體也니이다

帝 曰善하다 氣之上下는 何謂也오

---

19) 治以酸寒 : 『新校正』에서 "別本에는 '治以酸寒'이 '治以辛寒'으로 되어 있다"라고 하였다.

20) 辛苦發之 : 吳本, 明抄本, 藏本, 熊本 등에는 '以苦發之'로 되어 있다.

21) 發不遠熱 : 『素問 · 六元正紀大論』에는 '發表不遠熱'로 되어 있다.

岐伯이 曰身半以上은 其氣三矣라 天之分也니 天氣主之하고 身半以下는 其氣三矣라 地之分也니 地氣主之니이다 以名命氣하고 以氣命處하야 而言其病이라 半은 所謂天樞也니이다 故로 上勝而下俱病者는 以地名之하고 下勝而上俱病者는 以天名之라 所謂勝至에 報氣屈伏而未發也요 復至則不以天地異名하고 皆如復氣爲法也니이다

帝 曰勝復之動이 時有常乎며 氣有必乎아

岐伯이 曰時有常位나 而氣無必也니이다

帝 曰願聞其道也하노라

岐伯이 曰初氣終三氣는 天氣主之니 勝之常也요 四氣盡終氣는 地氣主之니 復之常也라 有勝則復하고 無勝則否니이다

帝 曰善하다 復已而勝은 何如오

岐伯이 曰勝至則復이니 無常數也요 衰乃止耳라 復已而勝에 不復이면 則害니 此傷生也니이다

帝 曰復而反病은 何也오

岐伯이 曰居非其位면 不相得也니 大復其勝 則主勝之 故로 反病也니 所謂火燥熱也니이다

帝 曰治之는 何如오

岐伯이 曰夫氣之勝也에 微者는 隨之하고 甚者는 制之요 氣之復也에 和者는 平之하고 暴者는 奪之니 皆隨勝氣하야 安其屈伏호대 無問其數하고 以平爲期니 此其道也니이다

帝 曰善하다 客主之勝復은 奈何오

岐伯이 曰客主之氣는 勝而無復也니이다

帝 曰其逆從은 何如오

岐伯이 曰主勝이면 逆이요 客勝이면 從이니 天之道也니이다

帝 曰其生病은 何如오

岐伯이 曰厥陰司天에 客勝則耳鳴掉眩하고 甚則欬요 主勝則胸脇痛하고 舌難以言하니이다

少陰司天에 客勝則鼽嚏하며 頸項强하며 肩背瞀熱하며 頭痛少氣하며 發熱하며 耳聾目瞑하고 甚則胕腫血溢하며 瘡瘍欬喘이요 主勝則心熱煩躁하고 甚則脇痛支滿하니이다

太陰司天에 客勝則首面胕腫하며 呼吸氣喘이요 主勝則胸腹滿하며 食已而瞀하니이다

少陽司天에 客勝則丹胗外發하며 及爲丹熛瘡瘍하며 嘔逆喉痹하며

頭痛嗌腫하며 耳聾血溢하며 內爲瘛瘲이요 主勝則胸滿 欬 仰息하며 甚而有血하며 手熱하니이다

陽明司天에 淸復內餘 則欬衄嗌塞하며 心鬲中熱하며 欬不止而白血出者는 死니이다

太陽司天에 客勝則胸中不利하며 出淸涕하며 感寒則欬요 主勝則喉嗌中鳴하니이다

厥陰在泉에 客勝則大關節不利하며 內爲痙强拘瘛하고 外爲不便이요 主勝則筋骨繇幷하며 腰腹時痛하니이다

少陰在泉에 客勝則腰痛하며 尻股膝髀腨胻足病하며 瞀熱以酸하며 胕腫不能久立하며 溲便變이요 主勝則厥氣上行하야 心痛發熱하며 鬲中하며 衆痹皆作하야 發於胠脇하며 魄汗不藏하야 四逆而起하니이다

太陰在泉에 客勝則足痿下重하며 便溲不時하며 濕客下焦하야 發而濡寫하며 及爲腫隱曲之疾이요 主勝則寒氣逆滿하야 食飮不下하며 甚則爲疝이니이다

少陽在泉에 客勝則腰腹痛而反惡寒하며 甚則下白溺白이요 主勝則熱反上行而客於心하야 心痛發熱하며 格中而嘔니 少陰同候니이다

陽明在泉에 客勝則淸氣動下하야 少腹堅滿而數便寫요 主勝則

腰重腹痛하고 少腹生寒하야 下爲鶩溏 則寒厥於腸하며 上衝胸中하며 甚則喘不能久立하니이다

太陽在泉에 寒復內餘 則腰尻痛하야 屈伸不利하며 股脛足膝中痛하니이다

帝 曰善하다 治之는 奈何오

岐伯이 曰高者는 抑之하고 下者는 擧之하며 有餘者[22]는 折之하고 不足者[23]은 補之하며 佐以所利하고 和以所宜니 必安其主客하야 適其寒溫이니 同者는 逆之하고 異者는 從之니이다

帝 曰治寒以熱하고 治熱以寒하며 氣相得者는 逆之하고 不相得者는 從之는 余已[24]知之矣어니와 其於正味는 何如오

岐伯이 曰木位之主에 其寫以酸하고 其補以辛이요 火位之主에 其寫以甘하고 其補以鹹이요 土位之主에 其寫以苦하고 其補以甘이요 金位之主에 其寫以辛하고 其補以酸이요 水位之主에 其寫以鹹하고 其補以苦하니이다

厥陰之客에 以辛補之하고 以酸寫之하며 以甘緩之요 少陰之客에

---

22) 有餘者 : 讀本, 趙本, 吳本, 藏本 등도 동일하며, 기타 판본에는 모두 '有餘'로 되어 있다.
23) 不足者 : 讀本, 趙本, 吳本, 藏本 등도 동일하며, 기타 판본에는 모두 '不足'로 되어 있다.
24) 已 : 胡本, 趙本, 藏本 등도 동일하며, 기타 판본에는 모두 '以'로 되어 있다.

以鹹補之하고 以甘寫之하며 以鹹收之[25]요 太陰之客에 以甘補之하고 以苦寫之하며 以甘緩之요 少陽之客에 以鹹補之하고 以甘寫之하며 以鹹耎之요 陽明之客에 以酸補之하고 以辛寫之하며 以苦泄之요 太陽之客에 以苦補之하고 以鹹寫之하며 以苦堅之하고 以辛潤之니 開發腠理하야 致津液하고 通氣也니이다

帝 曰善하다 願聞陰陽之三也하노니 何謂오

岐伯이 曰氣有多少하야 異用也니이다

帝 曰陽明은 何謂也오

岐伯이 曰兩陽合明也니이다

帝 曰厥陰은 何也오

岐伯이 曰兩陰交盡也니이다

帝 曰氣有多少하고 病有盛衰하며 治有緩急하고 方有大小하니 願聞其約하노니 奈何오

岐伯이 曰氣有高下하고 病有遠하며 證有中外하고 治有輕重하니 適其至所爲故也니이다 大要에 曰君一臣二는 奇之制也요 君二臣四는 偶之制也요 君二臣三은 奇之制也요 君二臣六[26]은 偶之制

---

25) 以鹹收之 : 明抄本에는 '以酸收之'로 되어 있다.

26) 君二臣六 : 趙本, 吳本, 藏本, 熊本 등에는 '君三臣六'으로 되어 있다.

也라 故로 曰近者는 奇之하고 遠者는 偶之하며 汗者는 不以奇하고 下者는 不以偶[27]하며 補上治上에 制以緩하고 補下治下에 制以急이니 急則氣味厚하고 緩則氣味薄하니 適其至所는 此之謂也니이다 病所遠而中道氣味之者는 食而過之니 無越其制度也라 是故로 平氣之道는 近而奇偶에 制小其服也요 遠而奇偶에 制大其服也니 大則數少하고 小則數多하니 多則九之하고 少則二之라 奇之不去則偶之니 是謂重方이요 偶之不去 則反佐以取之니 所謂寒熱溫凉을 反從其病也니이다

帝 曰善하다 病生於本은 余知之矣어니와 生於標者는 治之奈何오

岐伯이 曰病反其本이면 得標之하고 治反其本이면 得標之方이니이다

帝 曰善하다 六氣之勝은 何以候之오

岐伯이 曰乘其至也니 淸氣大來는 燥之勝也니 風木受邪하야 肝病生焉이요 熱氣大來는 火之勝也니 金燥受邪하야 肺病生焉이요 寒氣大來는 水之勝也니 火熱受邪하야 心病生焉이요 濕氣大來는 土之勝也니 寒水受邪하야 腎病生焉이요 風氣大來는 木之勝也니 土濕受邪하야 脾病生焉이니 所謂感邪而生病也니이다 乘年之虛 則

27) 汗者不以奇 下者不以偶 : 明抄本에는 '汗者不以偶 下者不以奇'로 되어 있다.

邪甚也요 失時之和면 亦邪甚也요 遇月之空이면 亦邪甚也요 重感於邪 則病危矣라 有勝之氣면 其必來復也니이다

帝 曰其脈至는 何如오

岐伯이 曰厥陰之至에 其脈弦하고 少陰之至에 其脈鉤하며 太陰之至에 其脈沈하고 少陽之至에 大而浮하며 陽明之至에 短而濇하고 太陽之至에 大而長이니 至而和則平이요 至而甚則病이요 至而反者病이요 至而不至者病이요 未至而至者病이요 陰陽易者는 危니이다

帝 曰六氣標本에 所從不同은 奈何오

岐伯이 曰氣有從本者하고 有從標本者하며 有不從標本者也니이다

帝 曰願卒聞之하노라

岐伯이 曰少陽太陰은 從本이요 少陰太陽은 從本從標요 陽明厥陰은 不從標本하고 從乎中也니이다 故로 從本者는 化生於本이요 從標本者는 有標本之化요 從中者는 以中氣爲化也니이다

帝 曰脈從而病反者는 其診이 何如오

岐伯이 曰脈至而從이나 按之不鼓니 諸陽皆然이니이다

帝 曰諸陰之反은 其脈이 何如오

岐伯이 曰脈至而從이나 按之鼓甚而盛也라 是故로 百病之起는

有生於本者하고 有生於標者하며 有生於中氣者하니 有取本而得者하며 有取標而得者하며 有取中氣而得者하며 有取標本而得者하며 有逆取而得者하며 有從取而得者하니 逆은 正順也요 若順은 逆也라 故로 曰知標與本이면 用之不殆하고 明知逆順이면 正行無間[28]이라하니 此之謂也니이다 不知是者는 不足以言診이요 足以亂經이라 故로 大要에 曰粗工이 嘻嘻하야 以爲可知나 言熱未已에 寒病復始하니 同氣異形에 迷診亂經이라하니 此之謂也니이다 夫標本之道는 要而博하고 小而大하야 可以言一而知百病之害라 言標與本이면 易而勿損이요 察本與標면 氣可令調요 明知勝復이면 爲萬民式이니 天之道畢矣니이다

帝 曰勝復之變에 早晏은 何如오

岐伯이 曰夫所勝者는 勝至已病하고 病已慍慍而復已萌也요 夫所復者는 勝盡而起하고 得位而甚이라 勝有微甚하고 復有少多하야 勝和而和하고 勝虛而虛하니 天之常也니이다

帝 曰勝復之作에 動不當位하고 或後時而至하니 其故는 何也오

岐伯이 曰夫氣之生은 與其化로 衰盛異也니 寒暑溫涼 盛衰

28) 正行無間 : 吳本, 藏本, 『四庫全書』 등도 동일하며, 기타 판본에는 모두 '正行無問'으로 되어 있다.

之用은 其在四維라 故로 陽之動은 始於溫하야 盛於暑하고 陰之動은 始於淸하야 盛於寒하니 春夏秋冬이 各差其分이라 故로 大要에 曰彼春之暖이 爲夏之暑요 彼秋之忿이 爲冬之怒니 謹按四維면 斥候皆歸하야 其終可見하고 其始可知라하니 此之謂也니이다

帝 曰差有數乎아

歧伯이 曰又凡三十度也니이다

帝 曰其脈應은 皆何如오

歧伯이 曰差同正法하니 待時而去也라 脈要에 曰春不沈 夏不弦 冬不濇 秋不數[29]이 是謂四塞이니이다 沈甚曰病이요 弦甚曰病이요 濇甚曰病이요 數甚曰病이요 參見曰病이요 復見曰病이요 未去而去曰病이요 去而不去曰病이요 反者는 死라 故로 曰氣之相守司也는 如權衡之不得相失也니 夫陰陽之氣 淸淨則生化治하고 動則苛疾起라하니 此之謂也니이다

帝 曰幽明은 何如오

歧伯이 曰兩陰交盡 故로 曰幽요 兩陽合明 故로 曰明이니 幽明之配는 寒暑之異也니이다

---

29) 冬不濇 秋不數 : 趙本에는 '秋不數 冬不濇'으로 되어 있다.

帝 曰分至는 何如오

岐伯이 曰氣至之謂至요 氣分之謂分이라 至則氣同하고 分則氣異하니 所謂天地之正紀也니이다

帝 曰夫子言春秋는 氣始于前하고 冬夏는 氣始于後라하시니 余已知之矣라 然이나 六氣往復하야 主歲不常也니 其補寫는 奈何오

岐伯이 曰上下所主에 隨其所利하야 正其味 則其要也니 左右同法이라 大要에 曰少陽之主에 先甘後鹹하고 陽明之主에 先辛後酸하고 太陽之主에 先鹹後苦하고 厥陰之主에 先酸後辛하고 少陰之主에 先甘後鹹하고 太陰之主에 先苦後甘하야 佐以所利하고 資以所生이 是謂得氣라하니이다

帝 曰善하다 夫百病之生也는 皆生於風寒暑濕燥火하야 以之化之變也라 經에 言盛者는 寫之하고 虛者는 補之라하니 余錫以方士而方士用之에 尙未能十全이라 余欲令要道必行하야 桴鼓相應하고 猶拔刺雪汙하니 工巧神聖을 可得聞乎아

岐伯이 曰審察病機하야 無失氣宜라하니 此之謂也니이다

帝 曰願聞病機하노니 何如오

岐伯이 曰諸風掉眩은 皆屬於肝이요 諸寒收引은 皆屬於腎이요

諸氣膹鬱은 皆屬於肺요 諸濕腫滿은 皆屬於脾요 諸熱瞀瘛는 皆屬於火요 諸痛痒瘡은 皆屬於心이요 諸厥固泄은 皆屬於下[30]요 諸痿喘嘔는 皆屬於上이요 諸禁鼓慄이 如喪神守는 皆屬於火요 諸痙項强은 皆屬於濕이요 諸逆衝上은 皆屬於火요 諸脹腹大는 皆屬於熱이요 諸躁狂越은 皆屬於火요 諸暴强直은 皆屬於風이요 諸病有聲이 鼓之如鼓는 皆屬於熱이요 諸病胕腫하고 疼酸驚駭는 皆屬於火요 諸轉反戾하고 水液渾濁은 皆屬於熱이요 諸病水液이 澄澈淸冷은 皆屬於寒이요 諸嘔吐酸하고 暴注下迫은 皆屬於熱이니이다 故로 大要에 曰謹守病機하고 各司其屬하야 有者를 求之하고 無者를 求之하며 盛者를 責之하고 虛者를 責之에 必先五勝하고 疎其血氣하야 令其調達 而致和平[31]이라하니 此之謂也니이다

帝 曰善하다 五味陰陽之用은 何如오

岐伯이 曰辛甘은 發散하니 爲陽이요 酸苦는 涌泄하니 爲陰이요 鹹味는 涌泄하니 爲陰이요 淡味는 滲泄하니 爲陽이라 六者 或收 或散 或緩 或急 或燥 或潤 或耎 或堅하니 以所利而行之하야

30) 皆屬於下 : 滑抄本에는 '皆屬於邪'로 되어 있다.

31) 而致和平 : 吳本에는 '而至和平'으로 되어 있다.

調其氣하야 使其平也니이다

帝 曰非調氣而得者는 治之奈何며 有毒無毒에 何先何後오 願聞其道하노라

岐伯이 曰有毒無毒에 所治爲主하야 適大小爲制也니이다

帝 曰請言其制하노라

岐伯이 曰君一臣二는 制之小也요 君一臣三佐五는 制之中也요 君一臣三佐九는 制之大也라 寒者는 熱之하고 熱者는 寒之하며 微者는 逆之하고 甚者는 從之하며 堅者는 削之하고 客者는 除之하며 勞者는 溫之하고 結者는 散之하며 留者는 攻之하고 燥者는 濡之하며 急者는 緩之하고 散者는 收之하며 損者는 益之[32]하고 逸者는 行之하며 驚者는 平之하고 上之下之하며 摩之浴之하고 薄之劫之하며 開之發之하야 適事爲故니이다

帝 曰何謂逆從고

岐伯이 曰逆者는 正治요 從者는 反治니 從少從多는 觀其事也니이다

---

32) 損者 益之 : 胡本, 讀本, 吳本, 明抄本, 藏本, 熊本 등도 동일하며, 기타 판본에는 모두 '損者 溫之'로 되어 있다.

帝 曰反治는 何謂오

岐伯이 曰熱因寒用하고 寒因熱用하며 塞因塞用하고 通因通用이라 必伏其所主而先其所因이니 其始則同이나 其終則異라 可使破積하고 可使潰堅하며 可使氣和하고 可使必已니이다

帝 曰善하다 氣調而得者는 何如오

岐伯이 曰逆之從之니 逆而從之커나 從而逆之하야 踈氣令調 則其道也니이다

帝 曰善하다 病之中外는 何如오

岐伯이 曰從內之外者는 調其內하고 從外之內者는 治其外하며 從內之外而盛於外者는 先調其內而後治其外하고 從外之內而盛於內者는 先治其外而後調其內하며 中外不相及 則治主病이니이다

帝 曰善하다 火熱復에 惡寒發熱이 有如瘧狀하야 或一日發하고 或間數日發하니 其故는 何也오

岐伯이 曰勝復之氣 會遇之時에 有多少也니 陰氣多而陽氣少 則其發日遠하고 陽氣多而陰氣少 則其發日近이라 此는 勝復相薄에 盛衰之節이니 瘧亦同法이니이다

帝 曰論에 言治寒以熱하고 治熱以寒이라하니 而方士不能廢繩

墨而更其道也어늘 有病熱者에 寒之而熱하고 有病寒者에 熱之而寒하야 二者皆在에 新病復起는 奈何治오

岐伯이 曰諸寒之而熱者는 取之陰하고 熱之而寒者는 取之陽이니 所謂求其屬也니이다

帝 曰善하다 服寒而反熱하고 服熱而反寒은 其故何也오

岐伯이 曰治其王氣라 是以反也니이다

帝 曰不治王而然者는 何也오

岐伯이 曰悉乎哉라 問也시여 不味[33]五味屬也[34]라 夫五味入胃에 各歸所喜攻하야 酸先入肝[35]하고 苦先入心하고 甘先入脾하고 辛先入肺하고 鹹先入腎하니 久而增氣는 物化之常也요 氣增而久는 夭之由也니이다

帝 曰善하다 方制君臣은 何謂也오

岐伯이 曰主病之謂君이요 佐君之謂臣이요 應臣之謂使니 非上下三品之謂也니이다

帝 曰三品은 何謂오

33) 不味 : 기타 판본에는 모두 '不治'로 되어 있다.

34) 五味屬也 : 胡本, 吳本, 熊本 등에는 '王味屬也'로 되어 있다.

35) 各歸所喜攻 酸先入肝 : 守校本에는 '各歸所喜 故酸先入肝'으로 되어 있다.

岐伯이 曰所以明善惡之殊貫也니이다

帝 曰善하다 病之中外는 何如오

岐伯이 曰調氣之方은 必別陰陽하야 定其中外하고 各守其鄕하야 內者는 內治하고 外者는 外治하며 微者는 調之하고 其次는 平之하며 盛者奪之에 汗之[36]下之하고 寒熱溫凉에 衰之以屬하야 隨其攸利니 謹道如法하면 萬擧萬全하야 氣血正平하야 長有天命하리이다

帝 曰善하다

---

36) 汗之 : 趙本, 吳本, 熊本, 滑抄本 등도 동일하며, 기타 판본에는 모두 '汗者'로 되어 있다.

제75편 著至教論

黃帝坐明堂하사 召雷公而問之曰子知醫之道乎아

雷公이 對曰誦而頗能解호대 解而未能別하고 別而未能明하며 明而未能彰하니 足以治群僚어니와 不足至侯王[1]이니이다 願得受樹天之度하야 四時陰陽合之하고 別星辰與日月光[2]하야 以彰經術하야 後世益明하야 上通神農하고 著至教하야 疑[3]於二皇하노이다

帝 曰善하다 無失之하라 此皆陰陽表裏上下雌雄이 相輸應也니 而道는 上知天文하고 下知地理하며 中知人事라야 可以長久요 以教衆庶하야도 亦不疑殆니 醫道論篇을 可傳後世요 可以爲寶라

雷公이 曰請컨대 受道하야 諷誦用解리이다

帝 曰子不聞陰陽傳乎아

曰不知니이나

---

1) 不足至侯王 : 吳本에는 '不足治侯王'으로 되어 있다.

2) 別星辰與日月光 : 『新校正』에서 "『太素』에는 '別'이 '列'로 되어 있다"라고 하였으나, 지금 『太素』에는 '星與日月光'으로 되어 있다.

3) 疑 : 全元起本, 『太素』 등에는 '擬'로 되어 있다.

曰夫三陽은 天爲業하니 上下無常하야 合而病至면 偏害陰陽이니라

雷公이 曰三陽莫當이라하니 請聞其解하노이다

帝 曰三陽獨至者는 是三陽幷至니 幷至如風雨하야 上爲巓疾하고 下爲漏病이라 外無期하고 內無正하야 不中經紀하니 診無上下요 以書別이니라

雷公이 曰臣治踈愈하니 說意而已니이다

帝 曰三陽者는 至陽也라 積幷則爲驚하니 病起疾風하고 至如礔礰하야 九竅皆塞하며 陽氣滂溢하야 乾嗌喉塞이요 幷於陰則上下無常하고 薄爲腸澼이라 此謂三陽直心이니 坐不得起臥者는 便身全[4]三陽之病이라 且以知天下에 何以別陰陽하야 應四時하며 合之五行[5]이니라

雷公이 曰陽言不別하며 陰言不理하니 請起受解하야 以爲至道하노이다

帝 曰子若受傳호대 不知合至道면 以惑師敎리니 語子至道之要호리라 病傷五藏하면 筋骨以消어늘 子言不明不別이면 是世主學盡矣라 腎且絶하면 惋惋日暮하고 從容不出하며 人事不殷[6]이니라

---

4) 便身全 : 『甲乙』에는 '身重'으로 되어 있다.

5) 黃帝坐明堂 … 合之五行 : 全元起本에는 이 부분이 「四時病類論」의 앞부분에 있다.

6) 雷公曰陽言 … 人事不殷 : 全元起本에는 이 부분이 「方盛衰論」의 앞부분에 있다.

제76편 示從容論

黃帝燕坐라가 召雷公而問之曰汝는 受術誦書者라 若能[1]覽觀雜學하야 及於比類하야 通合道理면 爲余言子所長하라 五藏六府 膽胃大小腸 脾胞膀胱 腦髓涕唾 哭泣悲哀는 水所從行이라 此皆人之所生이니 治之過失을 子務明之면 可以十全[2]이나 卽不能知면 爲世所怨이리라

雷公이 曰臣請컨대 誦脈經上下篇을 甚衆多矣나 別異比類를 猶未能以十全하니 又安足以明之리잇고

帝 曰子別試通[3]五藏之過와 六府之所不和와 鍼石之敗와 毒藥所宜와 湯液滋味하니 具言其狀호대 悉言以對하고 請問不知하라

雷公이 曰肝虛腎虛脾虛는 皆令人으로 體重煩冤하니 當投[4]毒藥하고

---

1) 若能 : 『太素』에는 '善能'으로 되어 있다.

2) 可以十全 : 『太素』에는 '不以十全'으로 되어 있다.

3) 子別試通 : 『新校正』에서 "『太素』에 '別試'가 '誠別而已'로 되어 있다"라고 하였으나, 지금 『太素』에는 '子試別通'으로 되어 있다.

4) 當投 : 明抄本에는 '嘗投'로 되어 있다.

刺灸砭石湯液이나 或已或不已하니 願聞其解하노이다

帝 曰公은 何年之長而問之少아 余眞問以自謬也라 吾問子窈冥이나 子는 言上下篇以對하니 何也오 夫脾虛浮하면 似肺하고 腎小浮하면 似脾하고 肝急沈散하면 似腎하니 此는 皆工之所時亂也나 然이나 從容得之라 若夫三藏土木水는 參居하니 此童子之所知로대 問之는 何也오

雷公이 曰於此에 有人頭痛 筋攣 骨重 怯然少氣 噦噫 腹滿時驚不嗜臥하니 此는 何藏之發也니잇고 脈浮而弦하고 切之石堅하니 不知其解하야 復問所以三藏者는 以知其比類也니이다

帝 曰夫從容之謂也라 夫年長則求之於府하고 年少則求之於經하고 年壯則求之於藏이니 今子所言은 皆失八風菀熟[5]과 五藏消爍과 傳邪相受라 夫浮而弦者는 是腎不足也요 沈而石者는 是腎氣內著也요 怯然少氣者는 是水道不行하야 形氣消索也요 欬嗽煩冤者는 是腎氣之逆也라 一人之氣는 病在一藏也니 若言三藏俱行은 不在法也라

雷公이 曰於此에 有人四支解墮하고 喘欬血泄而愚診之以爲傷

5) 菀熟 : 明抄本에는 '菀熱'로 되어 있다.

肺로대 切脈浮大而緊[6]하니 愚不敢治나 粗工은 下砭石에 病愈로대 多出血하야 血止에 身輕하니 此는 何物也니잇고

帝 曰子所能治하고 知亦衆多로대 與此病으론 失矣니 譬以鴻飛亦冲於天이라 夫聖人之治病은 循法守庶[7]하고 援物比類하야 化之冥冥하야 循上及下하니 何必守經이리오 今夫脈浮大虛者는 是脾氣之外絶하야 去胃外歸陽明也라 夫二火不勝三水하니 是以로 脈亂而無常也라 四支解墮는 此脾精之不行也요 喘欬者는 是水氣并陽明也요 血泄者는 脈急血無所行也니 若夫以爲傷肺者는 由失以狂也요 不引比類는 是知不明也라 夫傷肺者는 脾氣不守하고 胃氣不淸하야 經氣不爲使하야 眞藏壞決하고 經脈傍絶하며 五藏漏泄하야 不衄則嘔하니 此二者는 不相類也라 譬如天之無形하고 地之無理하야 白與黑이 相去遠矣라 是失은 吾過矣니 以子知之 故로 不告子라 明引比類從容하니 是以로 名曰診輕[8]이요 是謂至道也라

6) 浮大而緊 : 明抄本에는 '浮大而虛'로 되어 있다.

7) 庶 : 朝鮮內醫院本과 기타 판본에는 '度'로 되어 있다.

8) 診輕 : 『太素』에는 '診經'으로 되어 있다.

제77편 疏五過論

黃帝 曰嗚呼遠哉라 閔閔乎若視深淵이며 若迎浮雲이로다 視深淵엔 尙可測이나 迎浮雲엔 莫知其際라 聖人之術은 爲萬民式하니 論裁志意에 必有法則하고 循經守數하야 按循醫事하니 爲萬民副라 故로 事有五過四德하니 汝知之乎아

雷公이 避席再拜曰臣年幼小하고 蒙愚以惑하야 不聞五過與四德하니 比類形名이나 虛引其經하야 心無所對니이다

帝 曰凡未診病者는 必問이니 嘗貴後賤하면 雖不中邪라도 病從內生하니 名曰脫營이요 嘗富後貧하면 名曰失精이니 五氣留連에 病有所幷이라 醫工診之에 不在藏府하고 不變軀形하니 診之而疑하야 不知病名이라 身體日減하야 氣虛無情[1]하고 病深無氣하면 洒洒然時驚하니 病深者는 以其外耗於衛하고 內奪於榮이라 良工所失은 不知病情이니 此亦治之一過也라

---

1) 情 : 朝鮮內醫院本과 기타 판본에는 '精'으로 되어 있다.

凡欲診病者는 必問飮食居處요 暴樂暴苦와 始樂後苦[2]는 皆傷精氣니 精氣竭絶하면 形體毁沮라 暴怒傷陰하고 暴喜傷陽하야 厥氣上行하면 滿脈去形하니 愚醫治之에 不知補寫하고 不知病情하면 精華日脫하야 邪氣迺幷하니 此治之二過也라

善爲脈者는 必以比類奇恒으로 從容知之나 爲工而不知道하야 此診之不足貴하니 此治之三過也라

診有三常하니 必問貴賤에 封君敗傷과 及欲侯王[3]이라 故貴脫勢하면 雖不中邪라도 精神內傷하야 身必敗亡하고 始富後貧하면 雖不傷邪라도 皮焦筋屈하야 痿躄爲攣하니 醫不能嚴하야 不能動神하고 外爲柔弱하야 亂至失常하야 病不能移則醫事不行하니 此治之四過也라

凡診者는 必知終始하며 有[4]知餘緖하고 切脈問名호대 當合男女라 離絶菀結하고 憂恐喜怒하야 五藏空虛하고 血氣離守나 工不能知면 何術之語리오 嘗富大傷하야 斬筋絶脈하면 身體復行이라도 令澤不

---

2) 始樂後苦 : 『新校正』에서 “『太素』에는 ‘始樂始苦’로 되어 있다”라고 하였으나, 지금 『太素』에는 빠져 있다.

3) 及欲侯王 : 『新校正』에서 “『太素』에는 ‘及公侯王’으로 되어 있다”라고 하였으나, 지금 『太素』에는 빠져 있다.

4) 有 : 守校本에는 ‘又’로 되어 있다.

息이요 故傷敗結하야 留薄歸陽하면 膿積寒炅이라 粗工治之에 亟刺陰陽하야 身體解散하고 四支轉筋하니 死日有期라 醫不能明이면 不問所發하고 唯言死日하니 亦爲粗工이라 此治之五過也라

凡此五者는 皆受術不通하고 人事不明也라 故로 曰聖人之治病也는 必知天地陰陽 四時經紀 五藏六府 雌雄表裏 刺灸砭石 毒藥所主하고 從容人事하야 以明經道하니 貴賤貧富에 各異品理하고 問年少長勇怯之理하고 審於部分[5]하야 知病本始와 八正九候라야 診必副矣라 治病之道는 氣內爲寶[6]니 循求其理호대 求之不得이면 過在表裏라 守數據治하야 無失兪理면 能行此術하야 終身不殆나 不知兪理하야 五藏菀熟[7]하면 癰發六府라 診病不審을 是謂失常이니 謹守此治라야 與經相明이라 上經下經으로 揆度陰陽하고 奇恒五中을 決以明堂하야 審於終始면 可以橫行이리라

---

5) 審於部分 : 趙本, 吳本, 明抄本, 朝鮮內醫院本, 藏本, 熊本, 滑抄本 등도 동일하며, 기타 판본에는 모두 '審於分部'로 되어 있다.

6) 氣內爲寶 : 全元起本에는 '氣內爲實'로 되어 있으며, 『新交正』에서 "『太素』의 내용도 이와 동일하다"라고 하였으나 지금 『太素』에는 빠져 있다.

7) 五藏菀熟 : 明抄本에는 '五藏菀熱'로 되어 있다.

제78편 徵四失論

黃帝在明堂에 雷公이 侍坐러니 黃帝 曰夫子는 所通書受事衆多矣니 試言得失之意에 所以得之와 所以失之하라

雷公이 對曰循經受業하면 皆言十全이나 其時有過失者하니 願[1]聞其事解也니이다

帝 曰子는 年少하야 智未及邪아 將言以雜合邪아 夫經脈은 十二요 絡脈은 三百六十五니 此는 皆人之所明知요 工之所循用也라 所以不十全者는 精神不專하고 志意不理하야 外內相失 故로 時疑殆라 診에 不知陰陽逆從之理면 此治之一失矣요 受師不卒하야 妄作離術[2]하고 繆言[3]爲道하야 更名自功하고 妄用砭石하면 後遺身咎하니 此治之二失也요 不適貧富貴賤之居와 坐之薄厚와 形之寒溫하고

1) 願聞其事解也 : 朝鮮內醫院本, 吳本 등도 동일하며, 기타 판본에는 '請聞其事解也'로 되어 있다.

2) 離術 : 讀本, 吳本, 明抄本, 朝鮮內醫院本 등도 동일하며, 기타 판본에는 모두 '雜術'로 되어 있다.

3) 繆言 : 朝鮮內醫院本도 동일하며, 기타 판본에는 모두 '謬言'으로 되어 있다.

不適飮食之宜하며 不別人之勇怯하야 不知比類면 足以自亂하고 不足以自明하니 此治之三失也요 診病에 不問其始와 憂患飮食之失節과 起居之過度와 或傷於毒하야 不先言此하고 卒持寸口하면 何病能中이리오 妄言作名하야 爲粗所窮하니 此治之四失也라 是以로 世人之語者는 馳千里之外나 不明尺寸之論하야 診無人事와 治數之道와 從容之葆하야 坐持寸口하면 診不中五脈하고 百病所起하니 始以自怨이라가 遺師其咎라 是故로 治不能循理하면 棄術於市하고 妄治時愈하면 愚心自得[4]하니 嗚呼라 窈窈冥冥에 熟知其道리오 道之大者는 擬於天地하고 配於四海하니 汝不知道之諭하면 受以明爲晦리라

4) 自得 : 全元起本에는 '巧得'으로 되어 있으며, 『新交正』에서 "『太素』에는 '自功'으로 되어 있다"라고 하였으나 지금 『太素』에는 빠져 있다.

제79편 陰陽類論

孟春始至에 黃帝燕坐라가 臨觀八極하야 正八風之氣하고 而問雷公曰陰陽之類와 經脈之道와 五中所主에 何藏最貴오

雷公이 對曰春甲乙靑은 中主肝하고 治七十二日하며 是脈之主時하니 臣은 以其藏으로 最貴니이다

帝 曰却念上下經의 陰陽從容하면 子所言貴는 最其下也니라

雷公이 致齋七日하고 且[1]復侍坐러니 帝 曰三陽爲經이요 二陽爲維며 一陽爲游部니 此로 知五藏終始요 三陽爲表요 二陰爲裏며 一陰은 至絶作朔晦하니 却具合以正其理니라

雷公이 曰受業이나 未能明이니이다

帝 曰所謂三陽者는 太陽爲經[2]이니 三陽脈[3]이 至手太陰하야 而弦浮而不沈[4]하면 決以度하고 察以心하야 合之陰陽之論이라 所謂

1) 且 : 朝鮮內醫院本도 동일하며, 기타 판본에는 모두 '旦'으로 되어 있다.

2) 太陽爲經 : 明抄本에는 '太陽也'로 되어 있다.

3) 三陽脈 : 『甲乙』에는 없다.

4) 而弦浮而不沈 : 胡本, 趙本, 吳本, 朝鮮內醫院本, 藏本, 熊本, 『太素』 등도 동일하며, 기타 판본에는 모두 '弦浮而不沈'으로 되어 있다.

二陽者는 陽明也니 至手太陰하야 弦而沈急不鼓하고 炅至以病이면 皆死라 一陽者는 少陽也니 至手太陰하고 上連人迎하야 弦急懸不絶하면 此는 少陽之病也니 專陰則死[5]니라 三陰者는 六經之所主也니 交於太陰하야 伏鼓不浮하면 上控志心[6]하며 二陰至肺면 其氣歸膀胱하고 外連脾胃하며 一陰獨至면 經絶氣浮하야 不鼓鉤而滑이라 此六脈者는 乍陰乍陽하고 交屬相幷하야 繆通五藏하고 合於陰陽하니 先至爲主요 後至爲客이니라

雷公이 曰臣悉盡意하야 受傳經脈하고 頌得從容之道 以合從容이나 不知陰陽하고 不知雌雄이니이다

帝 曰三陽爲父요 二陽爲衛요 一陽爲紀라 三陰爲母요 二陰爲雌요 一陰爲獨使[7]니라 二陽一陰에 陽明主病하니 不勝一陰하야 脈耎而動[8]하고 九竅皆沈이요 三陽一陰에 太陽脈勝하야 一陰不能止면 內亂五藏하고 外爲驚駭요 二陰二陽[9]에 病在肺니 少陰脈沈하고

---

5) 專陰則死 : 『甲乙』에는 '搏陰則死'로 되어 있다.

6) 上控志心 : 朝鮮內醫院本도 동일하며, 기타 판본에는 모두 '上空志心'으로 되어 있다. 王氷의 注에도 '控'으로 되어 있다.

7) 一陰爲獨使 : 『太素』에는 '一陰獨使'로 되어 있다.

8) 脈耎而動 : 胡本, 讀本, 吳本, 明抄本, 朝鮮內醫院本, 藏本, 態本 등도 동일하며, 기타 판본에는 모두 '耎而動'으로 되어 있다.

9) 二陰二陽 : 全元起本, 『太素』, 『甲乙』 등에는 '二陰一陽'으로 되어 있다.

勝肺傷脾하며 外傷四支요 二陰二陽이 皆交至면 病在腎이니 罵詈妄行하고 巓疾爲狂이요 二陰一陽에 病出於腎하야 陰氣客遊於心脘[10]하면 下空竅가 堤閉塞不通하고 四支別離요 一陰一陽代絶하면 此에 陰氣至心하야 上下無常하며 出入不知하고 喉咽乾燥하니 病在土脾요 二陽三陰과 至陰皆在에 陰不過陽하고 陽氣不能止陰하면 陰陽並絶하니 浮爲血瘕요 沈爲膿胕요 陰陽皆壯하면 下至陰陽[11]이라 上合昭昭하고 下合冥冥하야 診決死生之期라야 遂合歲首니라

雷公이 曰請問短期하노이다

黃帝 不應이어시늘 雷公이 復問하니 黃帝 曰在經論中이니라

雷公이 曰請問短期[12]하노이다

黃帝 曰冬三月之病에 病合於陽者는 至春正月하야 脈有死徵이라도 皆歸出[13]春[14]이요 冬三月之病이 在理已盡이면 草與柳葉에 皆殺이요 春에 陰陽皆絶하면 期在孟春이요 春三月之病을 曰陽殺이라하니

---

10) 陰氣客遊於心脘 : 『太素』에는 '陽氣客遊於心管'으로 되어 있다.

11) 下至陰陽 : 『太素』에는 '以下至陰 陰陽之解'로 되어 있다.

12) 請問短期 : 吳本, 明抄本, 朝鮮內醫院本 등도 동일하며, 기타 판본에는 모두 '請聞短期'로 되어 있다.

13) 出 : 『甲乙』에는 '於'로 되어 있다.

14) 春 : 『新校正』에서 "『太素』에는 '春'字가 없다"라고 하였으나, 지금 『太素』에는 '春'이 있다.

陰陽皆絶하면 期在草乾이요 夏三月之病이 至陰이면 不過十日하고 陰陽交면 期在溓水요 秋三月之病에 三陽俱起면 不治自已요 陰陽交合者는 立不能坐하고 坐不能起요 三陽獨至면 期在石水요 二陰[15]獨至면 期在盛水[16]니라

---

15) 二陰 : 全元起本에는 '三陰'으로 되어 있다.

16) 雷公曰 請問短期 … 二陰獨至 期在盛水 : 全元起本에는 이 부분이 따로 「四時病類論」으로 분리되어 있다.

제80편 方盛衰論

雷公이 請問氣之多少에 何者爲逆이며 何者爲從이니잇고

黃帝 答曰陽從左하고 陰從右하며 老從上하고 少從下라 是以로 春夏에는 歸陽이 爲生이오 歸秋冬이 爲死니 反之면 則歸秋冬이 爲生이라 是以로 氣多少에 逆[1]이 皆爲厥이라

問曰有餘者도 厥耶아

答曰一上不下하면 寒厥到膝하니 少者는 秋冬에 死하고 老者는 秋冬에 生이라 氣上不下하면 頭痛巓疾하니 求陽不得하고 求陰不審하며 五部隔無徵하야 若居曠野하고 若伏空室하야 緜緜乎屬하야 不滿日[2]이라

是以로 少陰之厥[3]은 令人妄夢하며 其極至迷하니 三陽絶하며 三陰微하야 是爲少氣[4]라 是以로 肺氣虛하면 則使人夢見白物하며 見人

---

1) 氣多少 逆 : 『甲乙』에는 '氣之多少逆順'으로 되어 있다.

2) 不滿日 : 『甲乙』에는 '不滿目'으로 되어 있다.

3) 少陰之厥 : 讀本, 吳本, 朝鮮內醫院本 등도 동일하며, 기타 판본에는 모두 '少氣之厥'로 되어 있다.

斬血籍籍[5]하고 得其時則夢見兵戰하고 腎氣虛하면 則使人夢見舟船溺人하고 得其時則夢伏水中하야 若有畏恐하고 肝氣虛하면 則夢見菌香生草[6]하고 得其時則夢伏樹下하야 不敢起하고 心氣虛하면 則夢救火陽物하고 得其時則夢燔灼하고 脾氣虛하면 則夢飮食不足하고 得其時則夢築垣盖屋하니 此皆五藏氣虛니 陽氣有餘하고 陰氣不足이라 合之五診하야 調之陰陽은 以在經脈이라

診有十度하니 度人脈度 藏度 肉度 筋度 兪度하야 陰陽氣盡하면 人病自具라 脈動無常하면 散陰頗陽이니 脈脫不具엔 診無常行이요 診必上下하야 度民君卿이라 受師不卒하야 使術不明하야 不察逆從이 是爲妄行이라 持雌失雄하고 棄陰附陽하야 不知幷合하니 診故不明이요 傳之後世에 反論自章이라

至陰이 虛하면 天氣絶하고 至陽이 盛하면 地氣不足이라 陰陽幷交는 至人之所行이니 陰陽幷交者는 陽氣先至하고 陰氣後至라 是以로 聖人持診之道는 先後陰陽而持之라 奇恒之勢는 乃六十首니 診

---

4) 三陽絶 三陰微 是爲少氣 : 『新校正』에서 "『太素』에 '至陽絶陰 是爲少氣'라고 되어 있다"라고 하였으나, 지금 『太素』에는 빠져 있다.

5) 籍籍 : 吳本, 明抄本, 朝鮮內醫院本 등도 동일하며, 기타 판본에는 모두 '藉藉'로 되어 있다.

6) 菌香生草 : 『脈經』, 『千金』 등에는 '園苑生草'로 되어 있다.

合微之事하며 追陰陽之變하며 章五中之情이라 其中之論은 取虛實之要[7]하고 定五度之事니 知此라야 乃足以診이라 是以로 切陰不得陽하면 診消亡하고 得陽不得陰하면 守學不湛하니 知左不知右하고 知右不知左하며 知上不知下하고 知先不知後 故로 治不久라 知醜知善하며 知病知不病하며 知高知下하며 知坐知起하며 知行知止하야 用之有診[8]하면 診道乃其[9]萬世不殆라 起所有餘하야 知所不足하며 度事上下하야 脈事因格이라 是以로 形弱氣虛하면 死하며 形氣有餘하나 脈氣不足하면 死하고 脈氣有餘하나 形氣不足하면 生이라

是以로 診有大方하니 坐起有常하고 出入有行하야 以轉神明이라 必淸必靜[10]하야 上觀下觀하야 司八正邪하며 別五中部하고 按脈動靜이니 循尺滑濇하며 寒溫之意하고 視其大小하야 合之病能하면 逆從以得이요 復知病名하면 診可十全하고 不失人情 故로 診之에 或視息視意 故로 不失條理니 道甚明察 故로 能長久하고 不知此道면 失經絶理하야 亡言[11]妄期하니 此謂失道니라

---

7) 取虛實之要 : 藏本에는 '虛實之要'로 되어 있다.

8) 用之有診 : 朝鮮內醫院本도 동일하며, 기타 판본에는 모두 '用之有紀'로 되어 있다.

9) 診道乃其 : 朝鮮內醫院本도 동일하며, 기타 판본에는 모두 '診道乃具'로 되어 있다.

10) 必靜 : 朝鮮內醫院本도 동일하며, 기타 판본에는 모두 '必淨'으로 되어 있다.

11) 亡言 : 明抄本에는 '妄言'으로 되어 있다.

제81편 解精微論

黃帝在明堂에 雷公이 請曰臣이 授業[1]傳之行教에 以經論의 從容形法과 陰陽刺灸와 湯藥所滋나 行治에 有賢不肖하야 未必能十全이라 若先言悲哀喜怒와 燥濕寒暑와 陰陽婦女로 請問其所以然者면 卑賤富貴와 人之形體所從하고 群下通使하야 臨事以適道術하니 謹聞命矣이니이다 請問컨대 有毚愚仆漏之問[2]이나 不在經者하니 欲聞其狀하노이다

帝 曰大矣로다

公이 請問哭泣而淚不出者와 若出而少涕는 其故何也오

帝 曰在經有也니라

復問不知水所從生과 涕所從出也니이다

帝 曰若問此者는 無益於治也나 工之所知요 道之所生也[3]라 夫

---

1) 授業 : 『太素』에는 '受業'으로 되어 있다.

2) 毚愚仆漏之問 : 全元起本에는 '毚愚朴漏之問'으로 되어 있으며, 『新交正』에서 『太素』의 내용도 이와 동일하다고 하였으나, 지금 『太素』에는 '佹遇仆偏之問'으로 되어 있다.

3) 道之所生也 : 明抄本에는 '道之所在也'로 되어 있다.

心者는 五藏之專精也요 目者는 其竅也요 華色者는 其榮也니 是以로 人有德也[4] 則氣和於目[5]하고 有亡하면 憂知於色이라 是以로 悲哀則泣下하니 泣下는 水所由生이라 水宗者는 積水也요 積水者는 至陰也[6]요 至陰者는 腎之精也라 宗精之水가 所以不出者는 是精持之也니 輔之裹之 故로 水不行也라 夫水之精은 爲志요 火之精은 爲神이니 水火相感하면 神志俱悲하니 是以로 目之水生也[7]라 故로 諺言에 曰心悲를 名曰志悲라하니 志與心精이 共湊於目也[8]라 是以로 俱悲則神氣傳於心하고 精上不傳於志하야 而志獨悲 故로 泣出也라

泣涕者[9]는 腦也니 腦者는 陰也[10]요 髓者는 骨之充也 故로 腦滲爲涕[11]라 志者는 骨之主也니 是以로 水流而涕從之者는 其行이 類也라 夫涕之與泣者는 譬如人之兄弟하야 急則俱死하고 生則俱生[12]하니 其志以早悲[13]라 是以로 涕泣俱出而橫行也라 夫人涕泣이 俱出而

---

4) 人有德也 : 『太素』에 '人有得也'로 되어 있다.

5) 氣和於目 : 『太素』에 '氣知於目'으로 되어 있다.

6) 水宗者積水也 積水者至陰也 : 『太素』에는 '水宗者精 水者至陰'으로 되어 있다.

7) 是以目之水生也 : 『太素』에는 '是以目之水不生也'로 되어 있다.

8) 志與心精 共湊於目也 : 『太素』에는 '心與精 共湊目也'로 되어 있다.

9) 泣涕者 : 明抄本에는 '涕者'로 되어 있다.

10) 腦者 陰也 : 『太素』, 『甲乙』 등에는 '腦者 陽也'로 되어 있다.

11) 腦滲爲涕 : 『太素』에는 '腦深爲涕'로 되어 있다.

12) 生則俱生 : 『太素』에는 '出則俱亡'으로 되어 있다.

相從者는 所屬之類也니라

雷公이 曰大矣로소이다 請問人哭泣而淚不出者와 若出而少와 涕不從之는 何也니잇고

帝 曰夫泣不出者는 哭不悲也요 不泣者는 神不慈也라 神不慈則志不悲하야 陰陽相持하니 泣安能獨來리오 夫志悲者는 惋이니 惋則冲陰하고 冲陰則志去目하고 志去則神不守精하고 精神이 去目하야 涕泣이 出也라 且子獨不誦不念夫經言乎[14]아 厥則目無所見이라하니 夫人厥則陽氣幷於上하고 陰氣幷於下하니 陽幷於上則火獨光也요 陰幷於下則足寒하고 足寒則脹也[15]라 夫一水不勝五火[16] 故로 目眥盲[17]이라 是以로 氣衝風하면 泣下而不止[18]하니 夫風之中目也에 陽氣內守於精[19]이나 是火氣燔目[20] 故로 見風則泣下也라 有以比之면 夫火疾風生[21]하야 乃能雨가 此之類也니라

---

13) 其志以早悲 : 明抄二에는 '其志以悲'로 되어 있다.

14) 子獨不誦不念夫經言乎 : 明抄二에는 '子獨不念夫經言乎'로 되어 있다.

15) 陰幷於下則足寒 足寒則脹也 :『太素』에는 '陰幷於下則手足寒 手足寒則脹'으로 되어 있다.

16) 夫一水不勝五火 :『太素』에는 '夫一水不勝兩火'로 되어 있다.

17) 目眥盲 : 明抄本에는 '目盲'으로 되어 있다.

18) 是以氣衝風 泣下而不止 :『太素』에는 '是以衝氣之風 泣下而止'로 되어 있다.

19) 陽氣內守於精 :『太素』에는 '陽氣下守於精'으로 되어 있다.

20) 是火氣燔目 :『太素』에는 '是火氣循目也'로 되어 있다.

21) 夫火疾風生 :『太素』에는 '天之疾風'으로 되어 있고『甲乙』에는 '夫疾風生'으로 되어 있다.